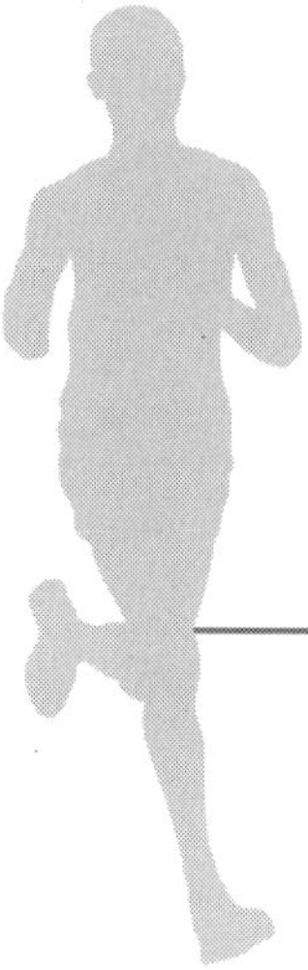

运动康复治疗

钱菁华　主编

北京体育大学出版社

策划编辑：佟　晖
责任编辑：佟　晖
责任校对：未　茗
版式设计：李沙沙

图书在版编目（CIP）数据

运动康复治疗 / 钱菁华主编. -- 北京 : 北京体育大学出版社, 2016.11（2022.7重印）
成人高等教育系列教材
ISBN 978-7-5644-2489-3

Ⅰ. ①运… Ⅱ. ①钱… Ⅲ. ①康复训练－成人高等教育－教材 Ⅳ. ①R493

中国版本图书馆CIP数据核字(2016)第313111号

运动康复治疗　　钱菁华　主编

出版发行：北京体育大学出版社
地　　址：北京市海淀区农大南路1号院2号楼2层办公B-212
邮　　编：100084
网　　址：http：//cbs.bsu.edu.cn
发 行 部：010-62989320
邮 购 部：北京体育大学出版社读者服务部 010-62989432
印　　刷：北京昌联印刷有限公司
开　　本：787mm × 1092mm　　1/16
成品尺寸：185mm × 260mm
印　　张：19.75
字　　数：506千字
版　　次：2016年11月第1版
印　　次：2022年7月第4次印刷
定　　价：50.00元

编 委 会

主　　编： 钱菁华

副主编： 高　颀　卢　玮

编　　委： (按姓氏笔画排序)

王　丹　卢　玮　任钰琪　刘冬森

阮　槟　张　秦　秦　爽　钱菁华

高　颀　席　蕊

目　录 Content

第一章　运动康复治疗概述

本章教学提示

介绍运动康复治疗的基本概念和历史发展进程，明确运动治疗原则、分类、禁忌证及基本流程，以帮助学习者更好地了解运动康复治疗的整体框架组成，形成概念，为其后的各类运动治疗技术的学习打下全局观念。

面授内容

一、运动康复治疗的基本概念

应用声、光、电、磁、热、力等物理因子改善患者功能障碍的治疗方法叫作物理疗法（Physical Therapy，PT）。物理疗法的三大元素是：手法治疗（Manual Therapy）、运动治疗（Movement Therapy）、仪器治疗（Modality Therapy），即3M。其中利用力学元素，通过徒手或应用器械进行运动来治疗伤、病、残患者，恢复或改善功能障碍的康复治疗方法称为运动康复治疗，是物理治疗的重要组成部分。

运动治疗是患者在康复师的指导下主动或被动应用各种运动来矫正异常姿势，改善病变或功能障碍的方法，是一种重要的康复治疗手段。在实施运动治疗的过程中，所应用的各种方法和技术，即为运动治疗技术。随着康复医学基础理论研究的深入，运动康复治疗已经获得了极大的丰富和发展，形成了针对各种运动功能障碍性疾患的独具特色的治疗技术体系。

在物理疗法中除去力这一因素，利用声、光、电、磁、温、水等物理学因素治疗疾病，促进患者康复的疗法称为理疗。运动治疗和理疗同属物理疗法，但各有不同的侧重。国际上的物理治疗康复工作中，运动治疗所占比重更大，是物理治疗的核心、特色内容。

二、运动康复治疗的分类

运动康复治疗是以功能为中心开展治疗的。人体的基本功能可分为：肌肉工作能力、灵活性、稳定性、平衡性、协调性等方面。因此，运动康复治疗的基本种类包括：肌肉力量训练、关节主动活动训练、稳定性训练、平衡功能训练、协调训练等主动训练方法，以及关节松动术、淋巴引流技术、筋膜松解技术、肌肉放松技术等被动运动形式。

运动治疗的目的是预防或减少影响健康的危险因素，优化整体健康状况，改善和维持身体功能。需要根据治疗个体的年龄、性别、爱好、身体素质特征、伤病情况及运动治疗目的，在多种多样的运动形式中做出正确选择。

三、运动康复治疗的原则

（一）超负荷原则（Overloading Principle）

运动的负荷量必须足以有效地促进生理功能改变，产生训练改变。以治疗为目的的运动需要遵循超负荷原则，即在运动方案中设立适当超出原负荷量的训练计划，负荷量可通过训练频率、强度、模式和持续时间（FITT）的调整来达到。运动强度由小渐大、运动时间由短渐长、动作内容由简渐繁，在康复过程中使患者逐步适应，并在不断适应的过程中得到提高。避免任何突然加大的运动量，减少再次造成伤害的可能。

（二） 针对性原则 （Specificity Principle）

新陈代谢和生理系统的适应性，取决于负荷的类型。例如，针对性的肌肉力量训练主要引起的是肌力适应改变，而不是耐力的改变；肌肉功能训练中，训练特定肌肉得到相应的预期效应。拟定运动治疗方案时需要目的明确，有针对性解决问题，选择针对性的训练方法。而实施训练计划时，从局部激活开始，循序渐进，与全身运动相结合，提高功能。

（三） 个体化原则 （Individual difference Principle）

当训练计划满足个体需要并符合参与者的能力时，训练的效应得到优化。应针对不同患者的症状及身体、精神状态特点，制定出因人而异的合理而有效的方案。

在治疗的不同阶段，采用的运动治疗技术的重点可能不同，需要对患者定期评定，以观察功能状况有无改善。如果达到进阶标准，可以重新制定下一阶段方案。如果不能达到要求，要查明原因，及时调整治疗计划。

（四） 可逆性原则 （Reversibility Principle）

训练的效应是短暂且可逆的，训练停止 1 ~ 2 周后，新陈代谢和工作能力会显著下降。在康复治疗计划实施过程中，需要按照治疗周期规律设定运动治疗方案，在治疗过程中不可随意间断，以免影响治疗效果。有些患者需要按疗程进行长期的运动康复治疗，才能使治疗效果逐步累积，达到治疗目的，否则，运动治疗效应会发生可逆变化。

（五） 无痛原则

运动过程中如果出现疼痛，需要调整运动的负荷或形式，遵循无痛训练原则。主动运动痛可以改为助力运动或被动运动，大负荷运动痛需要减小运动负荷，复杂运动痛可以改成简单动作，总之实施运动治疗时不能出现疼痛。

（六） 安全原则

无论是在施行运动治疗时亦或是在训练场地中，都应注意患者的安全，避免发生再次损伤。某些训练，如站立行走训练时应有保护，防止跌倒。场地器械的摆放要避免尖利锐器放在人多且集中的位置。

四、运动康复治疗程序

通过主观检查和客观检查，了解病患的功能水平及功能障碍情况，制定运动康复治疗目标和方案，实施康复治疗计划，定期再次评定，及时调整治疗，按照“评估—治疗—再评估”模式，直到功能水平改善，实现治疗目标。

运动治疗过程鼓励患者主动参与，治疗前向患者讲解清楚治疗内容和目的，争取患者主动配合，对需要应用的器械要说明操作要点、注意事项；对需要练习的动作做出正确的示范，示范要面对面进行，使训练更有效。运动治疗过程中，及时发现并纠正错误动作，循序渐进推进治疗难度，采用多种不同形式的训练，增加训练新鲜感，充分调动患者主动训练积极性，提高训练效果，获得最优化的运动治疗效应。

五、运动康复治疗的禁忌证

1. 处于疾病的急性期，病情不稳定者。

2. 全身情况不佳、脏器功能失代偿期。如安静时有心绞痛发作；脉搏加快，安静时脉搏大于 100 次/分；安静时舒张压在 120mmHg 以上者及收缩压在 180mmHg 以上；重症的心律不齐；心室室壁瘤；心电传导异常；患有静脉血栓，运动可能脱落；有明显心力衰竭表现：呼吸困难、全身浮肿、胸水、腹水等。

3. 休克或有明显精神症状、不合作者。

4. 运动器官损伤未作妥善处理者。

5. 有明确的急性炎症存在者，如体温超过 38℃，白细胞计数明显升高等。

6. 运动治疗过程中，有可能发生严重并发症，如动脉瘤破裂者，有大出血倾向者；患有静脉血栓，运动有可能脱落者；运动时血压急剧升高超过标准者。

7. 剧烈疼痛，运动加重者。

8. 严重骨质疏松患者。

9. 癌症有明显转移倾向者需谨慎。

自学内容

一、运动康复治疗的发展简史

早在古代人们就已认识到运动对维持身心健康和防治疾病有重要的价值。

运动治疗在我国具有悠久的历史，我国古代武术功夫是世界公认的运动疗法先驱。中医按摩、推拿历史悠久，是人体最早防治疾病的疗法之一，与针灸、气功、导引同为人体功能康复治疗的重要手段。从马王堆汉墓出土的导引图中可见，当时已有医疗体育。传统的方法有气功、按摩、五禽戏、太极拳、八段锦等。有些方法经过发展完善而延续至今，并被世界各地接受、推广。国外许多物理治疗教育都有针灸、太极拳课程内容。

公元前 2000 多年前，古埃及的书中就记载了体育训练可以配合医术治疗疾病；公元前 4 世纪，古希腊人 Hippocrates 在著作中谈到利用矿泉、日光、海水及运动可以防病健身、延缓衰老、保持健康。中世纪，许多国家的学者著述倡导通过运动达到健身和治病的目的。1813 年瑞典在斯德哥尔摩设立了“中央体操研究所”研究运动疗法。美国费城的 Mckenzie 早将运动训练引入临床医学中加以应用。19 世纪中后期，许多专家将运动疗法应用到了偏瘫、截瘫、骨关节疾病等许多医学方面。

进入 20 世纪后，运动治疗得到了较快的发展，相关康复评定方法也更加客观量化，如与运动紧密相关的肌肉力量评价方法，1946 年由波士顿的 Lovett 和他的助手 Wright 提出并完善了徒手肌力检查法（Manual Muscle Test，MMT），现在仍在使用。

随着第一次世界大战的爆发，各交战国的军医院逐步加强了对伤病员进行恢复伤残肢体功能的运动训练。1917 年美国在陆军中设立了为战伤者服务的 Physical Reconstruction aides（早期的物理治疗师）。第二次世界大战初期，芝加哥陆军医院的 Thomas DeLorme 提出了增强股四头肌肌力的渐增抵抗运动肌力增强训练法（Progressive Resistive Exercise，PRE），在治疗膝关节术后股四头肌无力上获得满意效果。1950 年前后，以人体解剖学、生理学为基础理论的关节活动运动、肌力增强疗法、牵张疗法、耐力增强等治疗成为运动疗法技术的主要研究方向。

20 世纪 40 年代开始至 60 年代，各国专家学者开始应用神经反射机制治疗患者，以神经生理学及神经发育学为特色的运动疗法，在这一时期获得了极大发展。1946 年左右，Herman Kabat 提出了通过手法训练引起运动单位最大限度的募集，改善运动功能的 PNF 技术。同一时期，英国的 Bobath 夫妇将抑制患者的原始反射、促进正常反应的方法应用于偏瘫和脑瘫的治疗。1951 年 Brunnstrom 划分了偏瘫患者病程的 6 个阶段，并提出了相应的运动疗法治疗手段。Rood 提出了感觉输入对运动反应的重要作用，强调对神经固有感受器和外感受器进行刺激，激发了运动功能的改善。1954 年后，德国 Vojta 提出对小儿中枢神经性运动障碍施行反射性运动模式训练，从而促进患儿的运动功能发育。

进入 21 世纪，运动疗法将在理论体系上深入发展，运动疗法将飞跃发展。运动解剖学、运动生理学的发展将使运动训练过程更加科学化和合理化。神经网络的概念和应用将阐明中枢神经与运动控制之间的内在联系，为运动控制和运动技能发展提供新的途径和手段。此外，基因治疗有可能为运动训练方法的选择、运动组织的再生和再造提供一个可选择的手段。材料学、生物力学、电子学、计算机科学、遥感技术、仿生学等高科技领域的发展，都将极大地促进康复生物工程的发展，促进运动疗法进步，开拓运动疗法应用的新领域。我们期盼着在探索建设我国康复医学的过程中，国内学者能够加强研究与实践，发挥中国传统医学的优势、特色，努力在实践中探索我国康复医学的新道路，为人类的健康与康复做出更大贡献。

二、运动康复治疗实施的目的

运动康复治疗是通过运动的手段，治疗或改善病变或功能障碍，以实现提高患者的活动能力，增强社会参与的适应性，改善生活质量，最终重返社会的长期目标。因此，运动康复治疗的主要目的包括：

（一） 增加关节活动度

如骨关节病术后、创伤后。因为肢体的严重创伤、制动、炎症、疼痛，形成肢体运动功能障碍。在恢复过程中，为防止关节挛缩，常采用牵张短缩的肌肉、肌腱、关节囊及其他软组织的方法，增加关节活动度。

（二） 增强肌肉的肌力和耐力

多种损伤、创伤治疗术后，如肌肉断裂、关节韧带损伤、全膝、髋关节置换术后的康复，要按照训练程序循序渐进地训练患肢的活动功能，采用运动治疗技术增强肌肉的肌力和耐力是进行其他活动的基础。

（三） 抑制肌肉异常张力，缓解其紧张度，使肌肉松弛

有神经系统疾病的患者，如帕金森病临床主要表现为震颤、肌肉强直、行走动作不协调。采用运动治疗与临床疗法相结合的方法，尽量让患者多做适宜的肢体活动，缓解肌肉紧张程度，改善其运动功能。

（四） 预防或治疗各种临床并发症

例如，患者术后卧床或坐轮椅、夹板内衬垫放置不当、石膏内不平整或有渣屑、局部长时间受压迫，均可造成压疮，极大地阻碍了康复治疗的进程与效果。采用各种方法体位减压，同时配合肢体活动是预防压疮的良好方法。

（五） 纠正或改善异常运动模式

各类神经性疾病、骨—关节—肌肉的损伤，甚至肌肉力量的不平衡，都会造成运动模式的异常。通过运动治疗可使患者改善异常运动模式，发展正常运动模式，从而预防和治疗疾病或损伤引起的功能障碍。

（六） 消除运动功能障碍，提高平衡功能和运动协调性

下肢骨骼肌肉系统损伤或神经系统损伤的患者，因为神经支配障碍或是运动系统障碍、移动和行走功能障碍或丧失、本体感觉功能障碍，可以通过运动治疗，循序渐进地进行训练，以提高平衡协调能力和身体移动与步行能力。对运动人群而言，逐步改善复杂运动时的功能障碍的需求越来越大，如篮球运动者膝关节伤后急停转向动作的恢复，需要通过运动治疗实现。

（七） 提高患者日常生活活动能力

随着运动治疗的介入和不断推进，患者的病变、功能障碍程度减轻；运动系统、呼吸系统、内分泌系统和循环系统功能会有所改善。日常生活能力得到提高。

（八）改善神经肌肉功能

针对患者的功能障碍，施行运动功能的再学习训练，神经系统疾病的患者，如脑卒中是一种高致残率的疾病，它常会导致机体多方面功能障碍。脑损伤后功能的恢复主要依靠脑的适应和脑的功能重组。在康复的整个阶段施行运动疗法，尤其是早期，施行运动功能再学习训练，练习特定的活动，有助于改善神经肌肉控制能力，利于康复进程的发展。

（九）改善心脏、肺脏等内脏器官的功能

卧床、坐轮椅或者是其他内脏系统疾病的患者，运动疗法是全面治疗中的一项重要内容。运动锻炼对心血管系统的直接作用和间接作用均能增加心功能储备，降低心脏突发事件的发生率。对慢性阻塞性肺疾病，除临床治疗外，呼吸训练、排痰训练、体力增强训练等都能有效地改善心脏、肺等器官的功能，增进患者体力，改善全身功能状态。

运动康复治疗并不是针对某一疾病的疗法，对不同疾病的不同症状特征，选用不同的运动治疗技术，是达到康复目的的有效保证。不同的疾病和功能障碍选用的运动治疗方法在不同时期是不一样的，需要随着病情不断调整。

思考题

1. 如何理解运动康复治疗？
2. 运动康复实施的禁忌证有哪些？
3. 运动康复实施的目的有哪些？
4. 运动康复实施的原则有哪些？

参考文献

[1] Kisner C, Colby L A. *Therapeutic exercise: foundations and techniques*[M]. FA Davis, 2012.

[2] World Confederation for Physical Therapy. *Policy statement: WCPT guideline for curricula for physical therapists delivering quality exercise programmes across the life span.* London, UK: WCPT, 2011.

第二章　肌肉放松技术

本章教学提示

肌肉放松技术是运动康复治疗的基本技术，是针对骨骼肌紧张造成的疼痛或功能障碍而实施的治疗方法。本章介绍了三种常用的肌肉放松技术，即肌肉牵拉技术、泡沫轴放松技术、筋膜松解技术的相关基础知识、操作方法和注意事项等，并分别阐述了三种肌肉放松技术在上肢、下肢和颈部躯干各部分肌肉的具体操作方法，使学生通过具体操作方式的学习和实践，理解和掌握肌肉放松技术的应用思路和操作。

第一节 肌肉牵拉技术

面授内容

一、牵拉的基础

牵拉技术的目的是维持和改善关节活动范围，增加肌肉的柔韧性，训练后牵拉有利于减轻肌肉疲劳，预防肌肉损伤。

（一） 肌肉收缩的类型

与牵拉有关的肌肉收缩形式主要包括等张收缩和等长收缩两种。

等张收缩是肌肉自主收缩时能够引起关节活动的肌肉收缩形式，包括向心收缩和离心收缩两种。向心收缩时肌肉缩短，离心收缩时肌肉抗阻力被拉长。

等长收缩也是肌肉的自主收缩形式，但是不发生关节运动，肌肉的长度不发生变化。

（二） 和牵拉相关的反射

1. 牵张反射

牵张反射指有神经支配的骨骼肌受到外力牵拉时，引起受牵拉的同一肌肉收缩的反射活动。传递牵张反射的感受器叫“肌梭”，可感受肌肉的长度和张力。肌肉的牵张反射可以避免一块肌肉被过快、过长地牵伸，从而保护关节、避免损伤发生。

牵张反射有两种类型：腱反射和肌紧张。腱反射是指快速牵拉肌腱时发生的牵张反射，主要是快肌纤维收缩，为单突触反射。肌紧张是指缓慢持续牵拉肌腱时发生的牵张反射，表现为受牵拉的肌肉能发生紧张性收缩，阻止被拉长，主要是慢肌纤维收缩，为多突触反射。肌紧张是维持躯体姿势的最基本的反射活动，是姿势反射的基础。

不同情况下发生的牵张反射不同，牵张反射的出现取决于许多因素，包括肌肉被牵拉的速度和长度、拮抗肌收缩时是否引起牵拉等。

2. 自主抑制

自主抑制是由位于肌腹、肌腱移行处和肌腱内的腱梭，即张力感受器引起的。一般认为，腱梭监控着肌腱的负荷，如果负荷相对变大，腱梭被激活，通过神经性抑制可引起肌肉依次放松。

3. 交互抑制

当支配某一肌肉的运动神经元受到传入冲动的兴奋，而支配其拮抗肌的神经元则受到冲动的抑制时，这种生理活动现象称为交互抑制。交互抑制是肌梭调节的反射弧。当肌肉收缩时，通过交互抑制将抑制拮抗肌，允许关节发生运动。例如，当肱三头肌收缩时，肱二头肌会因交互抑制而放松，因此肘关节可以伸直。若这个反射弧功能出现问题，主动肌和拮抗肌就会同时收缩、相互竞争，关节的活动能力下降，动作会变得困难。

二、牵拉的分类

牵拉的类型可以广义地分为被动牵拉和自我牵拉。被动牵拉是由患者的搭档操作完成的运动。因为在牵拉过程中操作者不能感觉到患者的感受，可能会过度牵拉，因此操作者应与患者之间有密切交流。主动牵拉是由患者主动进行的运动，通常认为主动牵拉的形式更安全，因为患者能够主观掌握牵拉的力度和持续时间，从而减少过度牵拉和损伤的机会。被动牵拉和自我牵拉是最常用的两种牵拉形式。

此外，根据动作特征将牵拉技术分为静态牵拉、动态牵拉、易化牵拉等，其中静态牵拉是指需要牵拉的肌肉被缓慢地拉长（抑制牵张反射的激发），并保持在一个舒服的范围（20～30 秒）。静态牵拉既可以是主动的，也可以是被动的。动态牵拉是指通过缓慢、有控制地活动肢体来增加整个关节活动范围，通常作为热身的一部分。易化牵拉技术是指将患者的肢体被动置于关节受限处，主动肌做等长抗阻收缩，保持 6～10 秒，然后放松 3～5 秒，再进行主动或被动的肢体活动，将在 PNF 技术中详细介绍。

三、牵拉的原则和方法

牵拉开始之前应向受试者说明牵拉方法、步骤及注意事项，取得配合。根据需要治疗目标确定牵拉方法，首先选择舒适放松的体位，牵拉过程需遵循 3S 原则，即缓慢（Slowly）、牵拉（Stretch）、保持（Sustain）。

牵拉的注意事项：注意牵拉时操作者与患者的体位，在牵拉终末位保持一定的时间，在无痛范围内最大限度地牵拉肌肉，被动牵拉时注意询问患者的身体感受，避免过度牵拉，避免牵拉水肿组织。

四、牵拉的适应证和禁忌证

（一） 适应证

1. 软组织挛缩、粘连或瘢痕形成，引起肌肉、结缔组织和皮肤缩短，造成关节活动度降低和日常生活活动功能受限。

2. 预防由于固定、制动、废用造成的肌力减弱和相应组织短缩等引起畸形的发生。

3. 当肌肉无力和拮抗肌紧张同时存在时，先牵拉紧张的拮抗肌，后增强无力肌肉的力量。

4. 体育锻炼前后作为热身和放松的一部分。

（二） 禁忌证

1. 严重组织疏松。
2. 骨性限制关节活动。
3. 神经损伤或神经吻合术后一个月以内。
4. 关节活动或肌肉被拉长时疼痛剧烈。
5. 挛缩或软组织短缩已经造成关节固定，形成不可逆挛缩。
6. 新近发生的骨折、肌肉和韧带损伤，组织内有血肿或其他创伤因素存在。

五、专项运动的牵拉方法

肌肉先做完准备运动后，再进行牵拉会更有效。建议在牵拉之前先做 5 ~ 15 分钟的轻度热身活动。应先从不常用的、较为紧张的肌肉一侧开始牵拉，这样有助于全身的柔韧性得到平衡。在运动前采用动态牵拉以激活相应肌群，运动后采用静态牵拉或易化牵拉对肌肉进行放松。

常规牵拉练习是柔韧性训练中最重要的组成部分。对每块肌肉进行 2 ~ 3 轮的牵拉，每块肌肉牵伸时间需要 30 ~ 50 秒。

每项运动对身体各部位的力量和柔韧性的需求有所不同。下面讲述的操作常规涵盖了各种运动中最主要的肌群。具体的肌肉牵拉方法将会在自学内容中讲述。

（一） 跑步运动的牵拉

包括 11 种双侧自我牵拉，时间为 10 ~ 12 分钟。具体牵拉内容包括自我牵拉臀大肌、髂腰肌、髋内收肌群、髋外展肌群、梨状肌、股四头肌、腘绳肌、腓肠肌、比目鱼肌、胫骨前肌和躯干旋转肌群。

（二） 投掷与持拍类运动的牵拉

包括 18 种双侧自我牵拉，时间为 15 ~ 18 分钟。具体牵拉内容包括自我牵拉臀大肌、髂腰肌、髋内收肌群、髋外展肌群、梨状肌、腘绳肌、股四头肌、腓肠肌、比目鱼肌、躯干旋转肌群、腰方肌、胸大肌、背阔肌、肩胛下肌、冈下肌、肱三头肌、屈腕肌群和伸腕肌群。

（三） 自行车运动的牵拉

包括 14 种双侧自我牵拉，时间为 15 ~ 18 分钟。具体牵拉内容包括自我牵拉臀大肌、髂腰肌、髋内收肌群、髋外展肌群、梨状肌、股四头肌、腘绳肌、腓肠肌、比目鱼肌、胫骨前肌、腰方肌、躯干旋转肌群、屈腕肌群和伸腕肌群。

（四） 游泳运动的牵拉

包括16种双侧自我牵拉，时间为16～20分钟。具体牵拉内容包括自我牵拉臀大肌、髂腰肌、梨状肌、股四头肌、腘绳肌、腓肠肌、比目鱼肌、躯干旋转肌群、腰方肌、背阔肌、胸大肌、肩胛下肌、冈下肌、肱三头肌、屈腕肌群和伸腕肌群。

（五） 日常生活类的牵拉

包括14种双侧自我牵拉，时间为15～18分钟。早晨，运用这组牵拉有助于提升精力，使身体灵活；晚上运用这组牵拉有助于放松和摆脱一天的紧张。具体牵拉内容包括自我牵拉臀大肌、髂腰肌、髋内收肌群、梨状肌、股四头肌、腘绳肌、腓肠肌、躯干旋转肌群、腰方肌、胸大肌、斜方肌上束、斜角肌、肱三头肌和屈腕肌群。

自学内容

一、上肢肌群的牵拉技术

（一） 三角肌后束的牵拉

1. 被动牵拉

患者坐立位，被牵拉侧手臂向对侧伸直且掌心与身体相对，操作者使用单腿跪立位，用对侧手抓住患者的肘关节上方，靠近身体一侧，同侧手掌位于患者对侧的背部，牵拉时，操作者两手对抗用力，保持20～30秒，即静力性牵拉。（图2－1）

注意事项：操作者必须抓住被牵拉手臂的肘关节以上；操作者两手对抗用力。

2. 自我牵拉

被牵拉侧手臂向对侧伸直且掌心与身体相对，对侧手臂屈肘置于被牵拉手臂肘关节外侧，向身体方向用力至活动终末端，保持20～30秒。可以进行静力牵拉或动态牵拉。（图2－2）

注意事项：对侧手必须位于被牵拉手臂肘关节上方。

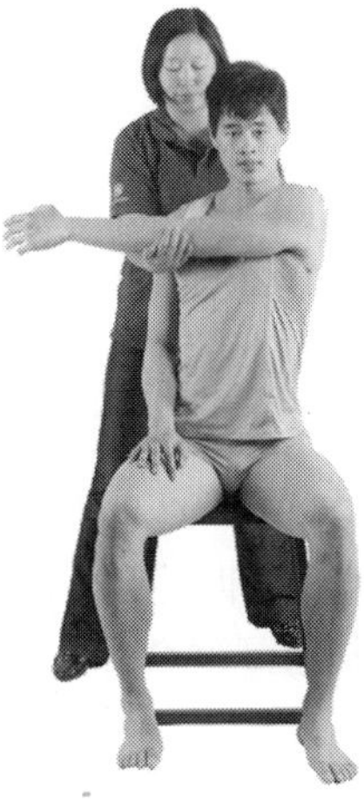

图2-1　三角肌后束的被动牵拉

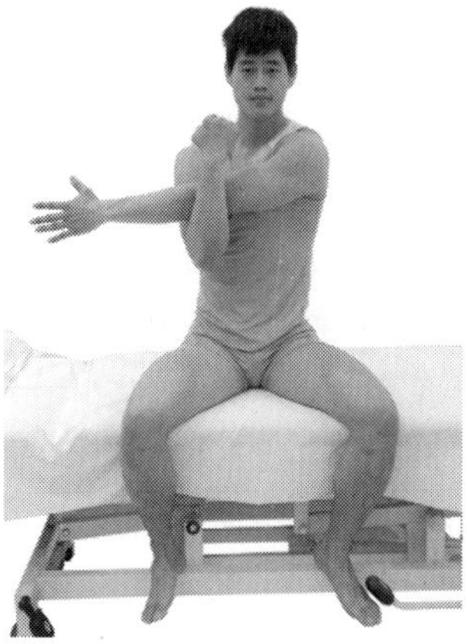

图2-2　三角肌后束的自我牵拉

（二）三角肌的前、中束牵拉

1. 被动牵拉

患者坐立位或站立位，被牵拉手臂屈肘置于体后。操作者跪立位或站立位，同侧手抓住被牵拉手臂的肘关节处，对侧手抓住患者的对侧肩关节，两手对抗用力，保持静力性拉伸20～30秒。（图2-3）

注意事项：操作者必须抓住被牵拉手臂的肘关节与肩关节；操作者两手对抗用力。

2. 自我牵拉

被拉伸手臂屈肘，置于体后，掌心朝向身体抓住对侧手臂或固定物体，向被拉伸一侧用力，拉伸一定位置时保持20～30秒。（图2-4）

注意事项：掌心方向，用力方向。

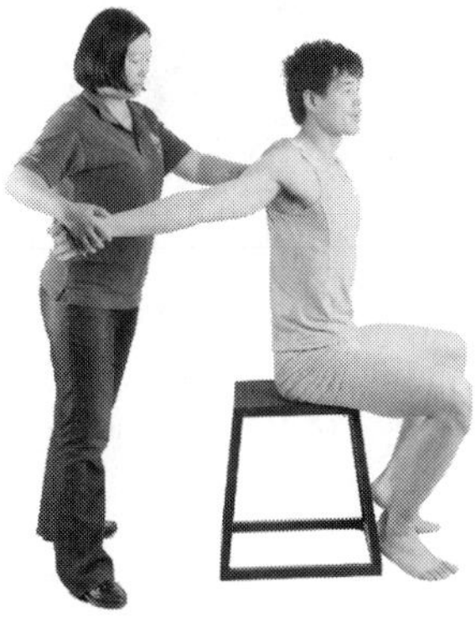

图2-3　三角肌前中束的被动牵拉

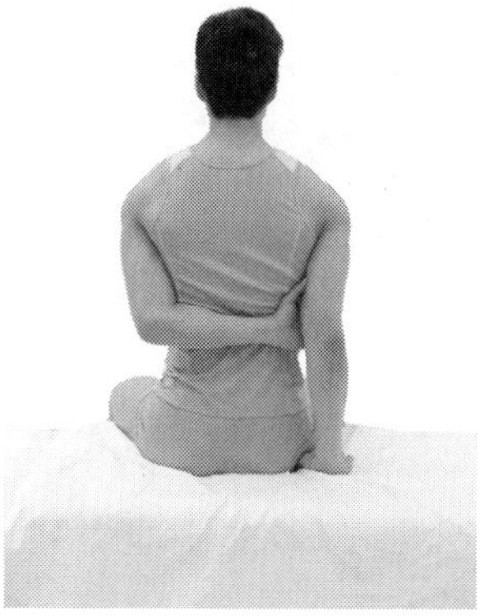

图2-4　三角肌前中束的自我牵拉

（三） 肩胛下肌的牵拉

1. 被动牵拉

患者仰卧位，上臂放松置于床上，避免募集其他肌肉。肩外展 90°，肘屈曲 90°。操作者一手握住肱骨远端，另一手握住前臂远端，将肩外旋被动活动到最大范围，保持牵拉力度，终末端停留 20～30 秒。(图 2－5)

注意事项：操作者必须握住患者的肱骨远端和前臂远端。

2. 自我牵拉

肩胛下肌的自我牵拉可以在一个门框边进行。站立位，被牵伸侧肩外展 90°，肘屈曲 90°，前臂置于门框的适当高度，肩关节尽量外旋，向前迈步使得被牵伸侧肩关节外旋至一定位置，保持 20～30 秒。

注意事项：肩关节尽量外旋；注意调整与门框的相对位置。

（四） 冈下肌、小圆肌的牵拉

1. 被动牵拉

患者仰卧位，肩外展 90°，肘屈曲 90°，操作者一手握住肱骨远端，另一手握住前臂远端，将肩内旋被动活动到最大范围，与内旋转肌群牵拉方向相反，静力拉伸 20～30 秒。(图 2－6)

2. 自我牵拉

站立位，被牵伸一侧手臂放于身后，肘屈曲约 90°，手握住一固定物体，向前迈步，使被牵伸侧前臂远离后背，静力拉伸 20～30 秒。

注意事项：调整迈步距离以调节牵拉强度。

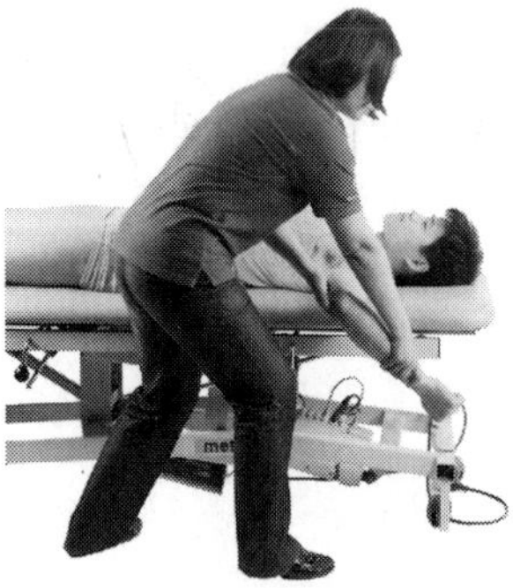

图 2－5　肩胛下肌的被动牵拉

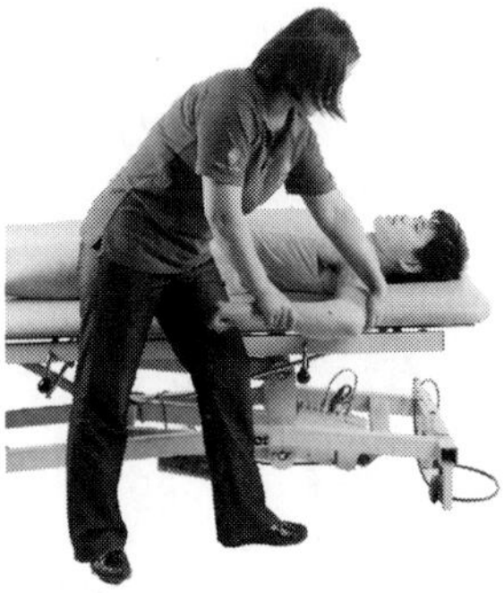

图 2－6　冈下肌、小圆肌的被动牵拉

（五） 胸小肌的牵拉

1. 被动牵拉

患者取仰卧位，被牵拉侧上臂放松置于体侧。操作者站于被牵拉侧，并用同侧手握住患者的手，将对侧手放在患者肩前部，指导患者将肩关节靠近床面，并使肩胛骨向后下方运动，保持20～30秒。（图2-7）

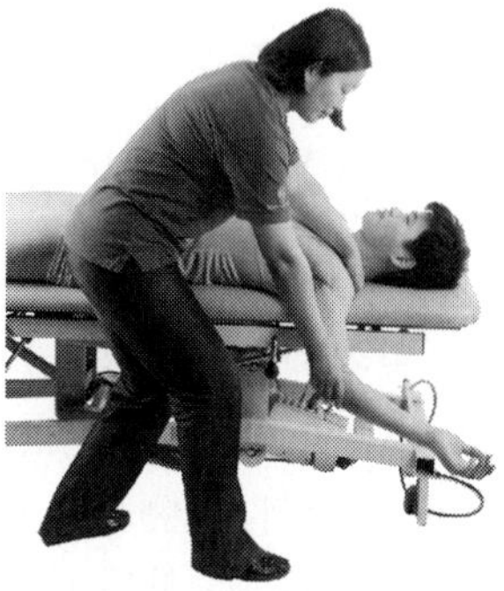

图2-7　胸肌的被动牵拉

注意事项：患者的上臂放松可避免被牵拉侧发生移动；操作者一手必须放在肩前部，并注意施力方向。

2. 自我牵拉

站立位，双手在背后相扣，肩胛骨向后下方运动，牵拉至一定位置，保持20～30秒。

注意事项：肩胛骨向后下方运动。

（六） 胸大肌的牵拉

1. 被动牵拉

方法一：患者仰卧位，肩外展90°，操作者一手握住肱骨远端，另一手握住前臂远端，将上肢向地面方向被动活动到最大范围，牵拉至一定位置，保持20～30秒。

方法二：患者坐立位，躯干挺直，两侧上肢在头后交叉相扣。操作者位于患者身后，身体抵住患者躯干，双侧上肢位于患者上肢前方，向后用力使患者上肢向后运动，牵拉至终末位置，保持20～30秒。

注意事项：将被牵拉侧上肢向地面被动活动到最大范围；使用方法二时注意询问患者的感受，避免出现关节囊挤压痛。

2. 自我牵拉

可利用门框进行牵拉。站立位，被牵拉侧肩关节外展90°，屈肘90°，用前臂抵住门框。注意姿势，保持背部直立，双腿前后弓步站立，向前迈步，并使身体前倾，牵拉至一定位置，保持20～30秒。

注意事项：前臂必须抵住门框；背部直立；牵拉时上身前倾。

（七） 前锯肌的牵拉

1. 被动牵拉

患者俯卧位，两侧上肢放松置于身体两侧。操作者站立在患者被牵拉对侧的头部旁，用指腹放在被牵拉侧肩胛骨的外侧缘，向脊柱方向移动肩胛骨，牵拉至终末位，保持20～30秒。

注意事项：注意用指腹而不是指尖；施力方向必须使肩胛骨回缩。

2. 自我牵拉

面对墙面站立，牵拉侧手臂抵住墙面与肩同高。收缩菱形肌使得肩胛骨回缩，然后身体前倾转向对侧，使肩胛骨更加靠近脊柱，静力牵拉 20～30 秒。

注意事项：牵拉侧手与肩同高；先回缩肩胛骨。

（八） 菱形肌的牵拉

1. 被动牵拉

患者仰卧位，被牵拉侧肘关节屈曲，上臂放于胸前，并尽可能向对侧伸，身体不可旋转，尽量保证肩胛骨接触床面。操作者站在患者被牵拉一侧，双手放在患者背后，抓住被牵拉侧肩胛骨内侧缘，向上牵伸使肩胛骨远离脊柱，牵拉 20～30 秒。

注意事项：仰卧时身体不可旋转，并保证肩胛骨接触床面。

2. 自我牵拉

坐位，肩关节前屈 90°，屈肘 90°，掌心与身体相对。用另一只手握住肘关节外侧，并水平向对侧拉动上肢至菱形肌有牵拉感，牵伸至一定位置，保持 20～30 秒。

注意事项：掌心与身体相对；非牵拉侧手握住牵拉侧肘关节外侧。

（九） 肱二头肌的牵拉

1. 被动牵拉

患者坐立位或站立位，手臂保持伸直状态。操作者位于患者身后，抓握于患者的腕关节处，使患者掌心向下，缓慢将手臂向后、向上拉伸至一定位置，并保持 20～30 秒。（图 2－8）

注意事项：操作者必须抓住被牵拉手臂腕关节；患者掌心向下；牵拉最后的位置。

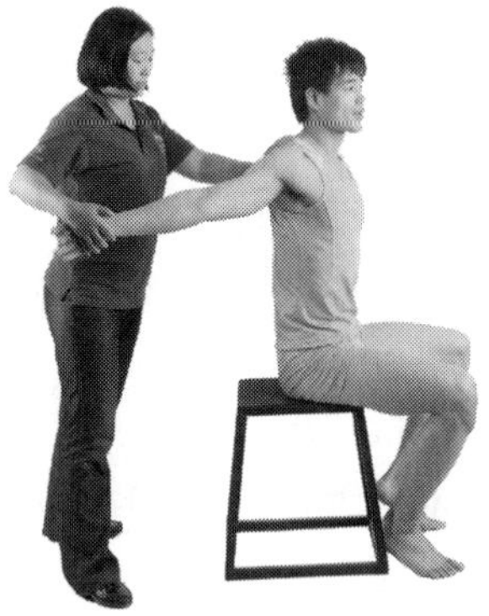

图 2－8　肱二头肌的被动牵拉

2. 自我牵拉

站立位，被牵拉手臂侧平举，手抓住墙角或者任何够高的支撑物，向对侧转动上身到一定位置时保持 20～30 秒。也可以双臂伸直，向后置于固定支撑物上，身体重心下降，到一定位置时保持 20～30 秒。

注意事项：保持用力方向。

（十） 肱三头肌的牵拉

1. 被动牵拉

患者坐位，屈肩屈肘，前臂置于头后，掌心与身体相对。操作者站于患者身后，对侧手抓住被拉伸手臂的肘关节处向对侧用力，同侧手抓住被拉伸手臂的肩关节处固定肩部，到一定位置时保持 20～30 秒（静力性拉伸）。（图 2－9）

注意事项：患者尽量保持上体直立，肩关节尽量打开；上臂与肘关节尽量位于头后；操作者必须抓住被牵拉手臂的肘关节与肩关节；用力方向。

2. 自我牵拉

被牵拉手臂屈肘置于头后，掌心与身体相对，对侧手抓住被牵拉肘关节处，向对侧用

力至一定位置时保持 20～30 秒（静力性拉伸）。（图 2－10）

注意事项：尽量保持上体直立，肩关节尽量打开；上臂与肘关节尽量位于头后；用力方向。

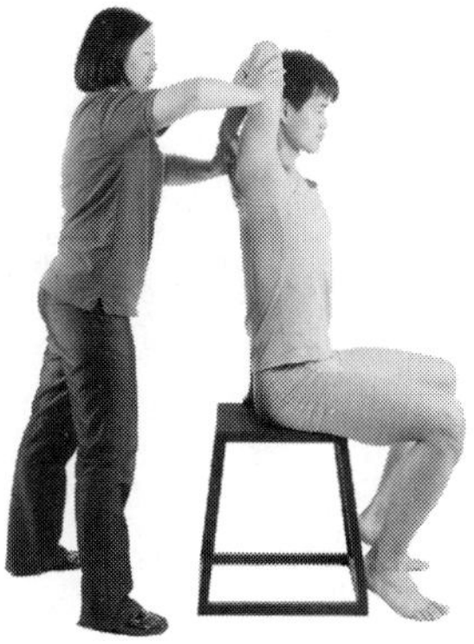

图 2－9　肱三头肌的被动牵拉

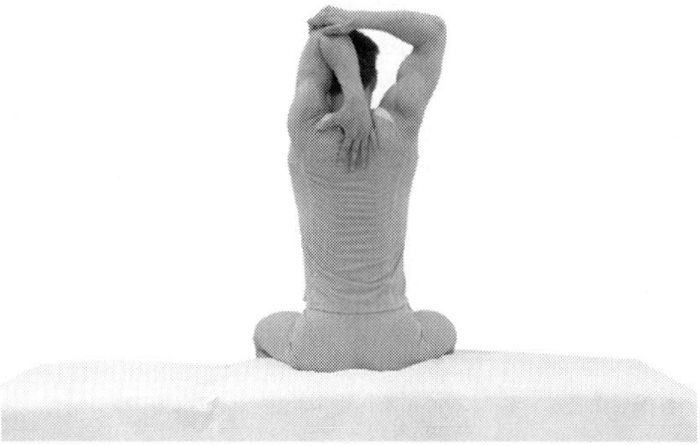

图 2－10　肱三头肌的自我牵拉

（十一）旋前圆肌的牵拉

1. 被动牵拉

患者仰卧位或坐位，操作者一手握住肱骨远端，另一手握住前臂远端，将前臂旋后到最大范围，保持牵拉 20～30 秒。可在伸肘位主要牵拉旋前圆肌，在屈肘位主要牵拉旋前方肌。

注意事项：操作者用力位置及方向。

2. 自我牵拉

取舒服坐位，屈肘，前臂旋后掌心向上，对侧手环绕于被牵拉侧腕关节下方，被动旋后被牵拉侧前臂 20～30 秒。

注意事项：对侧手的位置及用力方向。

（十二）旋后肌的牵拉

1. 被动牵拉

患者仰卧位或坐位，屈肘 90°，操作者一手握住肱骨远端，另一手握住前臂远端，将前臂旋前到最大范围，保持牵拉 20～30 秒。

注意事项：操作者的用力位置与方向。

2. 自我牵拉

取舒适坐位，屈肘，前臂旋前掌心向下，对侧手环绕于被牵拉侧腕关节下方，被动使被牵拉侧前臂旋前至终末位，并保持 20～30 秒。

注意事项：对侧手的位置及用力方向。

（十三） 屈腕屈指肌的牵拉

1. 被动牵拉

患者坐位，操作者一手固定患者肘关节于伸直位，另一手保持患者伸腕伸指，前臂旋后进行牵拉，静力牵拉至终末位保持 20 ~30 秒。（图 2 －11）

注意事项：牵拉时患者肘关节伸直。

2. 自我牵拉

坐位，被牵拉侧肩关节前屈，肘关节伸直，前臂旋后，掌心向上，另一只手掌放于被牵拉侧手掌上，并向下牵拉，达到最大幅度保持 20 ~30 秒。（图 2 －12）

注意事项：用力位置及方向。

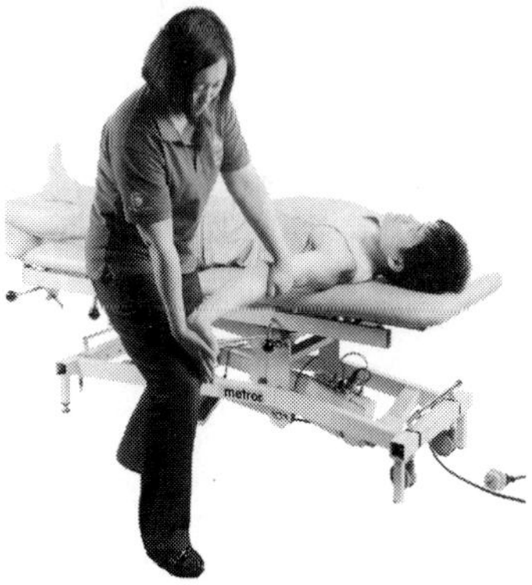

图 2 －11　屈腕屈指肌的被动牵拉

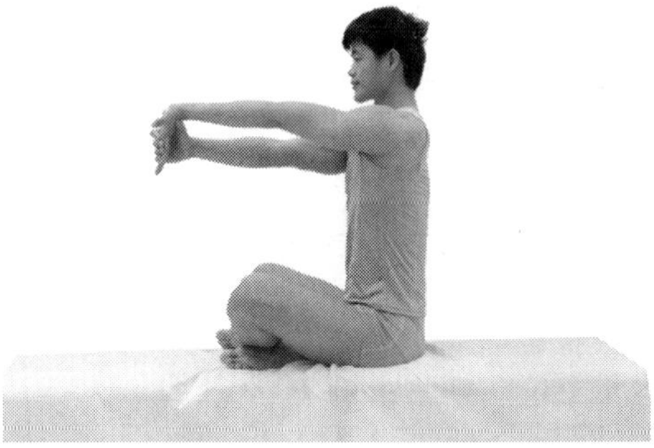

图 2 －12　屈腕屈指肌的自我牵拉

（十四） 伸腕伸指肌的牵拉

1. 被动牵拉

患者坐位，操作者一手固定患者肘关节伸直，另一手保持患者屈腕屈指，前臂旋前进行牵拉，静力牵拉至终末位保持 20 ~30 秒。（图 2 －13）

注意事项：牵拉时患者肘关节伸直。

2. 自我牵拉

坐位，被牵拉侧肩关节前屈，肘关节伸直，前臂旋前，掌心向下。另一只手放在被牵拉侧手背上，并向下用力，首先充分屈腕，然后屈指，最大幅度牵拉伸腕伸指肌 20 ~30 秒。（图 2 －14）

注意事项：先充分屈腕，再屈指。

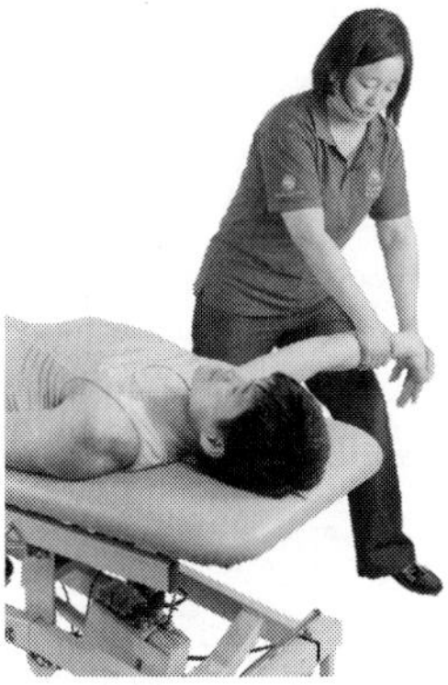

图 2－13　伸腕伸指肌的被动牵拉

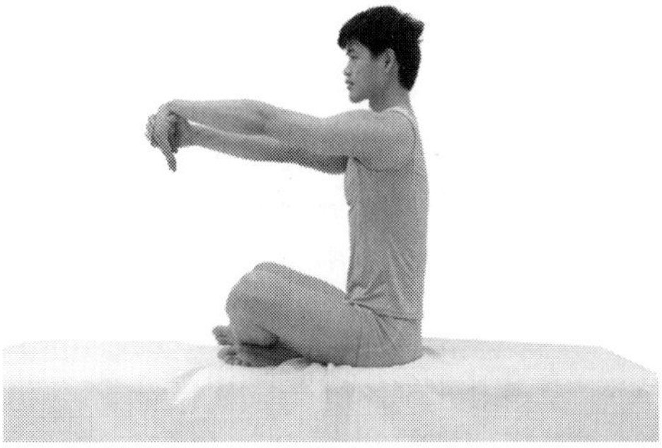

图 2－14　伸腕伸指肌的自我牵拉

二、下肢肌群的牵拉技术

每个部位每次牵拉的时间不少于 20 秒，每个部位 2～3 组，组间间隔 30 秒左右。

（一）臀大肌的牵拉

1. 被动牵拉

患者仰卧位，操作者面向患者站在被牵拉侧，双手置于患者大腿后侧，用力促进患者下肢屈髋屈膝，保持被动牵拉 20～30 秒。（图 2－15）

注意事项：髋关节不出现旋转；若在下肢贴近胸部的过程中出现髋关节挤压痛，可在屈膝时抱住大腿先向天花板牵伸，再进行屈髋；双手置于膝关节后方以避免增加膝关节压力。

2. 自我牵拉

仰卧位，双手环抱膝关节后侧，用力使大腿前方贴近腹部，臀大肌处有牵拉感觉而不出现疼痛，保持自我牵拉 20～30 秒。（图 2－16）

注意事项：双手置于膝关节后方；无痛范围内牵拉。

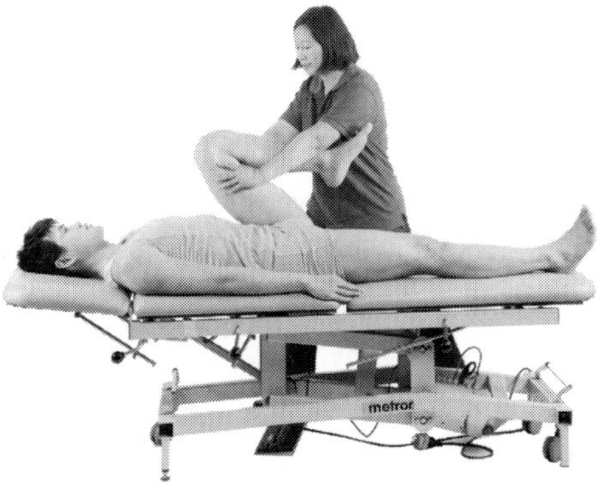

图 2－15　臀大肌的被动牵拉

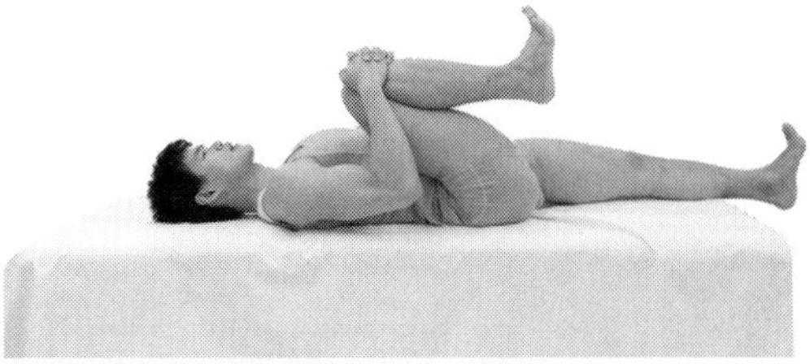

图 2－16　臀大肌的自我牵拉

（二） 梨状肌的牵拉

1. 被动牵拉

患者仰卧位，被牵拉侧腿屈曲、外旋，搭于对侧下肢。操作者站在被牵拉侧，一手扶住膝关节，另一手位于小腿下部或踝部，两手同时用力，将整个小腿压向受试者胸部，促进髋外旋方向用力。保持被动牵拉 20～30 秒。（图 2－17）

注意事项：保证患者的骶骨与床面接触；牵拉的起始位置可能需要多次尝试；用力位置及方向。

2. 自我牵拉

可用相同姿势进行自我牵拉。或者采用坐位，把牵拉侧下肢搭于对侧下肢，上身前倾，然后弯曲支撑下肢，放低整个身体，保持自我牵拉 20～30 秒。（图 2－18）

注意事项：上身尽量挺直再前倾。

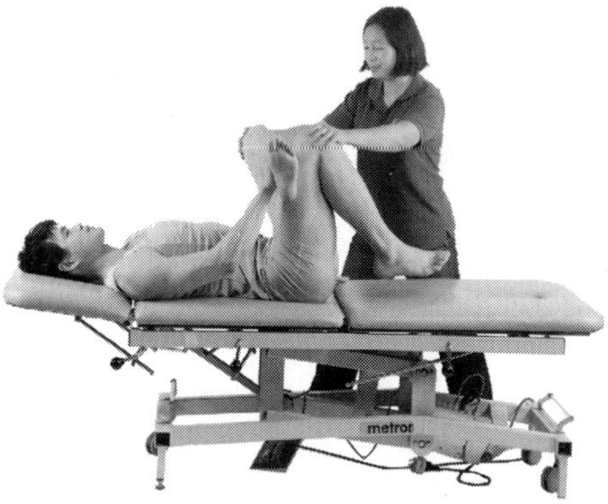

图 2－17　梨状肌的被动牵拉

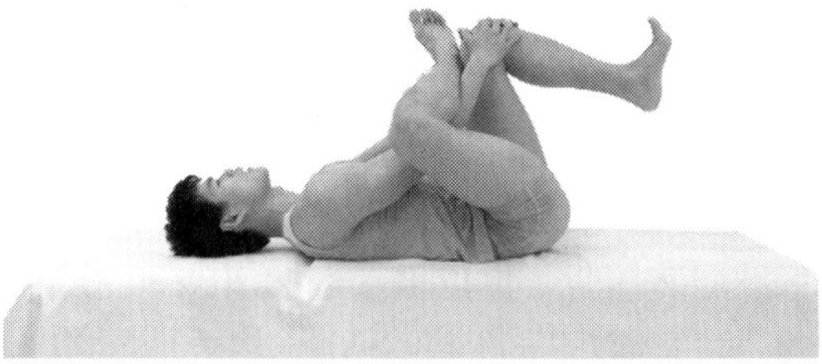

图 2－18　梨状肌的自我牵拉

（三） 阔筋膜张肌的牵拉

1. 被动牵拉

患者仰卧位，被牵拉侧下肢屈髋屈膝交叉放在对侧下肢外侧，操作者一手固定骨盆，另一手在膝关节外侧，向髋内收内旋方向用力，保持牵拉 20～30 秒。（图 2－19）

注意事项：对侧下肢尽可能内收超过中线；固定骨盆避免躯干旋转代偿。

2. 自我牵拉

坐位，对侧腿向前伸直，牵拉侧腿跨过并屈膝，牵拉侧足靠在对侧腿膝关节外侧。身体坐直，尽可能向牵拉侧转体到最大位置。对侧上肢肘关节靠在牵拉侧膝关节外侧，另一只手置于身后以保持身体稳定，保持牵拉 20～30 秒。（图 2－20）

自我牵拉还可采用站位。操作者侧身站在墙边，牵拉侧手靠墙，牵拉侧下肢在对侧下肢后方尽可能向远伸出，脚踩在地板上。向墙面和地板交点方向尽量倾斜髋关节，使牵拉侧感觉到牵伸。

注意事项：坐位牵拉时注意肢体摆放位置。

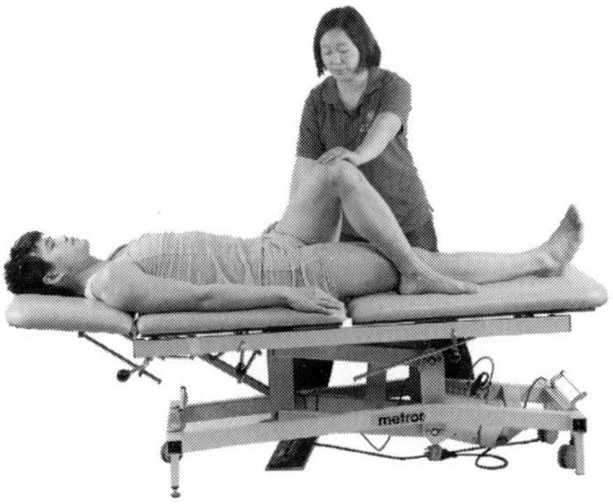

图2－19　阔筋膜张肌的被动牵拉

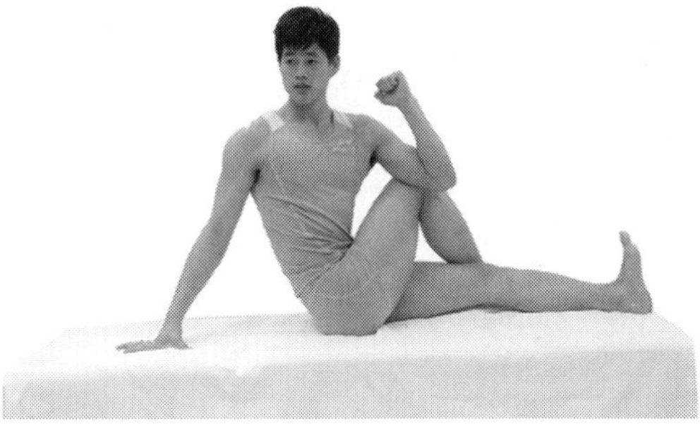

图2－20　阔筋膜张肌的自我牵拉

（四）髂腰肌的牵拉

1. 被动牵拉

患者仰卧位，臀部坐在治疗床边缘，下肢垂于治疗床外。操作者面对患者站立，一手扶住非牵拉侧下肢使其保持屈髋屈膝以固定骨盆，另一手放于牵拉侧大腿上方，向地板方向用力促进髋关节伸展，保持 20～30 秒。（图 2－21）

注意事项：牵拉时注意固定非牵拉侧骨盆。

2. 自我牵拉

可采用弓步或跪坐位，牵拉侧下肢髋关节保持伸展，注意跪坐位时髋关节要平贴床面，固定好骨盆，不要使其抬起或旋转。（图 2－22）

自我牵拉方法还可以采用站立位，以牵拉右侧为例。右腿在前，左腿在后，左脚平贴于地面，呈弓步状，保持躯干直立和腰背部平直；保持将右侧髋推向前时右膝屈曲，躯干可微微后仰，若无明显的感觉，可左膝跪地，做弓箭步，做同样动作。至终末位保持 5 秒左右，重复练习 5～10 次。

注意事项：跪坐位牵拉时髋关节要平贴床面；站立位牵拉时保持躯干直立和腰背部平直。

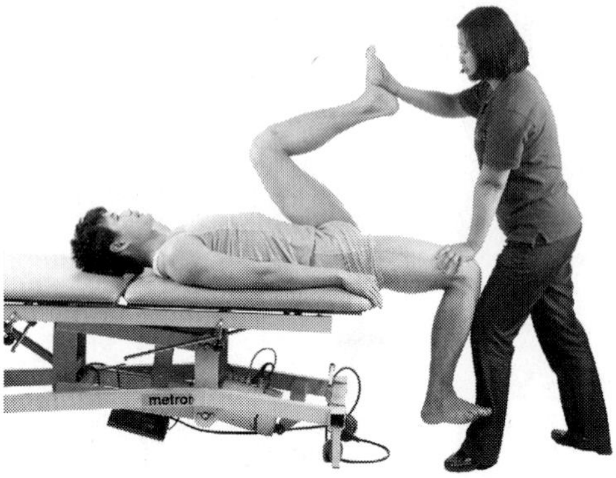

图2－21　髂腰肌的被动牵拉

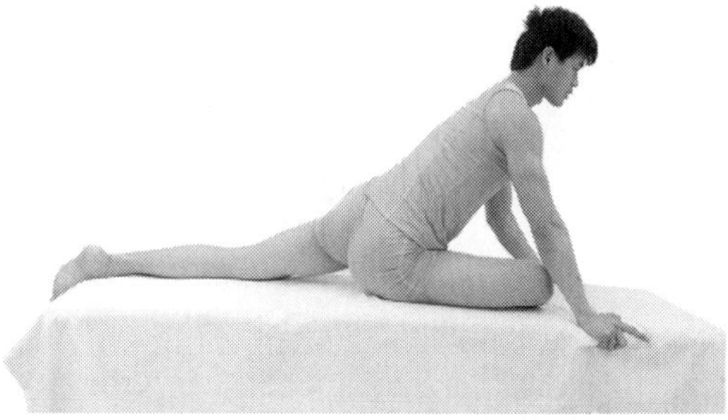

图2－22　髂腰肌的自我牵拉

（五）髋内收肌的牵拉

1. 被动牵拉

可分别进行屈膝位或伸膝位髋内收肌的牵拉。屈膝位牵拉时，患者仰卧位，双膝屈曲，双脚掌相对。操作者跪坐在治疗床上，固定患者足踝部，双手扶住膝关节，向髋关节外展方向用力，保持牵拉内收肌20～30秒。（图2－23－1）伸膝位牵拉时，患者仰卧位，操作者站立于患者外展角内，利用躯干将患者牵拉侧下肢外展方向牵拉，同时固定对侧下肢不动。（图2－23－2）

注意事项：伸膝位牵拉时保证髋关节中立位，不可出现旋转。

2. 自我牵拉

可采用站立位自我牵拉。向非牵拉侧跨步，注意膝关节屈曲不要超过90°，牵拉侧下肢伸直，足平放于地板，非牵拉侧下肢负重。重心逐渐移向非牵拉侧至出现牵拉感，到终末位保持20～30秒。

也可采用坐位进行自我牵拉。上身挺直，两侧膝关节屈曲，足底相对贴合，把手或臂靠在膝内侧，向下方用力使膝关节尽可能贴近地面，牵拉至终末位保持20～30秒。

注意事项：保持正常呼吸，不要憋气。

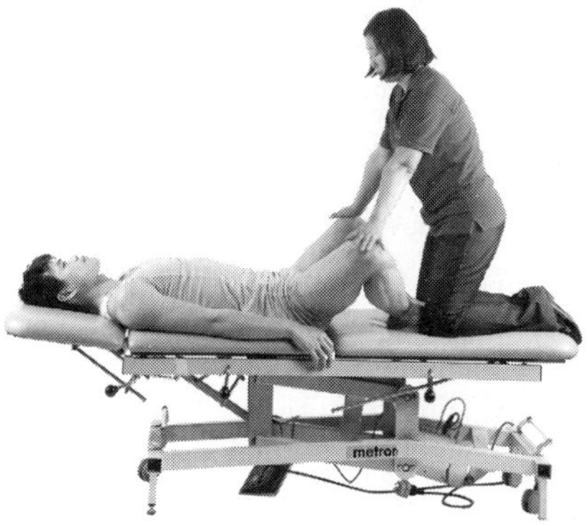

图 2-23-1 髋内收肌的被动牵拉（屈膝位）

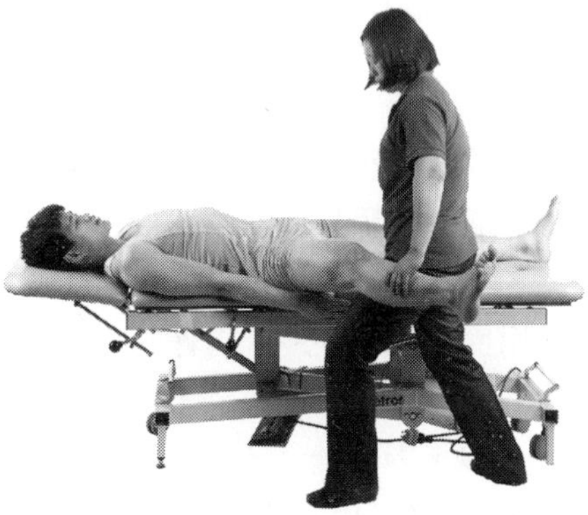

图 2-23-2 髋内收肌的被动牵拉（伸膝位）

（六）股四头肌的牵拉

1. 被动牵拉

患者俯卧位，操作者一手固定骨盆，一手扶住患者足踝前方，屈膝，使足跟触及臀部，牵拉股四头肌，牵拉至终末位保持 20~30 秒。为了充分牵拉，还可以在伸髋位进行。(图 2-24)

注意事项：固定骨盆避免躯干旋转代偿；在伸髋位增加牵拉效果。

2. 自我牵拉

采用侧卧位，牵拉侧位于上方，手抓住足踝部，向屈膝伸髋方向用力完成股四头肌自我牵拉，非牵拉侧屈髋屈膝，并将小腿贴合地面，静力牵拉 20~30 秒。(图 2-25)

注意事项：非牵拉侧下肢位于上方，且小腿必须贴合地面。

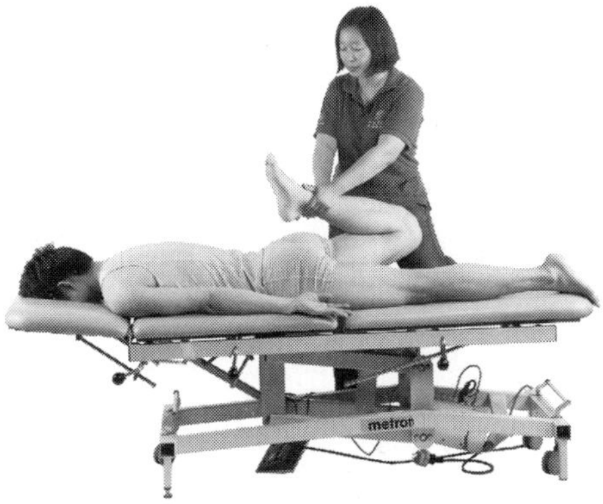

图 2-24 股四头肌的被动牵拉

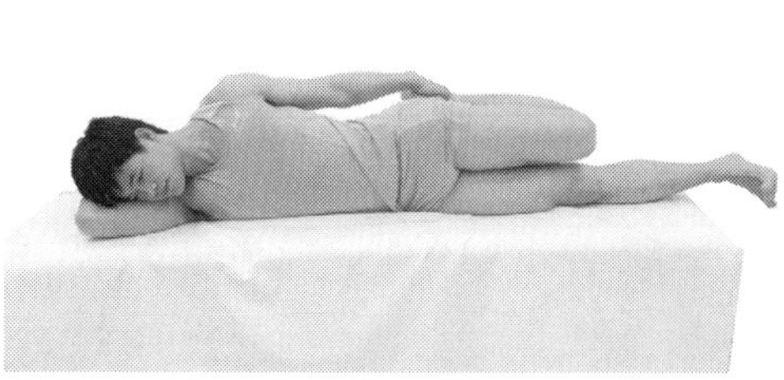

图 2-25 股四头肌的自我牵拉

（七）腘绳肌的牵拉

1. 被动牵拉

经典的腘绳肌牵拉方法是直腿抬高。患者仰卧位，操作者面对患者站立，将牵拉侧下肢托于肩上，利用身体前倾，保持伸膝位逐渐增加屈髋角度，牵拉腘绳肌。（图 2－26－1）另一个方法也是仰卧位，操作者一手保持患者髋关节屈曲 90°，另一手逐渐向膝关节伸展方向用力。牵拉至终末位保持 20～30 秒。（图 2－26－2）

注意事项：保证髋关节不能离开床面；注意患者的身体感受。

2. 自我牵拉

可采用坐位保持伸膝位，身体前倾，大腿后侧有牵拉感。（图 2－27）

注意事项：保证上身挺直前倾。

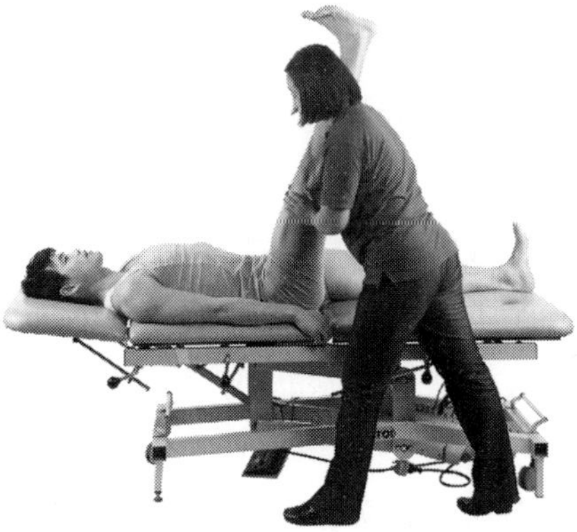

图 2－26－1　腘绳肌的被动牵拉（伸膝位）

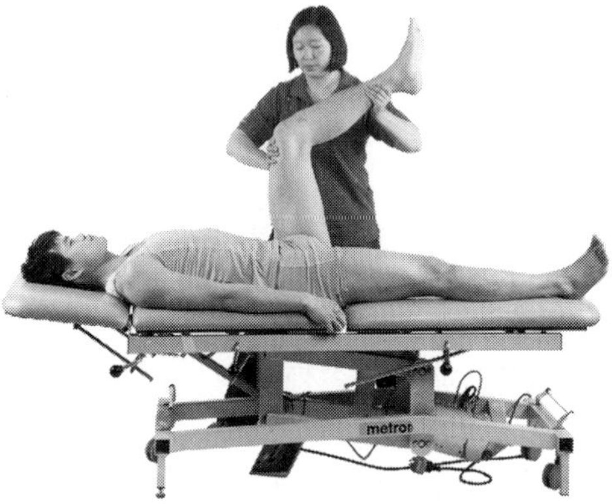

图 2－26－2　腘绳肌的被动牵拉（屈膝位）

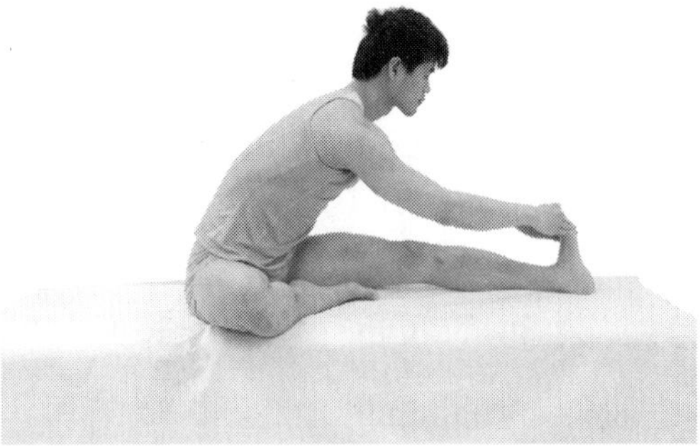

图 2－27　腘绳肌的自我牵拉

（八）腓肠肌的牵拉

1. 被动牵拉

患者仰卧位，操作者一手握住踝关节足跟部，另一手固定在小腿前，通过重心移动促进患者踝关节背屈，牵拉至终末位保持20~30秒。（图2-28）

注意事项：在直膝位进行牵拉。

2. 自我牵拉

弓步，上身直立，全脚掌着地，下肢伸直脚尖正直朝前。身体重心前移，减少小腿与地面的夹角来拉伸腓肠肌，持续时间20~30秒。腓肠肌内侧与外侧的方法同上，只是牵拉腓肠肌内侧时脚尖向外，牵拉腓肠肌外侧时脚尖向内。

（九）比目鱼肌的牵拉

1. 被动牵拉

患者俯卧位，屈膝90°，脚底向天花板。操作者一手握患者足跟部予以固定，另一手将脚掌前部下压，使踝关节尽量背屈。牵拉至终末位保持20~30秒。（图2-29）

注意事项：尽量保证屈膝90°，此时腓肠肌处于力学劣势，可以充分牵拉比目鱼肌。

2. 自我牵拉

弓步，上身直立，双手扶墙站立。双膝微屈，重心下移，前脚支撑体重。身体重心前移，减少小腿与地面的夹角来拉伸比目鱼肌，持续时间20~30秒。

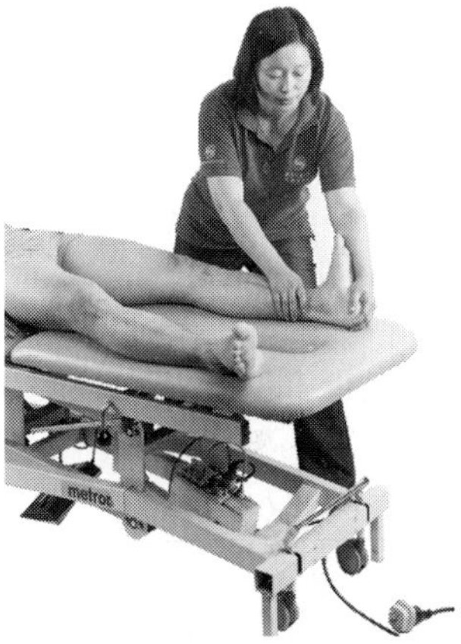

图2-28　腓肠肌的被动牵拉

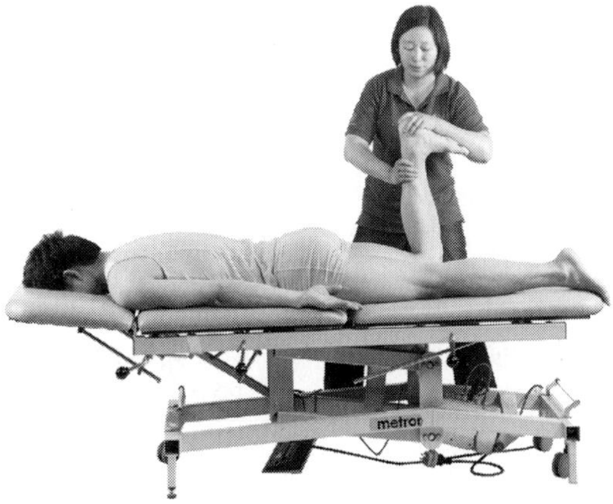

图2-29　比目鱼肌的被动牵拉

（十）腓骨长、短肌的牵拉

1. 被动牵拉

患者仰卧位或坐位，操作者用力将患者足踝向内下方向进行牵拉。（图 2－30）

2. 自我牵拉

取坐位，牵拉侧踝关节搭在对侧膝关节上，牵拉侧上肢扶在牵拉侧膝关节，对侧手抓住牵拉侧踝关节，使其内翻足内侧指向胸部。

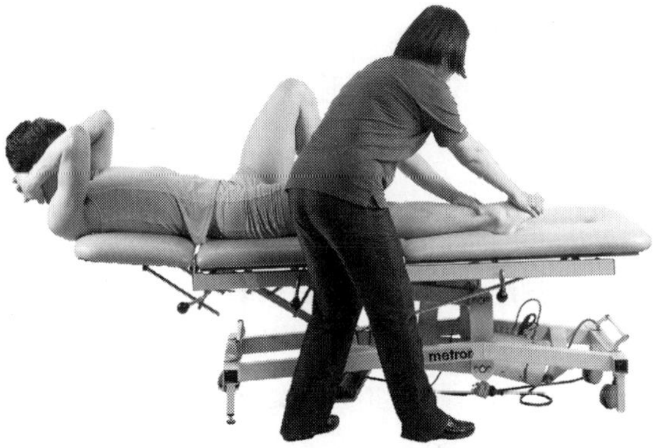

图 2－30 腓骨肌的被动牵拉

三、颈部与躯干肌群的牵拉

（一）斜方肌上束的牵拉

1. 被动牵拉

以牵拉左侧为例。患者坐位或者仰卧位，头部在无痛范围内尽力右旋，然后尽可能收下颌，左肩下拉远离头部。操作者左手至于牵伸者的枕骨部，右手放在其左肩上，双手同时用力，使左肩和头部有相互分离的趋势，牵拉至终末位保持 20～30 秒。（图 2－31）

注意事项：整个过程患者要均匀地呼吸，不可憋气；注意询问患者感受。

2. 自我牵拉

患者选择坐位或仰卧位，保持颈部拉长，头尽量转向右侧，收下颌，左肩尽力下垂，并保持固定，右手绕过头部使手指能够握住枕骨的基底部，右手用力使左肩远离头部。（图 2－32）

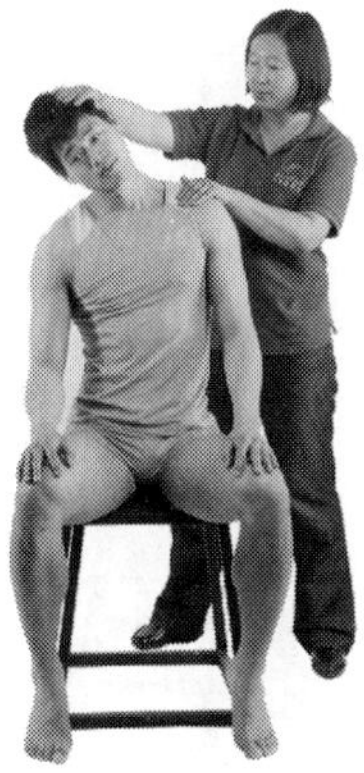

图2－31 斜方肌上束的被动牵拉

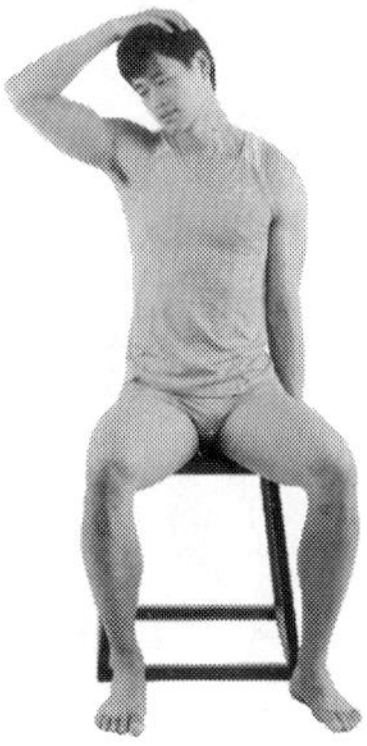

图2－32 斜方肌上束的自我牵拉

（二） 胸锁乳突肌的牵拉

1. 被动牵拉

以牵拉左侧为例。患者仰卧位。操作者左手放在左肩上，右手托着头部，并靠在床上，在无痛原则下，保持头部向右侧屈同时左旋，适当后伸，保持颈部拉长 20～30 秒。

2. 自我牵拉

取坐位或仰卧位，对侧手绕过头部置于牵拉侧的耳部。牵拉侧肩部下沉，头部向牵拉侧旋转，向对侧屈曲，同时适当后伸，保持颈部拉长，使胸锁乳突肌最大限度的拉长。（图 2－33）

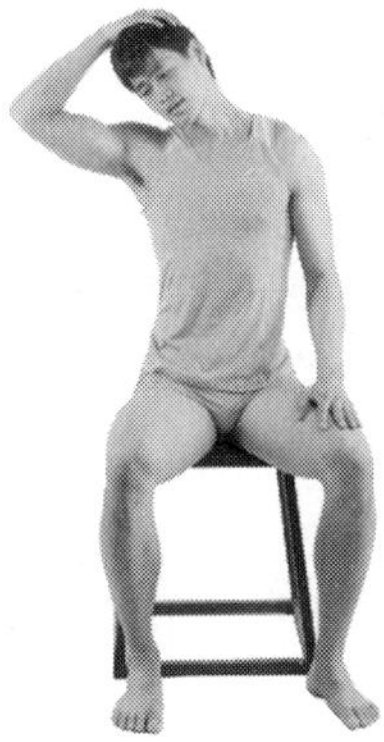

图2－33 胸锁乳突肌的自我牵拉

（三） 肩胛提肌的牵拉

1. 被动牵拉

患者取坐位，保持背部拉长，使下颌靠近其胸骨，然后头向对侧旋转 45°。操作者站在患者身后，一手放在其头后部，一手放在其肩胛骨上部，施加使颈部向对侧屈曲和侧屈、并与肩胛骨分离的力，保持颈部拉长 20～30 秒。（图 2－34）

注意事项：整个牵伸的过程不是头部在后伸，而是头部和颈部一起后伸。

2. 自我牵拉

坐位，并使脊柱拉长。同侧肩胛骨下降，低头使下颌靠近胸部，然后头部向对侧旋转 45°。对侧手放在头顶，并轻轻下拉，直到感觉肩胛提肌有牵拉感。（图 2－35）

注意事项：调整头部位置以利于牵伸；确保脊柱拉长。

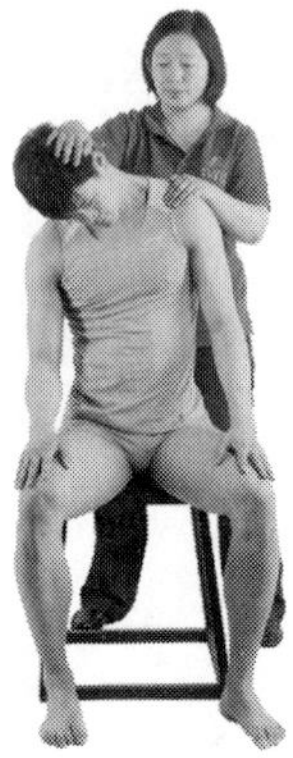

图 2-34　肩胛提肌的被动牵拉

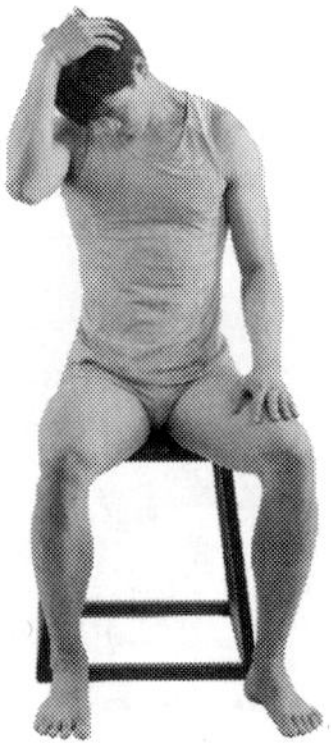

图 2-35　肩胛提肌的自我牵拉

（四）背阔肌的牵拉

1. 被动牵拉

患者取俯卧位，手臂伸出床面，过度伸展，并外旋。操作者采取前后弓步姿势，双手紧握牵伸者的手臂或手腕，用身体的力量牵拉。牵拉至终末位保持 20～30 秒。（图 2-36）

2. 自我牵拉

可采用引体向上的自我牵拉：双手分开与肩同宽，抓住单杠，利用自身重力向下牵伸。

也可采用坐位进行牵拉：背部和颈部拉长，抬起一侧手臂，屈肘放于头后，用对侧手握住牵拉侧手臂水平向对侧用力，使牵拉侧的手尽力够对侧肩。

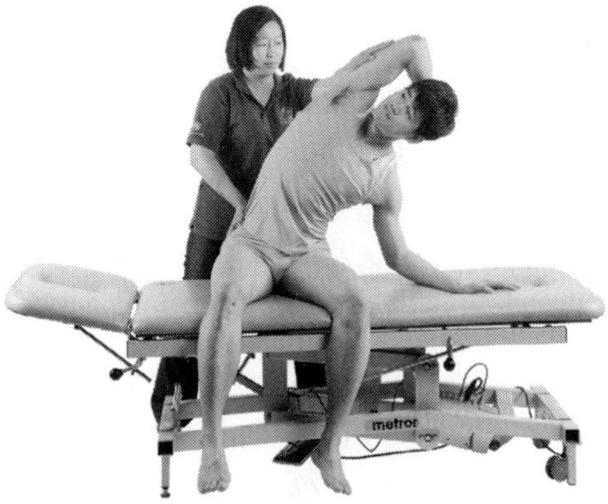

图 2-36　背阔肌的被动牵拉

（五） 腹直肌的牵拉方法

1. 俯卧后撑

俯卧，双手掌心向下，手指向前放在髋两侧。呼气，用双臂撑起上体，头后仰，形成背弓，要求动作幅度在无痛范围内尽量大，保持15秒左右，重复练习。（图2－37）

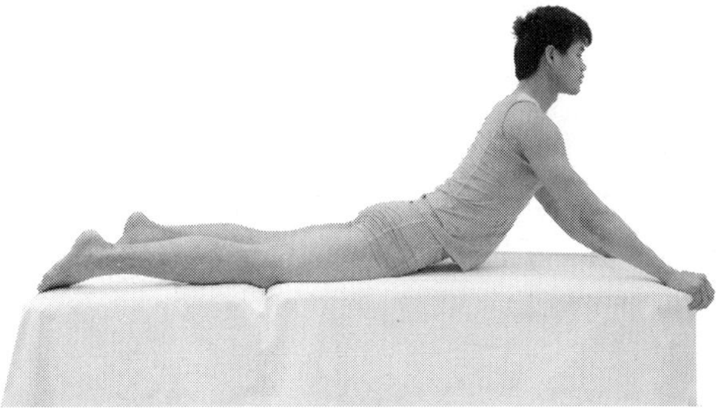

图2－37 腹肌的自我牵拉

2. 跪立背弓

在垫上跪立，双手扶在臀上部沿股后向下移动，形成背弓，臀部肌肉收缩送髋。呼气，加大背弓，头后仰，张口，逐渐把双手滑向脚跟，至终末位置，保持20～30秒。

3. 俯卧背弓

俯卧在垫上，屈膝，脚跟向髋部移动。吸气，双手抓住双踝，臀部肌肉收缩，提起胸部和双膝离开垫子，可感受到腹部腹直肌有拉伸感20～30秒。

（六） 腹内外斜肌

1. 坐姿躯干旋转（以牵伸右侧腹外斜肌和左侧腹内斜肌为例）

患者坐于垫上，左腿伸直；屈右膝，右脚放于左膝盖外侧；左臂微屈，左手肘外侧贴于屈起的右膝外侧；右手撑地，手掌位于臀部附近，左手肘下压左膝，躯干尽力向右旋转；左手肘用足够的力量使左膝保持位置稳定。达到无痛范围的最大位置，保持20～30秒。

2. 仰卧位转髋（操作者协助，以牵伸右侧腹外斜肌和左侧腹内斜肌为例）

患者仰卧于垫上，上体保持正直，屈髋屈膝，双腿同时转向左侧，至左侧大腿贴于垫上。操作者一手固定右侧肩部，一手置于右侧髋部，轻轻施加压力，使髋左回旋的角度更大，在无痛范围内至最大位置，保持20～30秒。

3. 坐位自我牵伸（以牵伸右侧腹外斜肌和左侧腹内斜肌为例）

患者舒适地坐在直背椅上，保持脊柱拉长，头部处于正中位，尽力右旋，然后把住椅背以保持这一姿势20～30秒。

（七） 腰方肌

1. 侧卧位牵伸（操作者协助）

患者取左侧卧位，背靠在床边缘，右腿过伸悬于床缘外，左腿尽力屈曲靠近胸部，保持髋部正直位，右臂伸直置于头上，这将拉长右侧的腰方肌。操作者站在患者身后，手臂交叉，把左手放在右侧髂嵴处向下压，右手张开放在胸腔侧面向上推，双手施加反向的力，在无痛范围内至终末位，保持20～30秒。

2. 侧屈牵伸腰方肌

自我牵拉：患者取坐位，脊柱拉长。上身尽力向一侧屈曲拉长腰方肌。

被动牵拉：患者取长腿坐位，双腿分开固定骨盆，增加稳定性，牵拉侧的手臂上举，同时向对侧侧屈躯干。操作者一手置于骨盆上方固定骨盆，另一手置于抬起的上臂上施加压力，使侧屈更大的角度，保持20～30秒。

第二节　泡沫轴放松技术

面授内容

一、泡沫轴放松的基础

泡沫轴又称“瑜伽柱”，起源于欧洲，早期由木质材料做成，之后被重量轻、硬度适中的泡沫材料所取代。泡沫轴主要分为圆柱形及半圆形两种规格，标准直径约为15厘米，长度有92厘米、46厘米及36厘米三种规格。泡沫轴放松技术不仅可以释放肌筋膜，改善肌肉的柔韧性，还可以缓解肌肉紧张，预防损伤发生。泡沫轴放松技术主要应用于运动后的放松，是一种利用自身的重量产生的压力放松紧张的肌肉达到自我修复的手段。

（一） 泡沫轴放松的科学理论基础

泡沫轴放松技术是一种自我筋膜放松的方法。自我筋膜放松（Self－Myofascial Release，SMR）是利用练习者自身重量与泡沫轴相互作用产生的压力施加于练习者的肌肉及筋膜等软组织上，使练习者过于紧张的肌肉及筋膜产生放松的伸展训练方式。

泡沫轴放松技术运用了肌肉的自我抑制的生物学原理。当练习者利用自身体重使泡沫轴在肌肉上产生一定压力时，肌肉张力就会增加，肌腱因受到刺激而产生兴奋，张力感受器被激活，张力感受器活跃后进一步抑制肌肉中的感受肌肉长度变化的感受器—肌梭，冲动沿着感觉神经传入中枢，从而反射性地引起肌肉的舒张，进而达到放松肌肉的效果。

（二） 泡沫轴放松技术的意义

1. 纠正肌肉不平衡。
2. 改善关节活动度。
3. 增强神经肌肉有效性。
4. 维持良好的肌肉长度。
5. 缓解关节压力。

二、泡沫轴放松技术的方法及注意事项

（一） 泡沫轴放松技术的方法

1. 将需要进行放松的肌肉置于泡沫轴之上，利用自身体重反复在泡沫轴上缓缓进行滚动 1 ~2 分钟。

2. 滚动过程中如果有疼痛的感觉，应在疼痛点上停留 20 ~30 秒钟，直到疼痛程度下降 50% ~75%。

3. 在进行训练过程中保持腹部收紧，以确保在动作过程中核心部位的稳定。

4. 动作的过程中保持正常呼吸，不要憋气。

5. 可在每次训练的热身及整理部分加入此练习。

（二） 泡沫轴放松技术的注意事项

1. 初学者很可能会觉得动作僵硬费劲，需要多次尝试，找到适合自己的泡沫轴放松方法和肌肉感受。

2. 保证泡沫轴在肌肉下方，不要直接放于骨或关节下方。

3. 缓慢滚动泡沫轴，让浅层的筋膜及肌肉有时间来适应。当发现张力较大（疼痛感明显）的局部区域时，可以短距离移动泡沫轴。

4. 不要在某一点花太多时间，在较有张力（痛感明显）的点上进行 20 秒的处理，可以控制使用身体重量来进行放松。

5. 不要直接滚压疼痛区域，可以先间接按压。发现一个敏感点后，可以在附近位置先开始滚压。对髂胫束来说，可以先滚压放松臀大肌、阔筋膜张肌，然后再放松髂胫束。

自学内容

一、下肢肌群的泡沫轴放松技术

（一）胫骨前肌

跪立于泡沫轴上，双手支撑，两小腿放于泡沫轴上，慢慢地向前滚动靠近踝关节，向后靠近膝关节，在紧绷或疼痛处停留一段时间。滚动的过程中始终保持肘关节微微屈。背部挺直，呼气向前，吸气向后。

渐进方法：使用硬度更高的泡沫轴。

（二）腓骨肌群

侧卧于垫上，泡沫轴位于下侧腿的外侧，上侧腿交叉于身体前方维持稳定，下侧手屈肘90°，并伴随肩外展90°发力支撑起身体，使身体侧面悬空。上下移动身体，使泡沫轴在下侧腿的小腿外侧来回滚动。

渐进方法：将上侧腿收回，使双腿并拢重复动作。

（三）腓肠肌

长腿坐位，泡沫轴位于小腿下方，双膝自然伸直，双手位于身体后侧，肘关节自然伸直，双臂发力支撑起身体，使臀部悬空。前后移动身体，使泡沫轴在小腿下方前后滚动，泡沫轴的压力应作用在小腿后面的内侧和外侧，以放松腓肠肌的内侧头与外侧头，做足背屈可增加放松的强度。

渐进方法：可以用一条腿或同时用两条腿来增加或减少压力，或将一条腿搭在另一条腿上来增加压力。

（四）比目鱼肌

泡沫轴位于小腿下方，双膝自然伸直，双手位于身体后侧，肘关节自然伸直，双臂发力支撑起身体，使臀部悬空。前后移动身体，使泡沫轴在小腿下方前后滚动，滚动的范围重点位于小腿的下半段，泡沫轴的压力应作用在小腿后面的内侧和外侧，以放松比目鱼肌，做足背屈可增加放松的强度。

渐进方法：可以用一条腿或同时用两条腿来增加或减少压力，或将一条腿搭在另一条腿上来增加压力。

（五） 臀大肌

坐于泡沫轴上，双腿分开与肩同宽，膝关节屈 90°，双脚与地面完全接触，双手位于身体后侧，维持身体平衡，来回滚动泡沫轴。

渐进方法：使用硬度更高的泡沫轴或将身体重心移向一侧，采用单侧模式。

（六） 臀中小肌

侧卧于垫上，泡沫轴位于下侧腿的髋关节后侧，上侧腿交叉于身体前方维持稳定，下侧手屈肘 90°，并伴随肩外展 90°发力支撑起身体，使身体侧面悬空。上下移动身体，使泡沫轴在髋关节后外侧来回滚动。为确保真正作用于目标肌肉，可将身体稍稍转向面朝上的位置，脚可以放于身体后面以维持稳定。

渐进方法：使用硬度更高的泡沫轴。

（七） 梨状肌

将一条腿的踝关节搭在另一侧膝关节上方作“盘腿状”，盘腿侧坐于泡沫轴上，盘起腿同侧手位于身后以维持身体平衡，泡沫轴位于髋关节后外侧，使泡沫轴在髋关节后外侧来回滚动。调整身体角度以便从多个角度放松梨状肌。

渐进方法：使用硬度更高的泡沫轴。

（八） 阔筋膜张肌

侧卧于垫上，泡沫轴位于下侧腿的髋关节前外侧，上侧腿交叉于身体前方维持稳定，下侧手屈肘 90°，并伴随肩外展 90°发力支撑起身体，使身体侧面悬空。上下移动身体，使泡沫轴在髋关节前外侧来回滚动。为确保真正作用于目标肌肉，可将身体稍稍转向面朝地面的位置。

渐进方法：使用硬度更高的泡沫轴。

（九） 髂胫束

侧卧于垫上，泡沫轴位于下侧腿的大腿外侧，上侧腿交叉于身体前方维持稳定，下侧手屈肘 90°，并伴随肩外展 90°发力支撑起身体，使身体侧面悬空。上下移动身体，使泡沫轴在大腿外侧来回滚动。将整个动作分成两个阶段，效果可能会更好，第一阶段是在髋关节与大腿中段之间来回滚动；第二阶段是从大腿中段至膝关节上侧之间来回滚动。

渐进方法：使用硬度更高的泡沫轴，或抬起上侧腿使双腿并拢以增加压力。

（十） 股四头肌

利用泡沫轴放松股四头肌时，将整个动作分成两个阶段效果会更好，第一阶段是在髋关节与大腿中段之间来回滚动，第二阶段是从大腿中段至膝关节上侧之间来回滚动。

1. 股内侧肌

俯卧位，双腿自然伸直，髋关节外旋，泡沫轴位于大腿前内侧下方，屈肘屈肩 90°，腹部收紧使身体悬空。上下移动身体，使泡沫轴在大腿前内侧来回滚动。

渐进方法：使用硬度更高的泡沫轴，或只将一条腿放于泡沫轴上。

2. 股外侧肌

侧卧于垫上，泡沫轴位于下侧腿的大腿外侧，上侧腿交叉于身体前方维持稳定，下侧手屈肘90°，并伴随肩外展90°发力支撑起身体，并使身体转向面朝地面，上下移动身体，使泡沫轴在大腿前外侧来回滚动。

渐进方法：使用硬度更高的泡沫轴。

3. 股直肌

俯卧位，双腿自然伸直，泡沫轴位于大腿前侧下方，屈肘屈肩90°，腹部收紧使身体悬空。上下移动身体，使泡沫轴在大腿正前侧来回滚动。

渐进方法：使用硬度更高的泡沫轴或交叉双腿成为单腿模式进行，或屈膝增加放松强度。

（十一） 髋内收肌群

俯卧于垫上，单侧腿髋外展，并微屈膝关节，泡沫轴位于屈膝腿大腿内侧下方，方向与身体方向相一致，屈肘屈肩90°，腹部收紧使身体悬空，使泡沫轴在屈膝腿的内侧来回滚动，将膝关节伸直可以更多地作用到双关节内收肌。

渐进方法：使用硬度更高的泡沫轴。

（十二） 腘绳肌

长腿坐位，双手支撑身体，使臀部悬空，将大腿后侧放于泡沫轴，双腿自然搭在其上，借助上臂和身体的力量前后滚动，呼吸自如，身体放松。

渐进方法：使用硬度更高的泡沫轴或将一条腿搭在另一条腿上以增加压力。

二、上肢肌群的泡沫轴放松技术

（一） 肱三头肌

侧卧在泡沫轴上，下侧手臂肩屈曲，头部放于下侧手臂上，泡沫轴位于肱三头肌下方，使泡沫轴在上臂后侧来回滚动，缓缓内旋或外旋下侧手臂，使肱三头肌内侧头与外侧头获得更多的作用。

渐进方法：使用硬度更高的泡沫轴。

（二） 肱二头肌

侧卧位，身体向侧前方前倾，下方手臂内旋后伸，肘关节伸直，泡沫轴位于肱二头肌下方，使泡沫轴在肱二头肌上来回滚动。

渐进方法：使用硬度更高的泡沫轴。

（三） 前臂屈肌群

双腿跪于垫上，身体前倾，将前臂前侧放于泡沫轴上，并来回滚动。

渐进方法： 增加身体作于在泡沫轴的重量，或伸腕以增加泡沫轴的刺激强度。

（四） 前臂伸肌群

双腿跪于垫上，身体前倾，将前臂后侧放于泡沫轴上，并来回滚动。

渐进方法： 用另一只手压在放松侧前臂上，或尽量屈腕以增加泡沫轴的刺激强度。

（五） 胸大肌

双膝跪于垫上，身体前倾，牵拉侧手臂向斜上方伸直，将泡沫轴斜放于牵拉侧胸大肌下方，另一侧肘关节屈曲 90°支撑，来回缓慢滚动。

渐进方法： 可以将手搭在耳后增加刺激，或使用硬度更高的泡沫轴。

（六） 菱形肌

仰卧在泡沫轴上，双脚打开比肩略宽，膝关节屈 90°，泡沫轴的长轴与脊柱在同一方向，双手交叉放在对侧肩上，缓缓左右滚动泡沫轴，使泡沫轴在肩胛骨内侧缘与脊柱之间滚动，然后换对侧重复动作。

渐进方法： 使用硬度更高的泡沫轴。

三、躯干肌群的泡沫轴放松技术

（一） 背阔肌

侧卧在泡沫轴上，泡沫轴位于腋窝下方，使泡沫轴在后背外侧来回滚动，将下侧手臂肩前屈，并外旋使背阔肌处于拉长位，有助于增强对背阔肌的作用。

渐进方法： 使用硬度更高的泡沫轴。

（二） 斜方肌

仰卧在泡沫轴上，双脚打开比肩略宽，膝关节屈 90°，将泡沫轴放在肩胛骨下方，双手抱头，用双脚控制运动，使泡沫轴在头部与后背中部来回缓慢滚动。

渐进方法： 使用硬度更高的泡沫轴。

（三） 腰背部肌群

放松仰卧在泡沫轴上，两腿屈曲，借助腿和上身的力量缓慢地向前向后滚动，呼吸自如，身体放松。

渐进方法： 使用硬度更高的泡沫轴。

第三节 筋膜松解技术

面授内容

一、筋膜松解技术的基础

（一）筋膜概述

筋膜（Fascia）是一种包裹着肌肉、骨骼、关节，为身体提供支撑和保护的特殊的结缔组织层。筋膜遍布全身，根据其位置的深浅通常可分为浅筋膜和深筋膜两种。

浅筋膜又称皮下筋膜，位于真皮之下，包被全身各部，由疏松结缔组织构成。浅动脉、皮下静脉、毛细血管与淋巴管穿行于此，此外还有神经通过，与皮下脂肪层相连。浅筋膜不仅储存了多余的水分和代谢物，还能够储存体内激素、神经递质的分解产物和其他化学物质。此外，浅筋膜对其深部的肌肉、血管和神经有一定的保护作用，某些部位的浅筋膜对外部压力有缓冲作用。

深筋膜又称固有筋膜，由致密结缔组织构成，是更坚韧和致密的物质，位于浅筋膜的深面，它包被体壁、四肢的肌肉和血管、神经等。深筋膜与肌肉关系密切，随肌肉的分层而分层。在四肢，其插入肌群间，并附着于骨，构成骨间隔；并包绕血管、神经形成血管神经鞘。在肌数目众多而骨面不够广阔的部位，还可供肌的附着或作为肌的起点。肌肉较发达的地方，其深筋膜就显得特别发达，强厚而坚韧。

肌筋膜是一种包绕肌肉组织的特殊深筋膜。健康的肌筋膜可以承受一定的压力和张力，也可以放松。肌筋膜也可以是连接肌肉和骨骼的肌腱和韧带。在连接部位，筋膜的细胞膜变得扭曲并相互盘绕，增加了连接表面的面积，从而将其粘结在一起，增加了预防撕裂的能力。肌筋膜具有保护肌肉免受摩擦，约束肌肉的活动，并分隔肌群或肌群中的各间肌，以保证肌群和各间肌能单独进行活动的功能。肌筋膜在腕、踝部可增厚形成支撑带，对经过其深部的肌腱有支持和约束作用，并能改变肌力的牵引方向，以达到调节肌力的作用。

筋膜都是连续性的，包裹器官、血管、神经、肌肉等所有组织，这是最为关键的一点。筋膜就好像一件编织包衣，拉动毛衣上任何地方的一根线，都会引起离此较远部位的变形。这就解释了为什么骨骼的变形和歪斜是由筋膜的炎性挛缩、粘连及变性等引起，也由于筋膜在整个身体内是连续的，一些内部器官的不良症状问题，同样可以通过对相关筋膜的调理和治疗得到缓解和解决。

人体的筋膜具有四种特性：粘性、弹性、可塑性和可修复性。

（二）人体筋膜链

人体共有 12 条筋膜链，构成以下 7 条线路。

1. 后表线

后表线（The Superficial Back Line，SBL）连接整个身体的后表面，从头顶延续到脚底，可分为脚趾到膝、膝到头顶两部分。当站立时膝关节伸直，后表线作用如同整个肌筋膜上一条连续的路线。（表 2－1）

表 2－1　后表线：肌筋膜“轨道”和骨性“车站”

骨性车站		肌筋膜轨道
额骨、眼眶上嵴	13	
	12	帽状腱膜/颅骨
枕嵴	11	
	10	腰骶筋膜/竖脊肌
骶骨	9	
	8	骶结节韧带
坐骨粗隆	7	
	6	腘绳肌
股骨髁	5	
	4	腓肠肌/跟腱
跟骨	3	
	2	足底筋膜和趾屈短肌
趾骨跖面	1	

后表线具有姿势性功能和运动功能。后表线的整体姿势功能是在完全直立的状态下支撑身体，以避免躯干前倾。膝关节是例外，后表线的肌肉收缩使膝关节屈曲。站立时，后表线的互锁肌腱（Interlocked Tendons）能协同十字韧带维持胫骨和股骨间的姿势。除了膝关节，后表线的所有运动功能是产生伸直与过伸。

后表线是矢状面上一条传递姿势与动作的主要路线，无论是限制躯干前屈或当动作有障碍、加剧还是维持过多后伸动作。后表线分布有左右两侧，若两侧后表线间不平衡，便可观察出来此路线中两侧受限形态并矫正。

与后表线相关的常见姿势异常包括踝关节背屈受限、膝关节过伸、腘绳肌缩短、骨盆前移、胸椎前屈下伸肌扩大（Extensor Widening）、枕骨下受限导致上段颈椎过伸、枕骨在寰椎上前移或旋转、眼睛—脊椎运动不连续等。

2. 前表线

前表线（The Superficial Front Line，SFL）连接人体的整个前表面，下起自足背，上至头颅的两侧，可分为脚趾到骨盆和骨盆到头颅两部分（表2－2）。在髋关节处于伸直位时，这两部分可视为一个连续的筋膜协同作用。

表2－2　前表线：肌筋膜“轨道”和骨性“车站”

骨性车站		肌筋膜轨道
	15	头皮筋膜
乳突	14	
	13	胸锁乳突肌
胸骨柄	12	
	11	胸骨肌/胸软骨筋膜
第五肋骨	10	
	9	腹直肌
耻骨结节	8	
髂前下棘	7	
	6	股直肌/股四头肌
髌骨	5	
	4	髌腱
胫骨粗隆	3	
	2	伸趾长、短肌、胫前肌、小腿前侧肌隔间
脚趾跖骨后侧面	1	

前表线同样具有姿势性功能和运动功能。前表线整体的姿势性功能为平衡后表线，并从上方提供张力支持以提起骨骼中重心往前倾斜的部分—耻骨、肋骨与脸部。前表线的肌筋膜也能使得膝关节伸直，而前表线的肌肉则可以保护人体前侧表面柔软且易受伤的部分，以及保护腹腔内的脏器。前表线的运动功能为引发躯干与髋屈曲、伸膝及踝关节背屈。

起自于脚趾上方的肌腱形成了前表线的起点，由足部往上走，前表线中途又加入两条额外的肌腱，外侧为起源于第五跖骨的第三腓骨肌（Peroneus Tertius）；在内侧则是起源于足内侧第一趾骨的胫前肌肌腱。因此，前表线包括了足背上的短伸肌与来自小腿的长肌腱。

前表线与后表线促成了人体在矢状面上的运动，当前表线功能异常，便会导致身体前屈或后伸受限。与前表线相关的常见姿势异常包括踝关节跖屈受限、膝过伸、骨盆前倾、骨盆前移、前肋（Anterior Rib）与呼吸受限及头前倾。

3. 体侧线

体侧线（The Lateral Line，LL）位于身体两侧，起自足内侧与外侧的中点，从踝外侧上行，经小腿和大腿的外侧面，以“鞋带交叉”方式上至躯干，由肩关节下方上行至头的耳部区域。（表 2－3）

表 2－3　体侧线：肌筋膜“轨道”和骨性“车站”

骨性车站		肌筋膜轨道
枕骨缘/乳突	19	
	17、18	头夹肌/胸锁乳突肌
第 1 肋和第二肋	16	
	14、15	外和内肋间肌
肋骨	13	
	11、12	腹外斜肌/腹内斜肌
髂后上嵴/髂嵴，髂前上棘	9、10	
	8	臀大肌
	7	阔筋膜张肌
	6	髂胫束/外展肌群
胫骨外侧髁	5	
	4	腓骨头前侧韧带
腓骨头	3	
	2	腓骨肌，小腿外侧肌间隔
第一、五跖骨底	1	

体侧线的姿势性功能为平衡前后方向及左右方向，也调控了其他表层线—前表线、后表线、所有的上肢线和旋转线间的力量，以协调的方式来固定躯干和下肢。体侧线的动作功能为参与产生躯干侧弯、髋关节外展及足外翻。

两条体侧线肌筋膜之间及其与中线间有足够的距离，可较 SFL 或 SBL 在骨上往两线旁交会处产生更多由左到右的杠杆力。体侧线通常在调控左右两侧失衡上扮演十分重要的角色，因而在治疗中必须被评估和提早治疗。

与体侧线有关的姿势性异常包括踝关节背屈受限、膝关节内翻或外翻、内收受限/慢性外展肌挛缩、腰椎侧弯或腰椎压迫（双侧体侧线挛缩）、头过度前倾导致的肩部受限。

4. 螺旋线

螺旋线（The Spiral Line，SPL）以双股螺旋围绕身体，穿越上背部将颅骨的每一边连接到对侧肩膀，接着环绕肋骨跨越肚脐前侧面到同侧髋部。从髋部开始，螺旋线以“跳绳”的方式沿着大腿和小腿前外侧穿越到内侧足弓，再跨过足底向上回转到下肢后外侧到坐骨，并进入竖脊肌筋膜，最终与颅骨筋膜重合。(表2－4)

表2－4　螺旋线：肌筋膜“轨道”和骨性“车站”

骨性车站		肌筋膜轨道
枕骨嵴/乳突/寰、枢椎横突	1	
	2	头夹肌和颈部
C6－T5 棘突	3	
	4	大小菱形肌
肩胛骨内缘	5	
	6	前锯肌
外侧肋骨	7	
	8	腹外斜肌
	9	腹肌腱膜、白线
	10	腹内斜肌
髂嵴、髂前上棘	11	
	12	阔筋膜张肌
胫骨外上髁	13	
	14	胫前肌
第一跖骨底部	15	
	16	腓肠肌
腓骨头	17	
	18	股二头肌
坐骨粗隆	19	
	20	骶结节韧带
骶骨	21	
	22	腰骶筋膜，竖脊肌
枕骨嵴	23	

螺旋线的姿势性功能是以双螺旋方式环绕身体以帮助维持所有面的平衡。SPL 连接足弓与骨盆并且帮助判断行走时膝关节运动轨迹的准确性。在不平衡的状态下，SPL 参与人体产生和维持身体扭转和侧向位移等过程。SPL 的动作功能是产生并调节身体的扭转及维持躯干和下肢的稳定。

一般与 SPL 有关的姿势异常模式包括膝关节旋转、骨盆旋转、单侧肩关节上提或“翼状肩”及头部倾斜、位移或旋转。

5. 手臂线

手臂线（The Arm Lines）包括从中轴骨到上臂分布到手部的大拇指、小指、掌面与手背四条肌筋膜经线。与更具稳定性的下肢相比，人体的肩膀和上臂以更灵活的运动而更加特殊，这些自由的活动需要更多样化的控制和稳定的路线，因而需要更多的路线连结，因此手臂线呈现更多的肌筋膜交叉路线。手臂线会沿着上臂后侧非常符合逻辑地依深浅排列。上臂中的路线会依据它们跨过肩膀的位置被命名，包括深前臂线（DFAL）、浅前臂线（SFAL）、深后臂线（DBAL）和浅后臂线（SBAL）。（表 2－5）

表 2－5　手臂线：肌筋膜“轨道”和骨性“车站”

骨性车站		肌筋膜轨道
A. 深前臂线		
第 3、4、5 肋	1	
	2	胸小肌、胸锁筋膜
喙突	3	
	4	肱二头肌
桡骨粗隆	5	
	6	桡骨骨膜、前缘
桡骨茎突	7	
	8	桡侧副韧带、大鱼际肌群
舟骨、大多角骨	9	
拇指外侧	10	
B. 浅前臂线		
锁骨内侧 1/3、肋软骨、胸腰筋膜、髂嵴	1	
	2	胸大肌、背阔肌
肱骨内侧	3	
	4	内侧肌间隔
肱骨内侧髁	5	
	6	屈肌群
	7	腕管
掌侧	8	

续表

骨性车站		肌筋膜轨道
C. 深背臂线		
颈椎下部与胸椎上部的棘突，C1－C4 横突	1	
	2	菱形肌、肩胛提肌
肩胛骨内缘	3	
	4	肩袖肌群
肱骨头	5	
	6	肱三头肌
尺骨鹰嘴	7	
	8	尺骨骨膜
尺骨茎突	9	
	10	尺侧副韧带
三角骨、钩骨	11	
	12	小鱼际肌群
小指外侧	13	
D. 浅背臂线		
枕骨嵴、项韧带、胸椎棘突	1，2，3	
	4	斜方肌
肩胛冈、肩峰、锁骨外侧 1/3	5	
	6	三角肌
肱骨的三角肌粗隆	7	
	8	外侧肌间隔
肱骨外上髁	9	
	10	伸肌群
手指背侧面	11	

手臂线与我们日常开车和操作电脑等生活活动有诸多联系，具有一定的姿势性功能：手臂线在放松时才可以由上臂拉动中轴骨，而当上臂在工作时或运动时，手臂线则变得紧张来支撑身体。在动作功能方面，手臂线跨越许多关节，使物体靠近或远离我们，拉动、推动或稳定身体或抓住环境中的某一物体。手臂线会无间隙地连接到其他线路，特别是体侧线、螺旋线和功能线。

一般与手臂线有关的姿势性异常模式会导致所有类型的肩、手臂和手的问题，通常涉及到肩部前伸、后缩、提高或圆肩等。

6. 功能线

功能线（The Functional Lines）延伸手臂线，跨过躯干的表面延伸到对侧骨盆和下肢（或从下肢向上到骨盆，并跨越对侧肋骨、肩和手臂）。主要在肢体对侧互助力量稳定、平衡的状况下执行功能。（表2－6）

表2－6　功能线：肌筋膜“轨道”和骨性“车站”

骨性车站		肌筋膜轨道
A. 前功能线		
肱骨干	1	
	2	胸大肌下缘
第5、6肋间软骨	3	
	4	腹直肌外鞘
耻骨联合	5	
	6	内收肌
股骨脊	7	
B. 后功能线		
肱骨干	1	
	2	背阔肌
	3	腰背筋膜
	4	耻骨筋膜
耻骨	5	
	6	臀大肌
股骨干	7	
	8	股外侧肌
髌骨	9	
	10	髌骨下肌腱
胫骨粗隆	11	

功能线具有很强的姿势稳定功能，在许多需要稳定肩带到躯干的姿势中，功能线向下传递力或提供向上的稳定力来固定上肢的支撑基础。有一种常见的与功能线有关的姿势性代偿模式，则与通常习惯用某一侧手或是运动偏好等特定且经常重复的活动有关，因而使得一侧肩关节更容易向前内侧移动。

功能线在身体上呈现旋转状态，并且总是以螺旋模式执行。可视为螺旋线的辅助加强或手臂线的延伸。功能线跨越身体并连接对侧肢体来增加力矩，使得人体在运动中获得更大的动作力量和准确度。

7. 前深线

前深线（The Deep Front Line，DFL）是构成人体肌筋膜的“核心”，在冠状面上位于左右体侧线间，在矢状面上夹在前表线和后表线之间，外层包覆着螺旋线和功能线。前深线起始于足底深层，向上沿着小腿后侧，行进于膝关节后方转向大腿内侧。自此开始，其主要轨道走向骨盆和腰椎前侧；另一条交错的轨道则走向大腿后侧，向上至骨盆底，并连接腰椎。前深线从腰肌—横膈面一路向上经过肋廓，沿着许多交错的路径环绕行经胸部的脏器，最后止在头颅。（表2－7）

表2－7　前深线：肌筋膜“轨道”和骨性“车站”

骨性车站		肌筋膜轨道
A. 最下方		
跖侧跗骨，趾骨跖侧	1	
	2	胫骨后肌、趾长屈肌
胫骨和腓骨上/后侧	3	
	4	腘肌筋膜、膝关节滑囊
股骨内上髁	5	
B. 后下方		
股骨内上髁	5	
	6	后侧肌间隔，大收肌
近坐骨结节坐骨支	7	
	8	骨盆底筋膜、提肛肌、闭孔内肌
尾骨	9	
	10	骶前筋膜、前纵韧带
腰椎椎体	11	
C. 前下方		
股骨内上髁	5	
股骨粗线	12	
	13	前侧肌间隔、长短收肌、内收肌
股骨小转子	14	
	15	髂腰肌、耻骨肌、股三角
腰椎椎体	11	

续表

骨性车站		肌筋膜轨道
D. 后上方		
腰椎椎体	11	
	16	前纵韧带、颈长肌、头长肌
枕骨基底部	17	
E. 中上方		
腰椎椎体	11	
	18	后侧横膈、膈脚、中心腱
	19	心包膜、纵膈、壁层胸膜
	20	椎前筋膜、斜角肌及其筋膜
枕骨基底部	17	
F. 前上方		
腰椎椎体	11	
	18	后侧横膈、膈脚、中心腱
	21	前侧横膈
后侧肋下软骨、剑突	22	
	23	胸内膜、胸横膜
胸骨柄后面	24	
	25	舌骨下肌，气管前筋膜
舌骨	26	
	27	舌骨上肌群
下颌骨	28	

前深线对身体的支撑功能有非常重要的作用：支撑足内侧弓；稳定下肢各个部分；对腰椎提供前方支撑；呼吸过程中稳定胸腔；维系颈部与头部的力学平衡。此外，前深线几乎全部处在其他筋膜的周围或被覆盖，而这些肌筋膜具有前深线肌肉的作用。前深线含有许多慢肌纤维，这反映出前深线的角色在于提供核心稳定性，使得人体能更容易且更有效地工作。

（三）扳机点

1. 扳机点概念

肌筋膜扳机点（Trigger Point）又称激发点，是指施压时出现疼痛、敏感和其他自律现象或本体感觉改变的易激惹区域。通常可在这个位置上摸到一个拉紧的带和条索样结节，并且能够引起远处的牵涉痛、压痛和交感现象，包括临床上所涉及的许多头颈、躯干和四肢的疼痛。扳机点常导致所在肌肉无力，无法完全伸长，受压时可能会有局部痉挛症状出现。

一块受累的肌肉常有几个不同的固定疼痛点，每一个疼痛点都有自己固定的触发牵涉痛区域。一个原发疼痛点可触发另一个临近疼痛点，肌筋膜扳机点疼痛又称为肌筋膜疼痛综合征，是常引起腰背痛、颈肩痛、腰腿痛及关节周围痛的一个常见的慢性疼痛。

2. 引起扳机点的因素

可能的原因包括外伤、不良的身体姿态或运动技巧、过度训练、两次训练课之间休息不充分，以及可能与营养因素有关。

（四） 筋膜松解技术

筋膜松解技术是缓解扳机点的一种方法，是从物理层面进行的治疗手段。研究表明，筋膜松解技术是治疗筋膜炎疼痛综合征的有效方法。

肌肉进行一系列收缩/放松的动作，这些特定的肌肉长时间维持在收缩状态，失去了舒张的功能，导致刺激点生成。应力也会在肌肉内部及周围筋膜（通常沿着肌筋膜中心线的方向）产生电荷。当有压电荷效应发生时，纤维母细胞会沿着受力方向摆放新胶原来增加此方向的抗性。同时，如果肌肉过度紧张，会出现刺激点疼痛、肌肉无力。我们可以通过肌筋膜松解技术来释放压力，促进筋膜再吸收，使肌肉功能恢复正常。

二、筋膜松解技术的原则和方法

（一） 利用筋膜松解技术进行肌肉放松时， 需要遵循的原则

1. 先观察病人的全身，然后从局部着手，将局部治疗整合成对全身的影响。
2. 缓慢地进行手法，不仅可以快速起效，还不会伤害病人。
3. 采用先下后上、先外后里的治疗顺序。

（二） 筋膜松解技术的一般方法

先找到疼痛部位，从触发点开始松解；沿着筋膜的走向进行放松，不同的部位有不同的松解方法。

（三） 利用筋膜松解技术进行肌肉放松的注意事项

1. 首先找到扳机点的位置。
2. 注意患者的体位。
3. 沿着筋膜的走向，缓慢地进行松解。
4. 注意询问患者的感受。

自学内容

一、下肢筋膜放松

（一）踝关节伸肌支持带

患者体位：仰卧位，踝关节露出床面。

操作程序：治疗师双手半握拳放在足背上，肘关节伸直，利用身体重量，双手往上推，患者配合缓慢做踝关节背屈—跖屈。

（二）胫前肌

患者体位：仰卧位，踝关节露出床面。

操作程序：治疗师双手半握拳，两拳面构成三角形，放在足背上，肘关节伸直，利用身体重量，沿着胫前肌双手往上推，推至胫骨粗隆处两手分开，患者配合缓慢做踝关节背伸—跖屈。

（三）跟　腱

患者体位：俯卧位，双脚露出床面。

操作程序：治疗师双手食指第二指骨背侧面分别置于跟腱的两侧，并挤压跟腱向下滑动。

（四）腓肠肌

评估：站立位，观察患者双脚有无扁平足、高弓足。

患者体位：俯卧位，双脚露出床面。

操作程序：治疗师双手半握拳放在腓肠肌处，肘关节伸直，同时身体往下压，患者配合做踝关节的跖屈和背屈的同时治疗师双手沿腓肠肌下滑。

（五）腘绳肌

患者体位：俯卧位，屈膝 90°。

操作程序：治疗师的操作手的四指指尖放在腘绳肌内外侧头之间，患者配合做膝关节内外旋的同时，治疗师的操作手的指尖做滑动。

（六）腓骨肌

评估：评估内侧和外侧足弓是否平衡。

患者体位：侧卧，脚露出床沿外侧，做足跖屈—背屈的动作。

操作程序：治疗师屈指，用第 2 ~ 5 指骨的第二指骨背侧面置于患者腓骨肌处，肘关节伸直，身体下压，沿着腓骨肌下滑，患者配合做踝关节外翻—内翻动作。

注意事项：接受治疗腿下方放一个枕头；与比目鱼肌做好区分。

（七） 臀小肌

患者体位：侧卧位、屈膝、屈髋。

定位：髂嵴与大转子连线中点。

操作程序：治疗师一手抱住上侧腿，同时做髋外展/内收，患者上侧腿完全放松于治疗师手臂上。治疗师另一只肘关节抵住定位点，缓慢下压。

（八） 阔筋膜张肌、臀中肌、臀大肌

患者体位：侧卧位。

操作程序：治疗师用肘关节抵住各部位肌肉，缓慢下压，患者膝关节伸直，同时做髋关节内旋、外旋。

（九） 股二头肌短头

患者体位：侧卧位，需松解侧在上，屈髋置于前方。

操作程序：治疗师的四指指尖置于股二头肌短头，肘关节伸直，身体下压，患者配合做伸/屈膝关节运动。

（十） 胫骨后肌

评估：足有无内外翻。

患者体位：仰卧位。

操作程序：小腿中下 1/2 处，双手四指相对，内侧手沿胫骨后缘插入，外侧手从比目鱼肌和腓骨肌间插入，相互透力，嘱患者踝背屈/跖屈，双手随之上下滑动分离。若足内翻则内侧手向下滑，外侧手向上交错，足外翻则内侧向上、外侧向下。

（十一） 髂腰肌

评估：骨盆有无前后倾。

患者体位：仰卧屈髋屈膝位。

操作程序：手指从髂前上棘沿骨盆曲线进入直到指尖碰到髂肌，向内经过髂肌与腰大肌之间的筋膜位置，嘱患者屈髋感受腰大肌收缩，向内触及腰肌内侧（处理骨盆前倾，若骨盆后倾则停留在外侧）；患者可以足跟发力，做骨盆后倾动作，重复 3 次；还可让患者呼气，同侧腿沿床面伸直，吸气屈曲，重复 3 次。

二、上肢筋膜松解

（一）肩胛下肌/盂肱关节关节囊

患者体位：坐位。

操作程序：患者患侧手臂外展90°，治疗师一侧手四指触及腋窝，患者手臂放松，治疗师另一侧手在肩关节上方加压，腋窝侧手触及肱骨头后，逐步向上、向外、向下施力。

注意事项：肩关节上方手始终加压，治疗手切勿用力过猛。

（二）大圆肌/背阔肌筋膜

评估：患者肩关节外展活动受限。

患者体位：侧卧位。

操作程序：治疗师用交叉手，一手用掌指关节按住大圆肌，另一手扶住肩关节，患者配合做肩关节外展动作。

（三）小圆肌

患者体位：俯卧位。

小圆肌定位：肩峰与腋后缘连线中点，触及条索状。

操作程序：首先定位小圆肌，用拇指按住，患者配合做肩关节外展内旋（类似手臂游泳动作）。

（四）胸小肌

评估：患者有无圆肩及肩胛骨高度是否一致。

患者体位：仰卧位。

操作程序：患者治疗侧肩关节外旋外展位，放在床上。治疗师头侧手沿胸壁触到胸小肌，另一侧手按住触及到的肌肉，患者配合做肩胛骨内收动作。

（五）锁骨下肌

患者体位：仰卧位。

评估：患者做肩水平外展时观察胸锁关节是否活动受限。

操作程序：治疗师一手握住患者治疗侧上臂，另一手四指沿锁骨下缘触及到锁骨下肌，患者配合做肩关节内收/外展动作。

（六）菱形肌

患者体位：坐位，双脚置于地面。

操作程序：治疗师用双肘放于患者肩胛内缘，利用身体重量，沿肩胛内缘向下推，并伴随患者内收/外展肩关节。

（七）前锯肌

患者体位：坐位，双脚置于地面。

操作程序：治疗师按体表标志定位前锯肌，用指间关节沿肩胛下缘向脊柱方向推，并伴随患者挺胸动作。

三、颈部及躯干筋膜松解

（一）胸锁乳突肌

患者体位：仰卧位，头向健侧转45°。

操作程序：治疗师一手固定患者头部，另一手半握拳，放在胸锁关节处，肘关节伸直，沿着胸锁乳突肌侧面往上推，推至乳突上方的头皮筋膜。

注意事项：注意观察患者面部，面色发红可以接受，面色发紫需要立即停止手法，并采用措施。

（二）上斜方肌

患者体位：侧卧位，肩关节内旋。

操作程序：治疗师半握拳推压斜方肌上侧，向下压向上挑，注意不要压到动脉和气管。

（三）头长肌、颈长肌

患者体位：仰卧，屈髋屈膝位。

操作程序：治疗师位于患者头侧，将双手指尖置于胸锁乳突肌后缘，也就是斜角肌前缘与胸锁乳突肌后缘的颈三角中，小心抬起胸锁乳突肌，可触摸到斜角肌的筋膜，沿着斜角肌的筋膜往前滑，直到触碰到颈椎的横突。记住不要施加压力，必须缓慢进行，如有臂丛神经刺激症状就必须停止；嘱患者轻轻抬起头部拉直颈椎，然后放平，感受手指张力变化；将手指顺着颈椎向下，保持位置，患者足跟用力、头略向上顶，重复3次。

注意事项：注意观察患者面部，面色发红可以接受，面色发紫需要立即停止手法，并采用措施。

（四）竖脊肌

评估：坐位，嘱患者先低头，然后依次屈曲颈段、胸段及腰骶部脊柱，观察各段有无活动受限。

患者体位：坐位，双脚踩地。

操作程序：治疗师位于患者背后，患者配合使脊柱逐节地屈曲，治疗师同时使双肘从上往下滑；操作结束后，治疗师的操作手从下往上提醒患者逐节地伸展脊柱。

（五）枕　嵴

患者体位：仰卧位。

操作程序：治疗师双手指屈曲，双手并拢，双手指尖置于枕骨粗隆下缘，嘱患者全身放松，并将头自然放在治疗师的指尖；然后双手指尖沿着颈椎从下往上滑动。

（六）腹外斜肌

评估：胸廓侧下方肋骨有没有更加靠近骨盆后侧（重点在腹内斜肌）；胸廓侧下方肋骨有没有向前方移动（重点在腹外斜肌）。

患者体位：侧卧位。

操作程序：治疗师双手半握拳，按压住髂嵴位置的组织，手肘下压，完成下压上挑弧线动作，上挑时要把组织向着肋骨的方向带起来，注意浮肋顶端的位置。患者同时做肩内收与外展动作，身体随之摆动。

（七）腹内斜肌

患者体位：侧卧位。

操作程序：治疗师双手手指并拢，从髂嵴上缘插入深处，往两端拉松髂嵴下方筋膜。

（八）腰方肌

方法一：

患者体位：侧卧位，屈髋屈膝。

操作程序：治疗师先找出患者体中线，一手稳定患者腰部，另一手掌伸直，用指尖从髂嵴和体中线交界处向后方插入，令患者在屈髋位下做骨盆下沉—上提的动作。

方法二：

患者体位：侧卧位，屈髋屈膝。

操作程序：治疗师坐在患者骨盆后方，稳定骨盆，先触诊找到第 12 肋，然后双手掌伸直重叠，从第 12 肋下缘往下插往上挑。

方法三：

患者体位：端坐位，双足平放在地面上。

操作程序：治疗师双手掌伸直从侧边插入两侧腰方肌，令患者左右侧屈躯干。

（九）膈肌（促进呼吸功能）

患者体位：仰卧位。

评估：吸气、呼气膈肌活动情况。

操作程序：（1）掌心向上，手指沿肋弓下插入保持，呼气末时，另一手将肋骨平行向下推，吸气时保持，呼气时上方手加力，重复 3 次；（2）治疗师一手小鱼际置于喙突，另一手在身体侧第5~6肋处，呼气时依次是上方手先向足侧推—下方手向中心推胸廓—下方手掌根部向足侧转动；吸气时依次返回。

思考题

1. 肌肉的收缩形式有哪些？
2. 肌肉牵拉技术可以分为哪几类？肌肉牵拉的目的有哪些？
3. 肌肉牵拉的基本原则和方法是什么？
4. 肌肉牵拉的注意事项、适应证和禁忌证有哪些？
5. 跑步运动的肌肉牵拉方法？
6. 使用泡沫轴放松技术有什么意义？泡沫轴放松技术的注意事项有哪些？
7. 泡沫轴放松技术的方法？为什么要这样用？
8. 如何利用不同体位放松内收肌？刺激强度有何不同？
9. 在进行泡沫轴放松时，若痛感太强烈，如何不影响放松效果的情况下减轻痛感？
10. 什么是筋膜？筋膜的分类？筋膜有什么特性？
11. 什么是扳机点？扳机点如何形成？
12. 人体有多少条筋膜链？共形成哪些路线？
13. 前深线对身体的支撑功能有哪些作用？
14. 筋膜松解技术的基本原则是什么？注意事项有哪些？

参考文献

[1] 罗伯特·E. 麦卡蒂，杰夫·沙兰德. 易化牵伸术[M]. 矫玮，译. 北京：人民体育出版社，2009.

[2] 肖欢欢，李建臣. 泡沫轴训练的理论基础分析[J]. 运动，2013(8).

[3] 李明威，钱菁华，谢树，等. 巧用泡沫轴大益肌肉[J]. 运动，2015(8)：148－149.

[4] Stevens D. *Foam Rolling as a Recovery Aid For Athletes*[J]. Journal of Australian Strength & Conditioning，2013.

[5] Thomas W. Myers. 解剖列车：徒手与动作治疗的肌筋膜经线(第三版)[M]. 关玲，译. 北京：军事医学科学出版社，2015.

[6] Marian Wolfe Dixon. 肌筋膜按摩疗法[M]. 李德淳，译. 天津：天津科技翻译出版公司，2008.

第三章　水肿消除技术

本章教学提示

本章将从淋巴水肿的原因、分类、治疗技术的作用、适应证、禁忌证及人体各部位的治疗方法和具体病例的治疗选择进行详细论述。目标是给学生介绍目前国外较新的手法治疗水肿技术，了解具体操作方式和流程。

1. 淋巴水肿的原因、分类，哪些常见疾病中进行治疗
2. 人体各部位、病灶处的淋巴引流方式
3. 与徒手淋巴引流治疗结合治疗的其他技术的原理、应用

淋巴系统作为人体免疫防御的系统，在人体中有重要地位。淋巴系统相比于其他身体系统来说，其基础医学和临床治疗方面研究起步比较晚，因而淋巴水肿的治疗就是借助最新的科学研究，并结合其他医疗技术的治疗，淋巴系统的研究仍有很大空间。

面对越来越多的肢体水肿问题，水肿消除技术被术后或其他疾病引发的水肿现象纳入康复治疗的内容中。目前物理治疗中，将这种降低充血性治疗统称为综合消炎技术，其中包含了徒手淋巴引流技术、加压治疗、皮肤护理、运动疗法等。水肿消除技术并不能完全治愈水肿，其治疗目标是让淋巴水肿回到一个较轻的程序，开通其他侧枝循环，缓解水肿情况。

第一节　淋巴水肿及治疗

面授内容

一、定　义

淋巴水肿（Lymphedema）是指人体某部分由于淋巴系统缺陷引起淋巴液回流受阻、反流，导致肢体浅层软组织内体液集聚，继发纤维结缔组织增生、脂肪硬化、筋膜增厚及整个患肢变粗的病理状态。淋巴水肿的基本原因是淋巴液滞留，造成淋巴液滞留的起始因素是淋巴回流通道受阻。

二、淋巴水肿分类

淋巴水肿分为两大类，即原发性水肿和继发性水肿。

（一）原发性淋巴水肿

大多是由淋巴管扩张、瓣膜功能不全，如先天发育不良等所致，因此也称为先天性淋巴水肿。根据淋巴管造影，原发性淋巴水肿可分型如下：

1. 淋巴发育不全，伴皮下淋巴缺失。
2. 淋巴发育低下、淋巴结和淋巴管小而少。

3. 淋巴增生，伴淋巴结和淋巴管大而多，时有扭曲和曲张。

其中淋巴发育不全十分罕见，发育低下是最常见的类型。单纯性及遗传性淋巴水肿也属先天性。早发性淋巴水肿多见于青春期女性或年轻妇女，于月经期症状加重，故推测病因可能与内分泌紊乱有关，占原发性淋巴水肿85%～90%。

（二）继发性淋巴水肿

继发性淋巴水肿大部分由淋巴管阻塞引起。其发病原因有炎症性、创伤性、放射治疗和肿瘤性。

1. 炎症性

指由反复性的链球菌感染性淋巴结炎和淋巴管炎及丝虫感染引起，因纤维组织的修复而造成淋巴管道狭窄和闭塞，导致肢体淋巴水肿。

2. 创伤性

由于各种创伤（如手术和放射疗法）均可能造成局部淋巴管的破坏和周围组织纤维化，导致淋巴管阻塞，多见于恶性肿瘤组织楔束和放射疗法后，如乳腺癌根治术后，患侧上肢淋巴水肿。而在下肢淋巴水肿中，下肢动脉重建术、自体静脉移植术后也会常出现水肿问题。同样，在骨骼肌术后，往往手术部位在关节处或屈肌位置，术后也常出现淋巴滞留，回流不畅的问题。这是因为手术过程中可能损伤淋巴管。

3. 放射治疗性

放射治疗在破坏恶性肿瘤细胞的同时，正常细胞也受到伤害，引起了淋巴管的纤维化，影响了淋巴回流，引起淋巴水肿。

三、病　理

尽管引起淋巴水肿的病因不同，但病理因素基本一致，都是淋巴平衡失调所致。这种失衡导致淋巴在皮下组织聚集。在淋巴水肿初期因淋巴液滞留，组织发生水肿。聚集在组织间隙的淋巴富含丰富的蛋白质，这为成纤维细胞的增生和细菌的感染提供了条件。结缔组织纤维化逐渐加重，继发丹毒，皮肤肥厚、粗糙、僵硬甚至出现裂纹和疣状增生物。皮下组织也因脂肪组织变性和纤维结缔组织增生、增厚，形成典型的象皮肿。

四、临床表现

通常表现为单侧或双侧肢体的持续性、进行性肿胀。水肿早期按压皮肤后出现凹陷，又称为凹陷性水肿。此时若将肢体持续抬高，水肿可减轻或消退。若没有得到及时治疗，病情逐渐进展，可出现皮肤日渐粗糙、变硬呈团状、弹力从减弱到消失。检查时凹陷性压窝也随减弱而日渐不明显。

目前临床上一般根据肢体水肿及继发性病变的程度将淋巴水肿分为4期：

Ⅰ期淋巴水肿：肢体有轻、中度肿胀，无肢体纤维化或仅有轻度纤维化。

Ⅱ期淋巴水肿：局部水肿和纤维化明显，患肢明显增粗，两侧肢体的周长相差小于5厘米。

Ⅲ期淋巴水肿：局部水肿和纤维化明显，患肢明显增粗，两侧肢体的周长相差超过5厘米。

Ⅳ期淋巴水肿：严重的晚期水肿，皮肤组织极度纤维化，常伴有严重肢体角质化和棘状物生成，整个肢体异常增粗，形如大象腿，又称象皮肿。

五、综合消肿治疗技术

传统医学认为降低充血性治疗，即综合消肿治疗（Combined Decongestive Therapy，CDT）可辅助淋巴回流。CDT分为消肿阶段（阶段1）和维持阶段（阶段2）。并不是所有患者都适合CDT治疗。

（一）消肿阶段（阶段1）的治疗顺序

1. 皮肤护理。
2. 徒手淋巴引流治疗。
3. 绷带包扎。
4. 运动治疗和呼吸疗法：运动方式可以选择执杖行走、舞蹈治疗或自行车，可以在下次徒手淋巴引流前进行，或者穿压缩袜或压力绷带在水中运动。疗程一般3～6周，每天一次或隔天一次，一次治疗时长约1小时。具体的治疗时间、频率和强度仍需根据治疗师对患者水肿情况和阶段的判断来决定。在手法治疗结束后，用绷带从水肿远端开始进行包扎。适当休息后进行运动治疗。

（二）维持阶段（阶段2）的治疗顺序

1. 皮肤护理。
2. 压力袜。
3. 运动治疗和呼吸疗法。
4. 徒手淋巴引流治疗。

自学内容

一、水肿的临床检查

包括鉴别性的白细胞计数、丝虫病时查嗜酸细胞、外周血涂片可查到吴策班丝虫。血浆蛋白、总蛋白、电解质、肾功能试验、肝功能试验、尿分析等可帮助排除引起肢体水肿的其他原因。

（一）诊断性穿刺

诊断性穿刺检查有助于深部血管瘤、静脉性水肿的鉴别，检查方法简便，但不能了解淋巴管的病变部位与功能情况。淋巴水肿液蛋白质含量通常很高，一般在10g/L～55g/L（1.0g/dl～5.5g/dl），而静脉淤滞、心源性水肿和低蛋白血症的水肿组织液蛋白质含量在1g/L～9g/L（0.1g/dl～0.9g/dl）。

（二）淋巴管造影

淋巴管造影是检查四肢淋巴水肿时淋巴管形态与回流功能的一种检查方法。但造影剂存留于淋巴管内，加之淋巴回流障碍，造影剂会对淋巴管造成继发性损伤。因此，现在多数学者已不主张进行淋巴管造影。

（三）放射性核素淋巴造影

放射性核素淋巴造影能清楚地显示肢体的淋巴干和淋巴结，并能表现淋巴回流情况，一旦放射性核素进入血液循环，迅速被肝、脾、肺等脏器摄取，影响到上腹部纵膈淋巴干的显示。放射性核素淋巴造影方法安全，简便易行，重复性好，患者无痛苦，可用于治疗前后的比较，是目前对肢体淋巴水肿最有价值的诊断方法。

二、淋巴水肿并发症

纤维化、丹毒、淋巴囊肿、淋巴瘘、乳头瘤、脚气。

三、适合徒手淋巴引流治疗的其他病症

（一）静脉水肿

通常发生在下肢，由于压力不足而引起的。

（二）脂肪水肿

慢性代谢性疾病，只在女性中出现，一般是对称脂肪组织出现水肿。

（三）脂肪增生

脂肪组织分配不均，在下肢出现输送不均衡的现象。此病与脂肪水肿不同，没有疼痛或压力敏感，更没有直立位下的水肿形成。腿部有压痛，检查发现大部分脂肪分布于髋、腹和小腿部。虽然足部是瘦的，但脂肪组织常覆盖于踝部。

第二节　徒手淋巴引流技术

面授内容

一、定　义

徒手淋巴引流技术（Manual Lymph Drainage，MLD）是综合消炎技术中最基础、最重要的技术。徒手淋巴引流技术通过特定手法，结合轻微的推压力，根据患者病情、治疗的部位和目的，沿特定的路线进行手法淋巴引流的治疗。

二、影响引流的因素

1. 收缩梯度和渗透梯度。
2. 介质的密度差异，由个人体内温度决定。
3. 动力，可以推动液体流动，被视为最有利的因素。

三、原　理

（一）刺激血液加速过滤进入组织

任何的治疗都会刺激血液加速过滤进入组织。徒手淋巴引流技术能够保证软组织内液体平衡。治疗的强度根据组织的引流能力而决定，如疏松的组织更易出现水肿，也就需要长期的跟踪治疗。而致密组织更需要的是增加血流量和相对较少的徒手治疗。徒手淋巴引流技术已经是刺激血液流动治疗方式的首选，用来维持体液平衡。

（二）徒手淋巴引流技术对血管壁平滑肌层的影响

血管受交感神经系统调控，瓣膜和淋巴管壁平滑肌的收缩活动共同构成了“淋巴管泵”，能够推动淋巴液的流动。交感神经组织调节平滑肌层。淋巴循环可以放松这些管道，抑制血管痉挛。淋巴管周围的组织对淋巴管的压迫作用也能够推动淋巴的流动。

四、适应证

1. 淋巴水肿。
2. 脂肪性水肿。
3. 创伤性水肿。
4. 术后水肿。
5. 反射性交感神经萎缩症。
6. 类风湿性疾病。
7. 化学药品的影响：痤疮、酒渣鼻、疤痕、妊娠纹。
8. 骨科手术/创伤障碍/外科手术：挥鞭伤、烧伤、瘢痕瘤、骨关节病、关节手术等。
9. 妇科疾病：乳腺痛、泌乳障碍。
10. 神经性疾病：中风、多发性硬化症。

五、禁忌证

（一）绝对禁忌证

急性炎症期，由细菌、病毒、真菌或化学药品引发的局部或全身性的急性炎症；花粉、洗涤剂及食品引起的过敏反应期；下肢急性深静脉血栓；心脏功能不全者，此禁忌与水肿的区域有关，也就是说足、脚踝、小腿和腹股沟部不能进行手法治疗；恶性肿瘤的复发或转移，目前研究并没有发现此治疗对癌细胞有促进转移或扩散作用，但仍不建议采用，避免增加风险。

（二）相对禁忌证

1. 低血压症

徒手淋巴引流会降低血压。建议根据患者症状来决定治疗的时间和次数，以患者无恶心反应为标准。

2. 甲状腺类疾病

由于手法治疗会从颈部开始，并且这种治疗对颈部应是舒适的。这就意味着对此类疾病患者在进行治疗时不能从颈部开始，只能从枕骨后部开始治疗。治疗时间相应缩短。

3. 女性经期应避免此手法治疗。

4. 妊娠期不足 4 周者不建议此手法治疗。

如有一些妊娠并发症，建议使用简单的妊娠徒手淋巴引流术进行治疗。

5. 支气管哮喘

此病症受副交感神经调控，由此产生的副交感神经阻滞效果会刺激淋巴系统。因此手法治疗时应缓慢，每次治疗时间不超过 45 分钟。

6. 慢性炎症

为了避免引发急性反应，可以采取短期的手法治疗，并从炎症末端开始。对癌症术后导致的淋巴水肿，必须是治疗师进行 4 周的 MLD/CDT 治疗。

7. 为了避免皮肤过敏，痣周围不建议做治疗。

8. 牙痛

此手法治疗会减轻由感冒或其他疾病引起的牙痛。但如果下颌感染，则牙痛会加重。如果已有坏死的肉芽肿产生，经过徒手淋巴引流技术会激发牙痛。如果牙齿感染，而颚骨没有及时消炎处理，手法治疗会加重病症。

自学内容

一、水肿的诊断检查与测量

（一）测　量

治疗前测量，治疗后即刻测量，以一周或两周为一疗程，按疗程定期测量。

1. 手　臂

尺骨茎突为起点，标位 0 点，以 4 厘米为一格划分测量点，测量这些点的围度，直到内侧腋窝皱褶处。

2. 大　腿

以脚踝为起点，标位 0 点，以 4 厘米为一格划分测量点，测量这些点的围度，直到腹股沟与臀线的交界处。

（二）计算方法

1. 测量肢体的长度（不含手和脚的长度）。
2. 测量每个测量点的肢体围度，并记录。
3. 然后将同一肢体上的测量点围度相加，再除以 π。
4. 体重对淋巴引流的影响很大，在每次测量和定期检查时都需要测量体重，并记录患肢围度。
5. 对水肿的肢体进行拍照对比，注意拍照的地点、时间、姿势、角度都应尽量相同。

二、治疗的强度特点

治疗的强度由患者的临床病症、人体情况、敏感性记忆、治疗师的经验和直觉决定。

手法强度的大小取决于组织的状况，一般来说柔软的组织按摩压力要轻，就像是在抚摸新生儿的头顶一样轻微的力；但硬性水肿（组织纤维化，有硬点的区域）需要稍微施加力量。

手法技术划分为三个时相：推压递增阶段、推压递减阶段、放松轻触阶段。推压阶段，推压力量较小，为了推动表浅淋巴管中的淋巴液流动，压力是牵拉皮下组织、抵抗浅筋膜的弹性势能。较大的推压力量会损坏表浅淋巴结构。合理的压力应是使血管适当舒张，轻微充血。在推压的同时还要逐渐增加或减小力量。推压力分为横推和纵推。横推是指手指垂直于治疗肢体或手法引流方向的推动力；纵推是指平行于治疗肢体或手法引流方向的推动力。放松轻触阶段，在0点处或开始位置（Start Position，SP），手指伸直，充分接触皮肤，不施加任何力量，让毛细淋巴管吸收体液。

三、手法技术

常用手法可归纳为画圈式、勺式、泵式、旋转式和拇指环绕式。

（一）画圈式

此手法适用于面部和颈部，双手并列完成。画圈手势，指骨和掌指关节伸直，尽量固定腕关节，保持稳定。圆周手势适用于肘部与肩部，双手并拢固定，沿同一方向画圈一周。

放松轻触阶段：治疗师的整个手指或手放在肢体的0点处作为开始位置，由于0点处张力很大，治疗师手指关节自然张开并轻触皮肤。

推压递增阶段：手指或手轻轻接触开始位置后，手指用推压的方式沿淋巴流动的方向画圈走行。到达止点前，推压的力量逐渐增大。

推压递减阶段：手指从止点返回到开始位置的路线中逐渐减少推压力量。

（二）勺　式

此手法适用于四肢、单手或双手交替完成。下面以前臂为例。

治疗师四指并拢，手指伸直，掌心朝下，拇指与其余4指并列，类似于蚓状肌抓握。

放松轻触阶段：在患肢的SP，治疗师不施加任何压力，因为SP是0点处，手与皮肤接触面积最大。治疗师一手抬起部分前臂，如果治疗师手臂旋前位时，手腕做尺偏动作；如果手臂旋后时，手腕做桡偏动作。以下以治疗师手臂旋后位为例。手腕保持尺侧与患者皮肤接触，用手腕带动手掌移动。

推压递增阶段：手腕做桡偏动作（手掌做类似屈伸的动作），同时横向拉伸皮肤（横向推），直到手掌再次最大面积地接触皮肤。

一旦全手掌再次接触前臂，向食指方向做螺旋动作，同时做背伸动作和纵向推动作。治疗师摇动伸展的手指从远端到近端方向，注意不是在皮肤上滑动。手腕不要抬起，皮肤在手下轻微推动，重复动作。

（三）泵　式

此手法适用于四肢、单手或双手交替或一同完成。

放松轻触阶段：治疗师手指并拢，手背伸直，全手掌覆盖在大腿背面的 0 点处，此时手与皮肤接触，但不施加任何压力。治疗师的手放在 SP 期间，手部肌肉放松，暴露的腿部肌肉不受任何压力。

推压递增阶段：治疗师手掌屈曲，接触皮肤无压力。治疗师继续保持手掌屈曲姿势，以便手腕尺偏时，手掌可以充分接触腿部皮肤。提示：确定是做桡偏运动，向前移动。同时，用从拇指的掌指关节的一侧到其余指的掌指关节一侧做横推动作，直至手掌最大面积地接触皮肤。推进的方向指向治疗台。继续横推，对大腿皮肤采用纵向推压力（纵推）。直至大、小鱼际充分接触大腿，再下沉手腕。要求横推和纵推动作流畅地同时进行。

推压递减阶段，直到推压为零。手始终尽最大可能地接触皮肤。在整个治疗中，治疗师的手始终带动患者皮肤运动。

（四）旋转式

旋转式动作适用于较平坦的皮肤表面，接触面积较大，可以单手或双手交替或一同进行。下面以腰背部为例。

放松轻触阶段：治疗师双手伸直手心朝下，平行放在背部脊柱旁。拇指 90°外展，双手放松不施加压力。

推压递增阶段：在 SP 开始，手向前移动（指尖方向），同时向外（向小手指）方向，拇指做外展运动，画椭圆形图案。逐渐增加推压的力量。

推压递减阶段：拇指与其余四指分离至最大距离时，拇指作为固定支点，并做内收动作，其余四指向内侧画圈聚拢。拇指与食指方向大体一致。需要手掌抬离皮肤，但拇指与其余伸直的指尖仍紧贴背部。然后指尖沿脊柱轻触皮肤不施加压力向前滑动约两指宽度。

放松轻触阶段：当食指与拇指成 90°，手伸直放在患者背部新的 SP 位置，手轻触皮肤并不施加压力。然后再次以推压阶段开始。

要求手抵达 0 点处前，借助手掌做轻微的尺偏来完成画圈，并缩减画圈范围。治疗师的手总是伸直状态。运动的是整个手，手掌与手指伸直作为一个掌面进行工作。

（五）拇指环绕式

拇指环绕式是画圈式的演变技术，由拇指完成此手势，适用于除了脸部和颈部的任何部位，可以双手交替或一同完成。下面以手背为例。

放松轻触阶段：将拇指放在手背上 SP 位置，并指向淋巴回流的方向。拇指向 90°外侧移动。

推压阶段：拇指一边横推带动手背皮肤移动，一边向内环转。拇指到达 0 点处时，治疗师用拇指外侧轻微滑动手背皮肤。

重复：然后手腕移动拇指到 SP 位置，不施加压力。换手再次开始上述运动。

（六） 附加技能—深层腹部技术

用于治疗深层结构，如乳糜池、胸导管、腰干、深层淋巴结及其他器官系统问题。因为是治疗深层结构，所以施加的压力比 MLD 的手法略重。深层腹部技术应用于 5 个不同部位和隔膜呼吸训练。

注意事项：不能对患者产生任何疼痛或不适；对禁忌证必须认真执行；四肢抬高，有利于减少腹部组织的抵抗感；为了避免患者出现呼吸障碍和头晕问题，治疗次数不宜过多，至多重复 5 次。

1. 水肿化技术

促进四肢远端游离蛋白的回流和淋巴滞留问题，在推压阶段，压力增加，持续 5 ~ 8 秒，由远端至近端，穿过肢体中心区域。双手泵式手法和双手旋转式手法是此技术的演变动作。

2. 纤维化技术

用于软化和松解淋巴纤维化问题，因而手法强度更重，可能引起局部血管舒张。一般在纤维化治疗后，使用加压绷带绑扎技术，消肿效果更好。包括揉捏法和拇指法（纤维组织褶皱法）。

3. 滋养血管技术

用于被损坏的淋巴管道的侧枝，促进侧枝吻合。

四、良好的治疗环境

治疗期间，避免与患者聊天；建议每次治疗不要中断；可以放音乐伴随治疗；治疗房间温度适宜，远离噪音；患者姿势尽量舒适，对下肢引流时可以采用静脉枕促进淋巴回流；少量地、适当地涂抹按摩油。

五、徒手淋巴引流治疗指南手册

1. 对四肢的治疗，应先由远端开始；对头和躯干，应先由更远的区域开始。

2. 手法推压的力量要适当，但也要根据患者组织所能承受的压力而定。根据水肿病理因素，在推压力量上会稍微不同。

3. 每次治疗，手部都是平放在 0 点处的皮肤上，并不施加任何压力。按照一定的手势动作逐渐增加和减少推压力量，推压力量的进阶时间要长于不施加推压的放松时间。

4. 推压的方向遵循淋巴回流和皮肤血管走行的方向。动作要均匀迟缓，手法重复的次数由患者的临床表征决定。

5. 注意观察皮肤颜色，不应出现皮肤发红的现象。

6. 治疗不应引起疼痛。

7. 运动遵循沃格尔博士的带动皮肤画圈运动。

8. 不建议使用按摩油，除非患者皮肤潮湿或体毛较多。
9. 治疗师的手要始终保持温暖且干燥。

六、人体各部位的徒手淋巴引流治疗

标示手势、运动的方向、推压力量的大小和方向及0点处的标记。

（一） 颈部治疗

1. 侧 面

（1）轻抚：五指伸直，四指与拇指成扇形分布，缓慢地从胸骨外侧开始，并沿锁骨结束。全部流程2~3遍。

（2）颈部屈肌到末端：画圈式手法，起于枕骨，沿颈背中间线下行，止于颈屈肌止点。重复5次。

（3）枕骨到末端：画圈式手法，起于颈屈肌，沿颈部中线上行，止于枕骨处。重复5次。

（4）下巴到颈屈肌群再到末端：画圈式手法，中指和无名指在下巴处为SP，朝向下颌角、向下至颈屈肌再到末端。重复5圈。

（5）叉子技术：画圈式手法，食指放在耳前，其余手指放在耳后。然后慢慢滑向屈肌，再到末端中点处。重复5圈。

2. 后 面

患者体位：俯卧位。治疗师体位：站在患者左侧。

（1）轻抚：旋转式，从胸椎开始，到颈椎。进行1次。

（2）从颈伸肌到末端：画圈式，从颈伸肌开始，向下至末端。重复5圈。

（3）从枕骨到末端：画圈式，从枕骨开始，向下至末端。重复5圈。

（二） 面部治疗

患者体位：仰卧位。治疗师体位：站在患者头顶方。

1. 轻 抚

双手分于患者脸颊两侧，穿过下唇、上唇、面颊和前额。1组。

2. 颚 区

（1）画圈式手法，从下唇中心线开始，到下颌角。重复5次。

（2）画圈式手法，从上唇中心线开始，到下颌角。重复5次。

（3）画圈式手法，从颈屈肌下端开始，到末端。在末端食指放松轻触皮肤。

3. 眼 部

（1）画圈式手法，使用1或2根手指在泪囊处施加一般压力。一次画5圈，重复3次。

（2）上拉双侧，使用食指从鼻根开始向上外侧拉。重复3次。

（3）使用拇指和食指的指腹重复推压眉毛。一次画 5 圈，重复 3 次。

（4）使用拇指在鼻根部，向内沿眉毛无压力环绕。一次画 5 圈，重复 3 次。

4. 眉 毛

画圈式手法，在双眉之间用食指画圈，然后逐渐添加其余手指。一次画 5 圈，重复 3 次。

5. 前 额

画圈式手法，手指指腹从前额中点开始，到太阳穴。一次画 5 圈，重复 3 次。

（三）头后部治疗

患者体位：俯卧位。治疗师体位：站在患者头边。

画圈式，沿颈项线画圈。3 个位置，重复 5 次。

向身体方向推动，沿小手指方向画圈。重复 3 次。

画圈式，头后部两条线。每条线重复 3 次。

（四）手臂的治疗

患者体位：仰卧位。治疗师体位：站在患者体侧。对患者手臂的内侧和外侧进行治疗。

1. 上 臂

（1）勺式手法，双手交替完成。一手放在前臂内侧开始运动，另一手在前面略抬起前臂。每圈时长约 6 秒。重复 3 次。

（2）画圈式手法，使用手指指腹，类似于洗手动作，将三角肌放在双手中，从手掌开始施加压力，经过掌心，再到指尖。重复 3 圈。

（3）上臂淋巴结，8 根手指伸直平抚在上臂内侧，指尖朝向腋淋巴方向。画圈的方式朝腋淋巴方向推压。重复 5 次。

（4）泵式手法，在前臂外侧，从肘关节开始到三角肌。前臂可以略抬高进行。重复 3 次。

2. 肘关节

拇指环绕式手法，在外侧髁区域。2 条线，每条线经过约 5 秒。

前部转向上面，拇指从内侧到外侧用环绕方法经过肘横纹。

3. 前 臂

勺式手法，一手做勺式动作，从前臂旋后转向旋前，前臂双侧都需治疗。重复 3 次。

（五）手的治疗

手腕：拇指环绕式交替完成，穿过手腕背部。3 条线，每条线时长约 6 秒。

手背：拇指环绕交替进行，穿过手背（从小手指侧开始）。3 条线，每条线时长约 6 秒。

（六）胸部的治疗

患者体位：仰卧位。治疗师体位：站在患者右侧。

1. 轻　抚

旋转式手法，用拇指从胸骨开始，到腋下区域一定，持续约5秒，进行1次。

2. 左侧治疗

（1）画圈式手法，手指伸直，画胸肌外侧区域。重复3圈。

（2）交替画圈式手法，在同一位置，持续画圈约6秒。重复3次。

（3）交替泵推式手法，穿过胸部，到达腋下，重复3次；乳房下部，穿过胸腔部。

（4）画圈式手法，用于肋间部的治疗，手指伸直分开，成扇形分布，从胸骨开始，施加轻微压力，朝向指尖。重复5圈。

3. 右侧治疗

同上。

（七）腹部治疗

患者体位：仰卧位。治疗师：站在患者右侧，对胃肠道蠕动有促进作用。

1. 轻　抚

旋转式手势，从耻骨开始，到胸骨剑突。完成1次即可。

2. 腹腔神经丛

双手伸直平铺在腹部，拂过腹腔神经丛。重复5次。

3. 结肠的治疗

（1）沿降结肠，轻抚下行，双手交替进行。重复3次。

（2）在升结肠、乙状结肠和降结肠组成的三角区域，沿降结肠—升结肠—乙状结肠的顺序，手轻抚此区域。重复3次。

（八）肩部的治疗

1. 泵式手法

从外侧开始到内侧，穿过三角肌。时长约5秒，重复3次。

2. “兔子”技术

治疗师站于患者左侧，采用泵式手法，沿头盖骨，双手向末端交替推压移动。拇指与其余四指分开，跨过颈部。时长约6秒，重复3次。

（九）背部治疗

患者体位：俯卧位。治疗师体位：站在患者左侧。

1. 轻　抚

旋转式手法，双手并排同时进行，从肩部三角肌起点周围开始，持续约3秒；从背部中段开始，持续约5秒；从腰骶部开始，持续约7秒。

2. 右侧背部

（1）旋转式手法，穿过右侧背部，从近端开始，沿右背部外侧线，然后返回。持续6秒，重复3次。

（2）大画圈手势，在背的一侧，朝腋下推压移行。3个位置，重复5次。

（3）画圈式手法，在上臂处，朝腋下方向画圈。重复5圈。

（4）治疗师换到对侧，拇指环绕式，在斜方肌肌肉边缘交替进行。从外侧开始，到内侧右手手指做蚓状抓握。重复3次。

3. 左侧背部治疗

同上。

（十） 脊柱伸肌的治疗

旋转式手法，沿脊柱伸肌，双手并列按一定节奏，左右手交替重复进行。

（十一） 肩胛带间三角带的治疗

双手拇指环绕式手法，双手并列同时进行。时长约5秒，重复3次。

拇指环绕式手法，双手交替进行。从脊柱到一侧肩胛带。有3条线，重复3次，另一侧相同。

（十二） 骶骨三角带的治疗

双手拇指环绕式手法，在骶骨三角带，朝头的方向环绕拇指上移。持续约5秒，重复3次。

拇指环绕式手法，双手交替进行，在骶骨三角带区域有3条线，分别朝向左侧、右侧和中间线，拇指环绕上移。持续6秒，重复3次。

（十三） 腿部的治疗

患者体位：仰卧位。治疗师体位：站在患者体侧。治疗整个下肢，从腿部远端到近端完成1组。

1. 大　腿

可采用泵式手法，在大腿前面交替完成。由靠近远端的手先开始，然后靠近外侧的手再进行。重复3次。

（1）内侧：位于下侧的手做泵式运动，上侧的手指做推。重复3次。

（2）前面：位于下侧的手做泵式运动，与上侧的手指交替进行。使用拇指做环绕式或旋转式。重复3次。

（3）外侧：位于下侧的手做泵式运动，与上侧的手指交替进行。使用拇指做环绕式或旋转式。重复3次。

（4）腹股沟淋巴结：手指伸直平铺在收肌管，3个位置，每个5圈。指尖斜对角向上，向指尖方向推动，到达收肌管头部。重复3次。

2. 膝关节

（1）推压式：拇指与其余手指呈钳子样（蚓状抓握），但不握住。用靠近近端手的拇指环绕推压前行，双手交替进行。重复3次。

（2）腘窝：双手伸直平抚在腘窝处，但指尖不接触，然后连续螺旋式经过膝关节后侧。时长约5秒，由外侧至内侧，重复3次。

（3）髌骨面：在髌骨界面拇指环绕环圈。时长约5秒，重复3次。

（4）泵式：靠近内侧的手抚过关节，外侧手支撑股骨末端。时长约5秒，重复3次。

（5）膝关节：使用最小压力，连接圈—划动—指向膝关节。重复3次。

3. 小腿的治疗

治疗师站在患者小腿侧，采用泵式和勺式。治疗师把患侧小腿放在治疗床边，膝关节屈曲。胫骨用泵式手法，腓骨用勺式手法。时长约6～8秒，位于外侧的拇指放松，重复3次。

治疗师站在足的旁边，采用勺式交替技术，在腓骨上进行，时长约6～8秒。以指手的拇指位于小腿内侧，另一只手的拇指位于小腿外侧。

七、继发性淋巴水肿徒手治疗方法

本节根据目前淋巴水肿的主要应用病症，对继发性淋巴水肿的徒手治疗方式进行重点阐述。在实际的治疗中，应根据针对性的临床表征对手法治疗进行调整。继发性淋巴水肿的徒手治疗主要针对手术对淋巴管造成的影响而导致四肢的淋巴水肿。

对四肢的手法治疗介绍，会以某一病案阐述，所以对没有涉及的病症，请继续查找参考书籍，并结合日后实践得出结论。

（一）上肢继发性淋巴水肿治疗

患者罹患乳腺癌，已行一侧腋淋巴切除术，无并发症。

患者体位：仰卧位。治疗师体位：站在患者患侧。

1. 颈部淋巴结的治疗

采用画圈式手法，从颈屈肌到末端，从枕骨到末端。

2. 胸部淋巴治疗

（1）健侧：采用画圈式，在腋淋巴结为0点处，然后采用泵式手法推压乳腺区域。最后在肋间区用画圈式。

（2）患侧：每种对患侧肢体的治疗对周围组织的影响都是很大的，因为不仅使患病区域的淋巴循环得到改善，随着淋巴的流动、淋巴负荷的改变，周围区域的水肿情况也会得到改善。可以采用雨刷式，双手并列，平铺放置在手术刀口上面和锁骨下面，从腋淋巴结开始，双手连续地交替向对侧画圈，移动皮肤。也可采用旋转式手法，在疤痕的上、下方，转向健侧，并穿过胸腹中线，向腹股沟划动。

3. 上臂水肿治疗

腋淋巴引流时间不宜过长，以免导致腋淋巴结的流失。

（1）拇指环绕式：治疗师将患者手臂放在自己手臂上，使其手臂抬高，试想像从腋中线至内侧髁有连接线存在，然后双手采用拇指环绕式方法，双手同时开始，腋中线为0点处，沿上臂内侧面向内侧髁划动。

（2）泵式：从上臂外侧面开始，越过三角肌，向同侧肱骨末端推压。

（3）大面积泵式：从上臂外侧开始，越过肘关节，向末端推压。

（4）螺旋式：在肘横纹从内侧到外侧，用泵式方式向末端推压。

4. 前臂水肿治疗

如果是硬性水肿（纤维化水肿），水肿区域为SP位置，重复5次。如果是软组织水肿，肢体远端为SP位置，由远端向近端进行淋巴引流。

（1）手腕徒手淋巴引流。

（2）手和手指的治疗是很基础的治疗，可采用泵式手法对手和手指进行治疗。

（3）手臂的淋巴引流由远及近，再到末端。

需要注意的是，在淋巴治疗技术中，采用大面积的治疗手法要多于小面积的治疗手法，小面积治疗方式是变化多样的。

5. 胸部徒手淋巴引流

徒手淋巴引流疗法不仅会对表浅层淋巴循环有影响，还会对深层的淋巴循环有影响。这样淋巴液才有流动的压力将其送达正常的转运区域。

（1）雨刷式：双手并列放在锁骨下方、术后切口上方的区域，双手连续依次向外侧方画圈。

（2）旋转式：在术后切口的周围，向健侧一方旋转式推压皮肤。

（3）旋转式：以胸口为SP位置，跨越胸部表面，到腹股沟。

6. 背部徒手淋巴引流

（1）患侧

患者取健侧卧位，治疗师站于患者背部。

交替旋转式手法，以背部与腋褶皱连接处为0点，穿越脊柱向健侧推压移行。

肋间隙用8根手指推压移行。

伸展手指对脊柱伸肌进行治疗，压力方向向内（指向身体）。

（2）健侧

患者取患侧卧位，并将患侧手臂向前伸出，身体不要挤压患肢。

手为SP位置，用泵式和推式向肩部走行，然后用拇指旋转式沿斜方肌边界跨越脊柱。

然后对患侧用绷带进行包扎。

7. 腋淋巴结的治疗

治疗师站在治疗床边，在胸壁侧面与腋前线区域，以及腋窝部和上臂内侧面采用画圈式手法。

（二）腿部继发性淋巴水肿的治疗

患者腹部癌症切除术，骨盆或腹股沟处淋巴水肿。

患者体位：仰卧位

1. 大腿水肿的治疗

可采用雨刷式和旋转式，大腿前侧和后侧分别进行。

大腿的雨刷式手法治疗（见手臂治疗中的胸部治疗）：从大腿内侧（内收肌）开始到外侧（髂胫束）结束，大腿内侧为0点处。治疗师一手轻微尺偏，另一手桡偏。双手交替完成推压移行。为了更好地治疗，可以想象从大腿内侧到外侧有一条线。

旋转式：沿大腿外侧（髂胫束）向腋淋巴区域方向旋转式推压移行，一手在另一手后面，从后侧手开始。

腘窝区域可采用平面泵的方式和拇指环绕式治疗。

2. 膝关节的治疗

采用基础手法治疗方式。除了大面积的手法治疗外，双手泵式治疗（从膝关节内侧到膝关节外侧）也可以采用。

3. 小腿的淋巴治疗

如果体表水肿柔软，可以采用徒手淋巴引流技术。如果出现纤维化结点，那么治疗可以仅在点进行，并施加更大的压力，但不要进行迁移。治疗从小腿近端开始。

（1）小腿后侧的治疗

如果出现软组织水肿，采用软组织水肿治疗技术，从远端到近端的徒手淋巴引流方式。

如果小腿出现纤维化改变，采用纤维化淋巴引流技术，从近端到远端画圈式方式。

（2）跟腱、踝关节、足背

采用徒手淋巴治疗的基础方法。此外，大面积技术可以被采用。

（3）跟腱：采用拇指环绕和泵式技术。

（4）足底：采用泵式技术和拇指环绕技术交替进行或同时进行。

最后，整条腿的治疗要从近端开始，从内侧向外侧推压。然后采用旋转式手法从髂胫束到腋窝淋巴进行引流。整个腿进行向上的淋巴引流，在小腿的下1/3处采用雨刷式技术，沿外侧面推压，并紧挨着髂胫束向上推行，并经过臀尾部，到达腋淋巴区域分水岭。然后适当采用绷带包扎。

4. 腹部体表的淋巴引流的治疗

在腹部区域进行旋转式手法。从腹股沟开始，到腋淋巴区域采用旋转式手法沿淋巴侧枝吻合路径进行治疗。

5. 腰方肌的治疗

在第12肋至髂骨嵴区域进行画圈式手法。

6. 臀部体表淋巴引流的治疗

臀部体表的徒手淋巴引流遵循从臀部的淋巴吻合的管道走行到达腋淋巴区域。

第三节　其他治疗

面授内容

一、皮肤护理

淋巴水肿的皮肤都是被动拉伸的。这样会引起表皮层酸性保护膜的变化。淋巴囊肿，即在皮肤的毛细淋巴管中可能会充满了淋巴，通过病毒性或真菌性感染而引发，甚至伤害机体。淋巴囊肿会使软组织承受更大的压力，导致表皮层营养供应不充分。蛋白质堵塞导致成纤维细胞被激活，并出现纤维化，也可能导致皮厚或角化过度。

水肿、压缩袜或加压的弹性绷带会导致皮肤压力升高。压缩袜的材料有吸收水和油的作用，这就意味着增加了皮肤保护层感染的风险。因此，建议患者在进行治疗 1 小时前或晚睡前，涂抹中性的润肤霜滋养皮肤。另外，对患者进行康复和预防教育，注意自身皮肤异常变化，如红、肿、发热、痛的问题，并及时告知医生或治疗师，尽早介入治疗。

二、加压治疗

加压治疗是减轻水肿的重要措施，其主要作用如下：

1. 增加循环系统，如血管和淋巴管道管壁内组织间的压力。
2. 改善淋巴和血液回流。
3. 改善肌肉和关节在活动中的功能。
4. 消除和淡化瘢痕。
5. 提供受损组织失去的弹性。
6. 根据材料不同，提供不同的压力，主要分为静息压力和做功压力。

自学内容

一、绷带包扎

（一）基础知识

1. 技　术

适用于四肢水肿的治疗，绷带的类型根据肢体的解剖学特点来定。不论是踝、腕或是疏松结缔组织，绷带必须缠绑充足，尤其是需要施加的压力时，在组织处增加压力，并向上环绕绷带。此外，在由远端向近端缠绕过程中，压力逐渐较小。

2. 绷带材料的选择

绷带的材料有多种选择。在肢体末端水肿肌肉运动时，弹性绷带材料（长绷带）可以增加静息压力，硬质绷带（短绷带）可以增加做功压力。长绷带和短绷带可以用材料质地来区分。长绷带选用弹性橡胶，短绷带选用弹性纤维。弹性橡胶与肌肉收缩抵抗时，由于高回弹力产生高的静息压力，而低的阻力产生低做功压力。弹性纤维因肌肉收缩而抵抗时，由于低回弹力产生低的静息压力，而高的阻力产生高的做功压力。

静息压力是指患者静息状态，水肿末端无运动，肌肉不收缩时材料产生的压力；做功压力是指水肿末端运动，肌肉收缩时材料产生的压力。

3. 佩戴的时间

一般来说，佩戴绷带需要 24 小时。如果白天没有徒手治疗，那么在完成早起洗漱后，就应进行绷带包扎。包扎的强度要求以患者无疼痛或不适感为宜。

4. 施加的压力

绷带在缠绕时，由末端开始，向近端缠绕，施加的绷带压力逐渐减少。因为绷带要始终保持相同的作用力，如果肢体围度增加，那么施加的压力就要减小。淋巴阶段 1 和 2 管道极度狭窄，而且这种压力梯度变化，更有利于淋巴引流。施加压力时，注意手脚趾颜色的变化，在运动后变色是否消失，如果没有，说明绷带太紧。如果手指或脚趾变白，请立即解除绷带。同时要观察患者的主观感受，如果患者抱怨疼痛或不适时，治疗师必须正确判定患者主诉的疼痛或不适是否是生理性的，再决定是否改变施加的压力大小甚至是解除绷带。

绷带包扎过紧，导致滑膜炎、骨膜炎、肌肉疼痛和痉挛、皮肤擦伤等。

5. 绷带的作用

抑制水肿区域淋巴再次回冲。一旦徒手淋巴引流治愈了淋巴水肿，患处皮肤变得松弛，结缔组织的弹性功能受到影响，皮肤无法及时还原。压力绷带就代替了结缔组织的这种弹性功能。绷带产生的压力改变了血管的压力，尤其在静脉系统中。因此，血液流速增加，静脉血管的回流动力得到补偿。

6. 注意事项

绑在脚上的绷带不要过多，以免无法穿鞋。绑在手臂上的绷带不宜过紧，限制活动。一旦徒手治疗间隔时间过长，患者必须每天更换包扎。每天包扎间歇 2 小时。充分裸露皮肤。在治疗前，治疗师要向患者说明包扎的目的、方式及注意事项等。

7. 绷带包扎的禁忌证

四肢不能接受绷带包扎的疾病有丹毒、神经损伤和疼痛、糖尿病、动脉循环疾病、类风湿性关节炎、心脏代谢失常等。

（二）实　操

1. 手　臂

首先进行皮肤护理，拆掉前一次的绷带约 1 小时后进行，并建议患者在治疗前先洗澡，然后由治疗师进行皮肤护理。然后套上棉袜，在手掌前后垫上泡沫垫。手指处先使用 6 厘米宽的绷带，再使用 4 厘米的绷带加强效果。

（1）采用短绷带

用泡沫填充整个手臂后，先用 6 厘米宽的短绷带缠绕手掌，再用 8 厘米宽的短绷带缠绕前臂。根据提示和患者的感觉，治疗师判断是否选择用 10 厘米的短绷带再缠绕手臂一层，加强压力。

（2）采用长绷带

使用 6 厘米宽的长绷带缠绕手掌，然后使用 8 厘米宽的长绷带缠绕手臂，在肘关节内窝处填充泡沫后，用 10 厘米宽长绷带再次缠绕手臂。如果需要，可以再选用 10 厘米宽的长绷带缠绕手臂加强压力。

2. 腿

首先进行皮肤护理，拆掉前一次的绷带约 1 小时后进行，并建议患者在治疗前先洗澡，然后由治疗师进行皮肤护理。然后套上棉袜。如果需要，可以在足跟到脚趾使用 4 厘米宽的 Mollelast 绷带（粘性固定绷带），用泡沫垫覆盖足部。

根据足的大小，选用 8 厘米宽或 10 厘米宽的短绷带缠绕足部，由足背面开始。用 10 厘米宽的短绷带从内踝开始缠绕整个腿。

理想的绑带压力应是至少 5 ~6 个 10 米长、10 厘米宽的短绷带缠绕腿部产生的压力。使用几个绷带，根据腿的水肿情况而定。

对躯干部位，不用海绵垫填充包裹，使用 1 个或多个 20 厘米宽的长绷带缠绕。

（三）压缩袜

在维持阶段，压缩压力治疗主要采用穿压缩袜的方式。肢体的绷带包扎是次要治疗。在体育活动或长途飞行中，绷带包扎仍是需要的。标准的压缩袜在肢体末端的压力是 100%，在近端的压力是 40%。压缩袜必须有适当的长度和围度，可以根据淋巴水肿的分型严格选取适合的压缩袜。有研究发现，采用 2 型压缩袜进行为期 3 个月的弹力压缩治疗出现有效改善，而规律性地穿戴约60%弹力的弹力压缩袜6个月并没有有效的治疗效果，这说明合理的治疗方案才是改善功能的最佳方式。

压缩袜类型：Round－Knitted 袜是编织针按照一定安排好的编织线路制作的，通常此种袜线的纹路是按照同一方向排列的。那么在宽和窄的地方，织的针数是相同的。Flat－Knitted 袜是由直排针编织，并有袜子的形状。袜线的纹路朝向是多样的，这样更贴合个人足或手的形状。即使是严重的水肿阶段，Flat－Knitted 袜仍是首选。在维持阶段，配合降低充血治疗，通常使用 Flat－Knitted 袜。

二、运动疗法和呼吸疗法

运动疗法对淋巴引流的作用：肌肉和关节运动可以刺激淋巴运输能力增强；提高心率，提高动脉流动速度，增强深层淋巴管内淋巴流动的动力；针对性的运动训练，可以改善关节功能和管道内淋巴液的流变性；运动训练会改善呼吸模式，这种呼吸的改善通过改变胸内压进而加速淋巴注入静脉角的流动；腹式呼吸增加淋巴液的体积，因为胸导管的淋巴通过腹部的收缩和扩张加速了往乳糜池的注入。

（一）手臂淋巴水肿的运动疗法

如果患者佩戴绷带或压缩袜，可以仅做一些日常活动训练。日常活动训练需要选择简单、易模仿、不能有手臂任意摆动、可重复多次的活动。所有手臂的训练模式可以使用 PNF 和布伦科支撑（Brunkow Bracing）练习。可以通过虚拟抗阻训练，使肌肉产生收缩。在示范和练习中，患者会出现想象阻力困难，这需要治疗师给予语言教育，借助一些设备协助想象阻力的训练，如想象一下用左手拿起桌子上的石块放到右手中。

推荐体育运动项目：游泳、持杖徒步走等。

（二）腿部淋巴水肿的运动疗法

首先根据康复治疗方案，是选用绷带包扎还是选用压缩袜包扎。对针对下肢淋巴水肿的运动治疗来说，日常功能活动类型足够进行淋巴引流，真正的问题在于患者在工作、家庭甚至其他地方的运动量是否达到了治疗的需要。如果他们以静坐少动的生活为主，那么需要安排运动治疗的方案，如每天步行的距离、定量爬楼梯或者蹬约一定时长的自行车。

推荐体育运动项目：游泳、持杖徒步走、骑自行车，或去专业的运动康复中心进行治疗。

如果四肢关节活动受限，需要结合关节松动的技术进行治疗。肌肉失衡、姿势错误和骨骼肌系统功能失调在初次诊断中都需要检查并记录，尤其是患肢的情况。一般来说，存在肢体水肿的患者，其骨骼肌系统失衡的可能性很大，而机体的肌肉失衡会导致姿势和运动失调。治疗师需要评估患者的骨骼肌功能，并就失衡问题对淋巴引流障碍是否有影响做出判断，并对是否处理骨骼肌问题，如何安排治疗方案提出系统化、针对性的治疗计划。

三、呼吸疗法

对消肿阶段的患者，一般不会进行单独的呼吸疗法，而是把呼吸疗法融入到消除水肿的整体治疗中。

思考题

1. 淋巴水肿的定义、分类、诊断。

2. 徒手淋巴引流技术的适应证、禁忌证有哪些？怎样判断治疗效果。

3. 以膝关节前十字韧带重建术后患者为例，请详细叙述针对术后2周患肢水肿Ⅲ期的康复方案。

4. 子宫癌摘除术后，双下肢出现水肿，采用徒手治疗和加压治疗，请简述治疗过程。

参考文献

1. Dr. Vodder's Manual Lymph Drainage. *A Practical Guide*[M]. Wittlinger H, Wittlinger D. Thieme, 2010.

2. Lymphedema management. *The Comprehensive Guide for Practitioners*[M]. Zuther J E. Thieme, 2011.

第四章　扳机点治疗技术

本章教学提示

扳机点的治疗在物理治疗中的作用得到了很大肯定，并对其研究更加深入。本章节详细介绍了筋膜扳机点的定义、分类、判断和治疗方法，并对大部分肌肉的治疗方案进行了详细阐述，对筋膜扳机点的常见问题提供很好的评价、治疗、再评价的思路和案例。

第一节　扳机点

面授内容

一、定　义

扳机点是指过度敏感的局部区域，此区域对压力异常敏感，并且会转移症状到身体其他部位。筋膜扳机点是指骨骼肌或肌筋膜高张力束内最易受激惹的区域，通常有压痛反应，可引起特异点的牵扯痛，表现为张力增高、肌肉无力、活动受限及引起植物神经反应。

骨骼肌能够激惹疼痛的某一特定位置，这个位置通常可以摸到疼痛的结节和绷紧的肌纤维痉挛带，出现有疼痛感加重和局部肌肉颤搐及可能引起的远处牵扯痛；常伴随交感现象、易疲劳、睡眠障碍等一系列以疼痛为主的症候群。

扳机点主要存在于紧张或过度使用的肌肉上，增加了细胞的新陈代谢、减少肌组织的血液循环。扳机点可以遍布全身各个肌肉，如胸锁乳突肌、斜方肌上束、肩胛提肌、臀小肌等。

（一）肌紧带

肌紧带指从扳机点延伸到肌肉附着处的一群紧张的肌肉纤维。纤维的张力是由位于扳机点区域的收缩结节所产生的，肌肉带上纤维的反射性收缩会产生局部抽搐，是扳机点的基本诊断标准。

（二）小　结

在肌肉的一个小区域内出现自发性电位活动的地方，有可能出现单个肌纤维动作电位特征性。

（三）局部抽搐反应

局部抽搐反应是指横跨过扳机点的紧张肌带，受到机械刺激后诱发快速而短暂的肌肉收缩。收缩反应来自扳机点或扳机点附近刺激（弹拨式触诊或针刺、直接的机械性撞击）。这种抽搐反应要与肌肉的躲避反应（Jump Sign）区分。在进行小结或肌紧带的检查时，局部抽搐反应是存在扳机点的有力证据。

（四） 扳机点牵涉痛

扳机点牵涉痛指扳机点引起的疼痛，但却在远处出现疼痛感觉，牵扯痛的出现与其原发部位有关。通常牵扯痛出现的区域很少与周围神经或皮节区的分布完全一致。此外，指由扳机点引起的、却在扳机点远处产生一些自主神经现象，如疼痛、压痛、运动单元活动增加（痉挛）、血管收缩、血管扩张、腺体过度分泌等。

二、扳机点的分类

（一） 按扳机点的活跃性划分

扳机点按其活跃程度可以分为活跃性和潜伏性两类，它们都会引发肌肉的僵硬和软弱无力，限制肌肉的全范围活动，但是产生原因不同。

1. 活跃性扳机点

活跃性扳机点表现为压痛，阻碍肌肉完全地伸展，弱化肌肉的强度，在直接压迫时引发患者疼痛；而如果刺激强度足够大的话，还会引起肌肉纤维的局部抽搐反应；在患者疼痛忍受限度内压迫时，会在它的疼痛引发区域内产生疼痛，以及传导性的运动现象和自主神经现象。

通常都是突然出现的疼痛或功能障碍，在某一特定条件下或慢性的渐进过程中引发的肌筋膜障碍现象，因为这时出现扳机点的肌肉实际上已经超负荷使用一段时间了。这种疼痛的特点为深层、稳固、钝痛。患者主诉为灼烧感、跳动、刺痛感或麻木。

2. 潜伏性扳机点

潜伏性扳机点比活动性扳机点更频繁地出现在肌肉收缩活动中。潜伏性扳机点会在某次急性的过度负荷或长期过度使用、过度疲劳、重复动作或长时间持续性收缩等条件下变得活跃。而间接肌肉激活则可能导致肌肉长时间的缩短状态，如说话、长时间坐着或通电话这类动作，间接激活也会造成内脏疾病、病毒性疾病、情绪压力。此外，活动性扳机点与潜伏性扳机点二者会相互转化。

（二） 按照扳机点发生的位置划分

根据扳机点发生的位置，可分为中央性扳机点和关联性扳机点。

1. 中央性扳机点

是运动神经元和肌肉之间突触终板有关的扳机点，多位于肌肉中央附近。

2. 关联性扳机点

一块肌肉的扳机点和另一块肌肉上的扳机点同时发生。这些扳机点可能是由一个引发出另一个，也可能是两个都来自于相同的机械性或神经性原因。

三、扳机点的影响

肌肉中存在扳机点最显著的影响就是在扳机点上会出现局部疼痛，还会出现牵涉痛，而且扳机点位置通常出现在肌肉的肌紧带中。

有潜伏性扳机点的肌肉，其肌肉收缩都会受到影响。由于扳机点会在肌肉中形成条索，长期紧绷的肌纤维势必会影响肌肉收缩，限制肌肉全范围的伸展运动，并在伸展肌肉时可能出现疼痛。因此，会出现跨关节的肌肉出现活动范围减少现象。肌肉长期保持缩短状态会影响肌肉正常的生理性收缩能力。从功能角度来讲，肌肉这种收缩是由于中枢神经系统恐惧出现疼痛或肌肉撕裂，启用保护机制避免肌肉伸展；从结构上讲，由于肌纤维的粘连愈来愈重，导致肌肉的延展性降低。根据肌肉张力与肌肉长度的关系曲线，也可知当肌肉过度紧绷和缩短时，肌肉表现为无力。

四、影响因素

急性的肌肉紧张过度；长期负荷过重，肌肉过度疲劳；骨骼肌肉损伤；受凉（运动前没有热身活动）；内脏疾病；骨关节炎；阶段反射性功能紊乱；应激反应等。

五、症　状

（一）扳机点区域疼痛感，这种疼痛的特点为深层、稳固、钝痛。

（二）肌肉主动和/或被动拉伸或缩短时受限。

（三）肌肉在静止和运动状态都可触及明显的僵硬感、结节或紧绷的肌纤维。

（四）肌肉僵硬无力非常明显，尤其是经过较长时间休息后，症状没有改善甚至加重，如晨僵晨痛，或久坐站起时肌肉活动受限或疼痛。

其他症状：扳机点局部区域毛细血管收缩、竖毛反射增强、泪腺鼻腺分泌过多；深层感觉失调；平衡失调、头晕；运动神经元功能障碍、肌肉痉挛和协调能力改变。

六、诊　断

（一）问　诊

1. 首先明确存在扳机点症状的肌肉、疼痛位置；疼痛分值 VAS、疼痛的类型等。
2. 有无特定动作或姿势会诱发相应或相似症状；有无外伤史、扳机点的病程。
3. 初次疼痛的时间、引发疼痛的动作或姿势。
4. 有无功能异常情况出现，如关节活动度受限或椎间盘突出引起的节段性神经症状。
5. 有无外力影响，职业和日常健身爱好等。

（二）临床检查

1. 触　诊

寻找受累肌肉的扳机点、小结、肌紧带。

（1）触诊原则

① 明确触诊区域。

② 治疗师的手指、手甚至是手臂适当活动和放松，这样有利于更充分接触触诊区域。

③ 触诊时，尽可能地用整个手去触摸，这样更有利于收集触诊区域肌肉筋膜的信息。触摸区域在合理范围内要广泛而细致。

④ 同时识别触诊区域相应的骨性结构，如骨、关节、关节附属结构等。

⑤ 触诊每块肌肉至少要在两个方向进行，一是顺着肌纤维走行，由近端到远端触诊，确定肌肉的位置、大小与形状；二是沿着垂直于肌肉的纵轴方向，剥离出肌肉的扳机点、条索和紧张的肌肉。

⑥ 适当地施加阻力使肌肉抗阻收缩，一旦发现肌肉收缩抗阻，应保持此阻力。因为阻力过重会导致受累肌肉的疼痛，进而可能出现肌肉的应激性紧张收缩，会阻碍康复师的进一步检查，而阻力过轻则无法触摸到正常的肌肉结构，信息收集不全。

⑦ 触诊时需进行双侧对比，对健侧与患侧相同肌肉的弹性、柔软程度、形状、大小、肌肉张力、紧张程度等进行比对。

⑧ 正确辨别扳机点，不是身体上所有圆形结节都是扳机点。需要明确区分扳机点与脂肪瘤、淋巴结等。一般脂肪瘤摸起来更加柔软，通常存在于皮肤内，并无法压缩；如果患者身上有明显的反应时，淋巴结或淋巴腺体会肿胀，并且按压时也会出现疼痛，触诊上与扳机点相似，可以通过解除牵扯痛这一症状再次评估和区分二者。

（2）触诊类型

① 筛查性触诊：以手指做平滑式或钳捏式触诊，来判断有无可触摸的肌紧带和压痛性扳机点存在。

② 弹拨式触诊：手指尖放在肌肉的肌紧带上，与肌带走向成直角方向；当手指往后回收的同时突然向下按压，使下方的肌纤维在手指下滚动（此动作像在弹拨吉他弦一样，但是手指不要在皮肤上滑动，而是与皮肤一起动）。为了更好地诱发局部抽搐反应，要在扳机点上触摸和弹拨肌紧带，并采用合理体位避免肌肉松弛。

（3）扳机点表现

持续性按压小结或肌紧带可诱发局部疼痛、抽搐反应及牵扯痛。患者出现躲避反应。

（4）触诊时存在扳机点的受累肌肉特点

① 主动抗阻检查时，受累肌肉最大长度变小，但无萎缩现象。

② 受累肌肉的向心或离心收缩时，表现为典型的疼痛或疼痛加重。

③ 受累肌肉的主动或被动牵拉诱发牵扯痛。

④ 受累肌肉主动或被动牵拉受限。

2. 侵入式肌电检查

肌电检查，筋膜扳机点尤其独特的肌电图活动。自发性电位活动（特点：持续性、低振幅的杂乱的电信号）与间歇性变异性的高振幅尖峰波峰值电位存在为其特点。

3. 超声波检查

超声波检查局部抽搐反应是客观地临床诊断，但需要检查者熟练而准确地使用弹拨式触诊或针刺方式来诱发扳机点的抽搐反应。

4. sEMG 检查

由于扳机点会扭曲或扰乱正常的肌肉功能。从功能角度来讲，存在扳机点的肌肉表面肌电的特点有反应度增加、放松度延迟、疲劳感增加。此外扳机点还会牵扯到周围肌肉的痉挛和抑制效应。

（三）确认潜伏性激痛点或者活动性激痛点的标准

1. 主要性指标

① 可触摸的紧绷带（如果是肌肉，则可以直接触到的）。

② 在紧绷带上有剧烈点状压痛的小结。

③ 在压痛小结（认为是活动性的激痛点）上给予压力，会产生患者确定的、与之前的疼痛感一致的疼痛。

④ 完全牵拉的活动范围受限。

2. 确认性指标

① 在视觉上或者触觉上出现局部抽搐反应。

② 借由针尖穿刺压痛点的小结，可以诱发出来局部抽搐反应的影像。

③ 压迫压痛点小结时，会产生疼痛或改变的感觉。

④ 在紧绷带上的压痛小结里，肌电图显示活动小结有自发性电位活动特征。

七、扳机点治疗技术

（一）针刺技术

针刺包括针灸、针刺或空针、麻醉注射、生理盐水注射，可以增加疼痛耐受阈值。

（二）扳机点按压技术

用于降低扳机点痛值。通常在患者可忍受的压力情况下，按压扳机点 15～20 秒，待疼痛感消失后约 15～60 秒后继续按压，增加下一个疼痛耐受阈值，如此反复直至扳机点疼痛感消失。

（三）按摩周围肌肉组织

可以减少肌肉局部的紧绷感。建议确定扳机点位置后，沿整个肌束以恒定速度按摩肌肉。

（四）冷喷雾后拉伸肌肉技术（Spray－and Stretch）

冷喷雾后拉伸肌肉技术，建议可以作为针刺或缺血性按压的后续治疗。治疗方法为，先用冷雾喷至受累肌肉的体表，仅引起皮肤刺激的强度即可，无须过分寒冷，起到反射性张力或痉挛的作用。要求喷雾的速度在10厘米/秒之内，覆盖整个受累肌肉，喷雾与肌肉表面成30°角，距离为30厘米为宜。肢体从近端喷向远端，躯干从头部喷向足底。冷喷技术2～3次后，对肌肉进行被动拉伸，注意肌张力的变化，缓慢牵拉至最大长度。同时在整个牵拉过程，可以进行冷喷，以缓解肌肉张力增高。被动牵拉要求在患者承受的范围内缓慢进行。

（五）主动训练

在以上所有治疗技术后，建议进行主动训练。

（六）PNF技术

1. 收缩—放松技术

适应于治疗被动活动范围明显受到限制，而在紧绷肌肉的拮抗肌上没有主动的活动时（对紧绷肌肉的放松，可以使关节活动范围增大，进而得到改善），对紧绷的肌肉做温和的、随意的、最小抗阻程度的收缩。

2. 等长收缩—放松技术

治疗师牵拉受累肌肉至紧张限度，然后施加一定阻力，并要求患者收缩肌肉进行抵抗。治疗师施加最大阻力的25%，维持3～7秒，然后放松肌肉。再进一步拉伸肌肉达到新的紧张限度，重复上述动作。全程注意呼吸的配合。建议活动度改善之后进行主动训练。

3. 交互—抑制放松技术：

交互—抑制放松技术是利用不随意的脊髓水平反射，当一块肌肉受到激活时，其拮抗的肌肉就受到反射性抑制。当需要牵拉的肌肉激痛点去活化后，使用交互抑制来增加强化松弛的肌肉是很有用的。

（七）扳机点按压放松术

在扳机点处逐渐施加无痛的压力，直到有组织抵抗感的屏障，然后保持此强度压力继续施压，直至抵抗感减少并消失；然后继续增加压力，到达另一屏障。这种方法可以减轻扳机点的张力压痛。治疗结束后用局部温湿方式增加肌肉血液循环。

（八）呼吸训练

与压力、肌肉或呼吸系统创伤有关的浅呼吸会直接影响肌筋膜的问题。单纯地放松腹部肌肉，扩大胸腔的胸式呼吸，是一种错误的呼吸方式。许多患者试图在运动或治疗过程中屏住呼吸，也是一种不健康的习惯。

呼吸训练方法包括以下几个方面：

1. 患者坐位或站立位，身体自然放松，从脊柱、肩部和胸廓的骨与肌肉及其他附属组织放松，腹部下沉。然后胸廓、腹腔和胃部放松，臀部和小腹放松。

2. 然后缓慢呼吸，使胃部和腹部肌肉随呼吸节奏而扩张；保持一会儿这样的呼吸节奏，然后在呼气时尽量降低下位胸腔。当有感觉到腹腔和（或）胸腔肌肉有收缩感时，则放松此区域肌肉。一旦发现肩部或胸部伴随呼吸起伏，则让患者集中思想，感觉腹部集中一点缓慢下降到底部。

3. 深深地吸气，使胸腔肌肉放松。当胸部肌肉放松时，会向腹腔的前方、后方和左右两侧扩大，身体放松。整个过程就像一个容器，先填充下部，然后继续填充上部。

4. 接着呼气，先排空上部气体，然后再排空下部气体。身体就像气球一样缩小，按照前部、后部、左右两侧这样的顺序缩小。

5. 放松地、持续地充分呼吸，同时需要时刻注意肩部和胸部是否伴随起伏，腹部肌肉可能会紧张，提醒患者放松。

6. 让患者站在镜子前反复练习，注意胸腔不要起伏，而是腹部的吸进。

7. 反复练习。

（九）理 疗

1. 超声波治疗

从0.5 瓦/厘米^2 开始，缓慢地伴随圆形运动，1～2 秒为一圈，圆形的中心点为扳机点。也可采用另一种方法，先调节到疼痛阈值（可能阈值约 1.5 瓦/厘米^2），然后下降至一半的强度，治疗 2～3 分钟，再逐渐增加强度，直到强度已经达到而未超过原先的疼痛阈值。

2. 高压电直流电刺激

此形式的电刺激对直径大的运动神经更为有效。

3. 经皮电刺激

用于缓解疼痛，此方法更易刺激直径小的运动神经。

第二节　人体骨骼肌扳机点治疗

自学内容

一、扳机点治疗手册

此手册提供了标准的信息采集、评估和治疗方式的格式，可以帮助相关医疗人员方便准确地进行诊断和治疗，其中拉伸姿势适用于扳机点松解术、等长收缩—牵拉、肌肉能量技术、筋膜松解术等姿势。进行拉伸方式前可以先采用冷喷技术，随后热敷促进血液循环。

对手册中的骨骼肌起止点，在本章节中省略介绍，如需了解请查阅骨骼肌肉解剖学相关书籍。同时，本章节根据长期的临床康复实践，对重要的扳机点进行介绍，并在后面附上人体扳机点的插图，有利于在检查、诊断和治疗时，给出身体患病区域的整体关联，有利于治疗师从整体角度思考病症问题。（表 4 – 1）

表 4 – 1　扳机点治疗手册模板

骨骼肌名称	
解剖学	骨骼肌起止点介绍，在本章节中不做赘述
功能	维持姿势或某些动作
神经支配	
触诊区域及扳机点位置	
症状	受累肌肉疼痛特点、症状等
诱发症状的因素	描述诱发扳机点症状的动作
鉴别病症	
牵涉扳机点的肌肉	牵扯至周围其他肌肉存在扳机点
受累器官	由于骨骼肌与经络通路之间的关系，当肌肉收缩异常时，会影响肌肉上的经络。而经络又会影响相应的器官或系统，进而出现异常的骨骼肌与器官之间的相互影响

续表

骨骼肌名称	
拉伸方式	依照插图和动作描述进行拉伸；依据患者个体情况提供适合的拉伸技术
其他手法治疗方式	主要以冷喷技术、理疗等技术的使用介绍
主动训练	受累肌肉或肌肉群的力量训练描述

二、颈　部

（一）胸锁乳突肌（表4－2）

表4－2　胸锁乳突肌的扳机点治疗

骨骼肌名称	胸锁乳突肌
解剖学	详见骨骼肌肉解剖书
功能	颈椎同侧屈曲，前屈，对侧旋转
神经支配	副神经
触诊区域及扳机点位置	仰卧位，定位胸锁乳突肌位置：乳突、锁骨部和胸骨部扳机点遍及整个胸锁乳突肌的胸骨部和锁骨部
症状	锁骨部：有明显的疼痛感，会放射到对侧额头和同侧耳部深处，引起额部疼痛、姿势性头晕或失衡不稳，以及辨距力不良 胸骨部：脸颊、太阳穴、眼眶周围疼痛；疼痛感从整个脸颊到上颌骨，横穿眉弓；头顶处有疼痛和压痛，眼干、流泪和眼底发红
诱发症状的因素	颈椎机械性地过度伸展或屈曲；习惯性地扭转向一侧；挥鞭伤；颈部紧缩；错误的呼吸方式；慢性咳嗽
诊断病症	通常被诊断为非典型面神经痛、紧张性头痛、颈源性头痛
区分病症	三叉神经痛
牵涉扳机点的肌肉	对侧胸锁乳突肌、斜角肌、肩胛提肌、斜方肌、头夹肌、颈夹肌、胸大肌
受累器官	呼吸系统、眼睛、耳朵、喉、鼻腔和鼻窦
拉伸方式	锁骨部：头颈部向后仰，然后旋转至一侧，拉伸对侧肌肉 胸锁部：头向一侧旋转，充分旋转后低头，尽量将下巴向肩膀靠近，拉伸同侧肌肉

续表

骨骼肌名称	胸锁乳突肌
其他手法治疗方式	冷喷技术：可以在拉伸放松术前进行冷喷治疗，喷雾的速度、角度、距离等遵照冷喷技术要求
主动训练	中低阻力的等长收缩训练 1. 将手掌放于前额，手臂给予一定阻力与头部抵抗 2. 双手指合并紧扣，放于头后枕骨部，双手臂施加持续阻力，颈部保持中立位置抵抗阻力

（二）咀嚼肌（表4－3）

表4－3　咀嚼肌的扳机点治疗

骨骼肌名称	咀嚼肌
解剖学	详见骨骼肌肉解剖书
功能	提下颌
神经支配	下颌神经
触诊区域及扳机点位置	浅层部：上起颅骨弓前2/3处，下止于下颌骨冠状突的外侧面 深层部：上起颅骨弓后1/3处，下止于下颌骨冠状突的外侧面 扳机点遍及整个肌肉
扳机点症状	疼痛，伴随咀嚼性肌肉群协调不良和痉挛现象，两指测试阳性 浅层部：牵扯痛至下颚、臼齿及相关牙龈和上颌骨，下颚活动受限较明显 深层部：牵扯痛至面颊的中间区域，有时会牵扯颞下颌关节处，如果扳机点出现在深层部颅骨附着处后侧的一个特定点上时，很容易牵扯至耳朵后部，甚至出现患侧（或双侧）耳鸣
诱发症状的因素	头过度前伸、长期用嘴呼吸、快速地强力咀嚼动作、重复不间断地下颚运动习惯（如磨牙、嚼口香糖、咬指甲和长时间叼烟斗）和咬合不良；意外造成的直接性伤害、慢性感染或炎症引发的肌肉长期收缩
诊断病症	下颚关节紊乱症、偏头痛
区别病症	神经性耳鸣、疼痛性下颌关节疾病、颈源性头痛
牵涉扳机点的肌肉	颞肌、内翼肌

续表

骨骼肌名称	咀嚼肌
受累器官	消化系统
拉伸放松术	组合式牵拉方式：患者仰卧位，头部自然放松体位，下颚放松，治疗师一手附在颞肌上，另一手附在咀嚼肌和阔颈肌方向，双手向相反方向施加牵引力量，并采用牵拉—放松方式，同时要求采用嘴吸气的方式，通过呼吸运用交互抑制的方式放松，可进一步放松下颌骨的上提肌群（颞肌、咀嚼肌、内翼肌、阔颈肌）。治疗师的牵引力向下，不要偏斜至对侧 咀嚼肌筋膜松解术：治疗师一手固定颚骨弓的位置，另一手缓慢而稳固地沿肌肉从上而下地摩擦，同时轻微地握住颌骨后部向下按压，放松咀嚼肌的紧张度。同时指导患者张开嘴深呼吸，来强化肌肉的放松
其他手法放松技术	冷喷技术：可以在拉伸放松术前进行冷喷治疗，喷雾的速度、角度、距离等遵照冷喷技术要求 按压放松术：对咀嚼肌的小结或肌紧带直接按压或钳捏式的触诊放松，要求在患者可忍受的疼痛限度内，直至感受到组织出现抵抗现象，保持强度直到手指下感受到组织松解。然后顺势移动位置寻找下一个小结或肌紧带，重复上述治疗 弹拨式松解术：要求患者口腔放松轻微张开，治疗师双手指横跨肌纤维缓慢地拉动皮肤和肌肉，直至感触到纤维出现抵抗，然后继续弹拨待到感触肌纤维放松 肌肉能量技术：等长收缩—放松方式，牵拉咀嚼肌至舒适角度，然后施加最大阻力的25%～30%，使肌肉等长收缩保持7秒然后放松，配合呼吸，然后进一步拉长肌肉，重复上述要求
主动训练	无

附：两指试验：命患者口腔放松，并完全张开，治疗师合并两指屈曲指间关节，放入患者两齿之间，观察能否放入，是否存在扳机点疼痛点。如不能轻松放入两指和（或）出现扳机点疼痛或抽搐等症状，则为阳性结果。

（三）斜角肌（表4－4）

表4－4　斜角肌的扳机点治疗

骨骼肌名称	斜角肌
解剖学	详见骨骼肌肉解剖书
功能	协助呼吸，前斜角肌：肋骨固定情况下，可额外增加颈侧屈的角度 小斜角肌：绷紧胸膜顶
神经支配	前斜角肌：C5—C6，中斜角肌：C3—C8，后斜角肌：C6—C8
触诊区域及扳机点位置	确诊：平滑式触诊，治疗师需要温柔触诊，以免引起患者不适 扳机点：锁骨上窝，按压颈椎横突
症状	疼痛：肌肉区域扳机点疼痛，酸痛，侧屈疼痛 牵涉痛：放射至颈前面以及胸部和/或上臂外侧的酸痛感，疼痛感可能会跳过手肘，牵扯前臂、手、拇指和食指，甚至放射至肩胛骨外侧缘处 活动受限：颈部侧转受限 斜角肌痉挛测试（＋）、斜角肌缓解试验（＋）、手指屈曲试验（＋）
诱发症状的因素	不健康的呼吸方式，慢性咳嗽，在弯腰的姿势下负重提拉姿势，患有慢性颈椎病并把头扭转到一侧时加重
诊断病症	腕管综合征，C5、C6 神经根病变，胸廓出口综合症
鉴别病症	无
牵涉扳机点的肌肉	胸锁乳突肌、斜方肌上束、肩胛提肌、胸大肌、肱三头肌长头、三角肌，桡侧腕伸肌、指伸肌尺侧腕伸肌，肱桡肌
受累器官	系统呼吸
拉伸放松术	颈椎侧向弯曲，尽最大可能地将耳朵靠近屈曲侧肩膀，保持 10 秒；然后保持屈曲角度不变，旋转头看向天花板，继续保持 10 秒；然后回到中立位，旋转头部，下巴尽量靠近锁骨，保持 10 秒；然后旋转至侧屈位置
其他放松技术	冷喷技术：喷雾方向沿肌纤维走向自下而上喷雾 热敷：在进行冷喷—牵拉技术之后，可以采用热敷方式，促进血液循环 配合腹式呼吸，放松斜角肌
主动训练	无

（四）头夹肌和颈夹肌（表4－5）

表4－5　头夹肌和颈夹肌的扳机点治疗

骨骼肌名称	头夹肌和颈夹肌
解剖学	详见骨骼肌肉解剖书
功能	头部后伸和旋转
神经支配	C3/C4 脊神经（背侧支）和 C5/C6 脊神经（背侧支）
触诊区域及扳机点位置	头夹肌扳机点：大致在枢椎棘突水平的位置 颈夹肌扳机点 1：颈部与肩部交界处（平滑式触诊） 颈夹肌扳机点 2：颈夹肌止点附近，C2/C3 椎体水平处
症状	疼痛：头夹肌，位于头顶；颈夹肌，向上放射至枕部，弥散到头部，眼窝后尤为强烈，甚至放射至颅内疼痛，向下放射至肩胛带区域，合并患侧视力模糊因而出现颈痛和头痛症状，颈椎后伸和旋转受限
诱发症状的因素	急性损伤（挥鞭伤）、长期头前伸、疲劳状态下受凉等
诊断病症	各种颈椎关节机能障碍疾病（如第二颈椎机能障碍）；挥鞭症
鉴别病症	痉挛性斜颈症、神经性病症
牵涉扳机点的肌肉	颈半棘肌、枕下肌、颞肌和深层嚼肌
受累器官	视觉系统
拉伸放松术	患者坐位，向健侧旋转头部（头夹肌角度约 20°～30°、颈夹肌角度约 30°～40°），治疗师一手按住头后部，一手按住患侧肩部，向转头方向拉伸，保持 7 秒，然后放松肌肉，再进一步拉伸肌肉至更大角度进行拉伸 等长收缩—放松技术，要求同上，可要求患者适当抗阻
其他手法放松技术	冷喷技术：喷雾方向沿肌纤维走向自下而上喷雾 热敷：在进行冷喷—牵拉技术之后，可以采用热敷方式，促进血液循环
主动训练	等长小强度抗阻练习，双手背与头后和颈后，稍施加阻力

（五）颈后肌群（表4－6）

表4－6 颈后肌群的扳机点治疗

骨骼肌名称	头半棘肌、头最长肌、颈半棘肌、多裂肌和旋转肌
解剖学	详见骨骼肌肉解剖书
功能	表浅肌肉负责头颈后伸动作；深层肌肉负责头部转动动作
神经支配	相应节段的脊神经后支
触诊及扳机点位置	平滑式触诊方式，扳机点1：颈部基底部，与C4/C5水平 扳机点2：枕部下方2～4厘米处；扳机点3：上项线下方
症状	疼痛，表现为牵扯痛； 头半棘肌：上部放射至眼眶上方带状区域，中部放射至枕骨部 头最长肌：疼痛感集中在耳朵或其后下方； 多裂肌：疼痛区域上至枕下区域，下至颈部及肩胛带上部
诱发症状的因素	长期的伏案姿势，持续性地颈前伸姿势，驼背，外伤，脊神经根病变（卡压神经导致神经兴奋性增强），小关节炎
诊断病症	寰枢椎小关节骨关节炎、颈源性头痛 头半棘肌，枕寰关节与寰枢椎三者的机能障碍有关 头最长肌，第一肋胸关节机能障碍有关 颈半棘肌、多裂肌与旋转肌群，颈椎及上位胸椎关节机能障碍有关
鉴别病症	纤维肌痛症，强直性脊柱炎，雷特氏综合征
牵涉扳机点的肌肉	沿颈部向上放射至枕下区域，也可向下放射至肩胛骨内缘 自枕后放射至头顶 疼痛区域自扳机点向外放射至太阳穴
受累器官	心脏、肺和支气管
拉伸放松技术	扳机点按压放松术 保持—放松技术：患者仰卧位，治疗师站在患者头顶前方，嘱患者转头向健侧，治疗师一手固定患者肩峰部，一手固定枕下患侧部，牵拉旋转肌，使患者进一步转头，保持7秒，然后放松 收缩—放松松术：患者坐位，治疗师站在其身后，一手固定患者上背部区域，一手放在后颈部，施加轻微阻力，命令患者抵抗，维持抵抗7～10秒。配合呼吸，然后放松
其他手法放松技术	冷喷技术：喷雾方向沿肌纤维走向自下而上喷雾 热敷：在进行冷喷—牵拉技术之后，可以采用热敷方式，促进血液循环 深层按摩
主动训练	等长小强度抗阻练习，双手背与头后和颈后，稍施加阻力

附：斜角肌痉挛试验：首先，头部完全地转向患侧，然后下巴下压至锁骨凹陷处，斜角肌会在此动作中缩短。阳性：会出现扳机点引起局部，甚至放射至远处。

斜角肌缓解试验：通过手臂和锁骨抬起来缓解斜角肌疼痛。患者将患者前臂横穿过头前部，同时向前提拉肩部而举起锁骨，使锁骨远离斜角肌和臂丛神经。阳性：几分钟内疼痛缓解。可以用手辅助增加间隙。

食指屈曲试验：前提是掌指关节主动性保持伸直，呈完全伸直状态进行此试验。阳性：手指尖不能触到掌指关节。

二、肩背部

（一）斜方肌（表4-7）

表4-7 斜方肌的扳机点治疗

骨骼肌名称	斜方肌
解剖学	详见骨骼肌肉解剖书
功能	上束：头部向同侧弯曲，前倾和上回旋肩胛骨 中束：后缩肩胛骨 下束：后倾和上回旋肩胛骨
神经支配	
触诊及 扳机点位置	锁骨：根据锁骨解剖学特征 肩胛冈：位于肩胛骨上的骨性突起 枕骨粗隆：头骨中线处 项韧带：低头，下巴靠近喉咙，位于各棘突处 C1－T12 的棘突：C1 棘突不能触及 触诊顺序：先是背部，然后由远及近靠近颈部，再沿肌肉外侧缘上行至锁骨外 1/3 处，最后向后上方置于枕骨粗隆
症状	疼痛，上束可引起颈部疼痛，中束可引起胸椎骨疼痛、肩胛骨内侧疼痛和肩后部外侧疼 牵涉痛：上束放射至耳后甚至到太阳穴，下束放射至肩胛骨上部，内侧区域
诱发症状的因素	颈部长时间后仰，耸肩，挥鞭伤
鉴别病症	无
牵涉扳机点的肌肉	肩胛骨上部、侧斜方肌、肩甲提肌
受累器官	呼吸系统

续表

骨骼肌名称	斜方肌
拉伸放松术	上束放松术，患者头部向健侧屈，治疗师一手放在枕骨处施力向前下压头，使耳朵靠近健侧肩峰。然后治疗师另一手握住患侧手腕，向后下拉伸。保持数秒，然后放松 中束放松术，患者坐位，屈髋，低头，双手抓握对侧膝关节，然后大腿逐渐外展
其他手法放松技术	肩胛骨间肌肉放松术 冷喷技术，可以在拉伸放松术前进行冷喷治疗，喷雾的速度、角度、距离等遵照冷喷技术要求。喷雾方向沿肌纤维走向自下而上喷雾 热敷，在进行冷喷—牵拉技术之后，可以采用热敷方式，促进血液循环
主动训练	做低强度抗阻训练：前额抗阻训练，侧向抗阻训练，枕骨上抗阻训练

（二）肩胛提肌（表4－8）

表4－8　肩胛提肌的扳机点治疗

骨骼肌名称	肩胛提肌
解剖学	详见骨骼肌肉解剖书
功能	单侧收缩向同侧转动；双侧收缩颈部屈曲
神经支配	肩胛背神经（C5）和C3—C4脊神经前支
触诊及扳机点位置	肩胛冈根部：与T3齐平 C1棘突垂直线：平行于肩部，垂直于脊柱的C1棘突交点 扳机点1：颈部与肩部交界区，将斜方肌向后推移可触诊到 扳机点2：肩胛内上角上方约1.3厘米的位置
症状	疼痛，集中在颈部转角处；颈部僵硬；转头活动受限（患侧与健侧） 牵扯痛：沿肩胛骨内侧缘，放射至肩关节的后侧，颈肩背部
诱发症状的因素	异常姿势，活动过度负荷，上呼吸道急性感染
诊断病症	颈强直
鉴别病症	肩胛肋骨综合征、椎骨关节突关节痛、滑膜囊炎
牵涉扳机点的肌肉	斜方肌、菱形肌、同侧胸锁乳突肌甚至对侧胸锁乳突肌
受累器官	内分泌系统、消化系统、心脏

续表

骨骼肌名称	肩胛提肌
拉伸放松术	拉伸放松术：患者坐位，自然放松，手臂自然下垂，转头至健侧约最大角度的 30%，治疗师一手环抱注患者头部，另一手缓慢、稳定地沿肩胛提肌垂直肌纤维走向拉伸，然后是对角线走向的肌纤维，沿着胸廓向下，并下压和外展肩胛骨，直到软组织抵抗感出现。保持此姿势，并结合呼吸进行。 等长收缩—放松技术：施加阻力，同上
其他手法放松技术	肩胛骨间肌肉放松术 冷喷技术：喷雾方向沿肌纤维走向自下而上喷雾 热敷：在进行冷喷—牵拉技术之后，可以采用热敷方式，促进血液循环
主动训练	无

（三） 菱形肌 （表 4 –9）

表 4 –9　菱形肌的扳机点治疗

骨骼肌名称	菱形肌
解剖学	详见骨骼肌肉解剖书
功能	后缩肩胛骨
神经支配	肩胛背神经
触诊及扳机点位置	触诊：肩胛骨内侧缘、肩胛冈跟、肩胛骨内侧角、C7 – T5 棘突 扳机点：肩胛内缘及附近区域
症状	疼痛：休息时浅层疼痛，肩胛骨活动时有弹响声 牵涉痛：疼痛区在肩胛骨与脊柱旁的肌肉之间，与肩胛骨内侧缘平行的位置，冈上窝
诱发症状的因素	颈部长时间后仰，伏案久坐，胸大肌过紧
鉴别病症	肌纤维痛症
牵涉扳机点的肌肉	肩胛提肌、斜方肌、胸大肌
受累器官	心脏、呼吸系统
拉伸放松术	牵拉放松术：患者坐位，屈髋，低头，双手抓握对侧膝关节，然后大腿逐渐外展。保持 5 ~ 10 秒 等长收缩—放松技术：以放松右侧菱形肌为例，患者缓慢地吸气且向右上方看时，治疗师轻轻地施加阻力来对抗肩胛骨的回缩；然后患者往左下方看且缓慢地呼气，完全放松

续表

骨骼肌名称	菱形肌
其他手法放松技术	肩胛骨间肌肉放松术 冷喷技术：喷雾方向沿肌纤维走向自下而上喷雾 热敷，在进行冷喷—牵拉技术之后，可以采用热敷方式，促进血液循环
主动训练	双臂外展，肘关节屈曲 90°，成 W 姿势，双手臂放在门框前，与其抵抗后缩肩胛骨，维持 10 秒；然后放松，再重复

（四）冈上肌（表 4-10）

表 4-10　冈上肌的扳机点治疗

骨骼肌名称	冈上肌
解剖学	详见骨骼肌肉解剖书
功能	手臂外展，稳定关节囊
神经支配	肩胛上神经
触诊及扳机点位置	触诊：平滑式触诊冈上窝、肩峰，扳机点：冈上窝
症状	疼痛：休息和运动时均疼痛，夜间痛，晨僵 活动受限，上举活动受限 牵涉痛：三角肌外缘，肱骨外上髁，上臂和前臂外侧，肩部上方
诱发症状的因素	持续性过度负荷，如搬运重物
鉴别病症	盂肱关节炎、三角肌下或肩峰下滑膜炎、第五至第六颈椎神经根病变
牵涉扳机点的肌肉	三角肌、肩胛下肌、斜方肌、冈下肌、背阔肌
受累器官	颈椎间盘膨出，心脏
拉伸放松术	牵拉放松术：患者坐位，治疗师站在后方，并抓握患侧手臂内旋背于身后，并施加向下拉力，保持 15～20 秒 牵拉放松术：患者手臂水平内收位，拉近身体前方，保持 15～20 秒
其他手法放松技术	扳机点按压放松术 按摩 冷喷技术：喷雾方向沿肌纤维走向自下而上喷雾 热敷，在进行冷喷—牵拉技术之后，可以采用热敷方式，促进血液循环
主动训练	外展手臂，重复 8～10 次，强度逐渐递进，负重逐渐增加。要求：为避免三角肌激活，手臂外展 15°～20°

（五）冈下肌（表4－11）

表4－11　冈下肌的扳机点治疗

骨骼肌名称	冈下肌
解剖学	详见骨骼肌肉解剖书
功能	肩关节外旋，稳定肩关节囊
神经支配	肩胛上神经
触诊及扳机点位置	触诊，平滑式触诊冈下窝，肱骨大结节 扳机点1：冈下窝靠近肩胛骨内缘处；扳机点2：扳机点1的外侧
症状	疼痛，抓握无力 活动受限：肩关节内旋、内收 牵涉痛：集中在三角肌前束深部和肩关节处，向下延伸至上臂及前臂前面和侧面，还可放射至手的桡侧边；可能上传至枕骨下部及颈后区域；菱形肌上面 摸肩胛试验（＋）
诱发症状的因素	向上动作引发的急性过度负荷
鉴别病症	肩胛上神经卡压，肱二头肌肌腱炎，第五至第六颈椎神经根病变，肩关节炎
牵涉扳机点的肌肉	小圆肌、冈上肌、大圆肌、背阔肌、肱二头肌、胸大肌、肩胛下肌
受累器官	颈椎间盘膨出，心脏
拉伸放松术	牵拉技术1：手—肩胛骨试验姿势，牵拉手臂 牵拉技术2：患者放松体位，患侧上臂跨过胸前，呈水平内收姿势，牵拉手臂 牵拉技术3：患者侧卧，患侧在上，手臂置于腰后，牵拉手臂
其他手法放松技术	扳机点按压放松术 按摩 冷喷技术：喷雾方向沿肌纤维走向自下而上喷雾 热敷，在进行冷喷—牵拉技术之后，可以采用热敷方式，促进血液循环

（六）小圆肌（表4－12）

表4－12　小圆肌的扳机点治疗

骨骼肌名称	小圆肌
解剖学	详见骨骼肌肉解剖书
功能	肩关节外旋，稳定肩关节
神经支配	腋神经
触诊及扳机点位置	触诊：沿肩胛骨外侧缘，在冈下肌与大圆肌之间 扳机点：冈下肌与大圆肌之间，肩胛骨外侧缘的外侧
症状	疼痛：肩部疼痛，背手动作痛感加重，第4、5手指触觉痛感 肩部活动受限 牵涉痛：三角肌后方，上臂后方
诱发症状的因素	长期肌肉负荷过重，肌肉力量不协调
诊断病症	小圆肌的急性过度使用或慢性劳损，肩关节脱位
鉴别病症	肩袖撕裂伤，四边孔综合征，尺神经病变，第8颈椎脊神经根病变，冈下肌激痛点，肩滑囊炎
牵涉扳机点的肌肉	肩胛下肌、胸大肌、三角肌前束、冈上肌
受累器官	颈椎间盘膨出，心脏
拉伸放松术	牵拉技术：患者侧卧，患侧在上，上臂屈曲举过头顶，尽可能地远离头部后方，并朝向地面下垂 等长收缩—放松术 交互—抑制放松术
其他手法放松技术	扳机点按压放松术 按摩 冷喷技术：喷雾方向沿肌纤维走向自下而上喷雾 热敷，在进行冷喷—牵拉技术之后，可以采用热敷方式，促进血液循环

（七）大圆肌（表4－13）

表4－13　大圆肌的扳机点治疗

骨骼肌名称	大圆肌
解剖学	详见骨骼肌肉解剖书
功能	肩关节内旋、内收，稳定肩关节
神经支配	肩胛下神经
触诊及扳机点位置	钳捏式触诊：肩胛下角、腋后襞、肩胛骨外侧缘 扳机点1：肩胛下角；扳机点2：大圆肌外侧缘与腋后襞交界处
症状	疼痛：动作时疼痛 外展活动受限，肱三头肌试验（＋） 牵涉痛：三角肌后方，沿肱三头肌长头放射，前臂背面 翼状肩
诱发症状的因素	长期肌肉负荷过重，肌肉力量不协调
鉴别病症	三角肌下或肩峰下滑膜炎，第六至第七颈椎神经根病变
牵涉扳机点的肌肉	背阔肌、肱三头肌长头、三角肌后束、小圆肌和肩胛下肌
受累器官	颈椎间盘膨出，心脏
拉伸放松术	等长收缩—放松术1：患者仰卧位，患肢上举过头，治疗师一手按住肘关节，向地面施加压力。患者抵抗保持，然后放松 等长收缩—放松术2：患者侧仰卧位，患肢上举过头，治疗师一手按住肘关节，向地面施加压力。患者抵抗保持，然后放松
其他手法放松技术	局部扳机点按压放松术：针对内侧和外侧的扳机点区域 按摩 冷喷技术：喷雾方向沿肌纤维走向自下而上喷雾 热敷，在进行冷喷—牵拉技术之后，可以采用热敷方式，促进血液循环

（八）肩胛下肌（表4－14）

表4－14　肩胛下肌的扳机点治疗

骨骼肌名称	肩胛下肌
解剖学	详见骨骼肌肉解剖书
功能	肩关节内旋，稳定肩关节
神经支配	肩胛下神经
触诊及扳机点位置	触诊：肩胛骨外侧缘，腋窝后壁，背阔肌外缘 扳机点1：肩胛下窝内，靠近肩胛骨外侧缘位置 扳机点2：肩胛下窝内，靠近肩胛骨内上角位置
症状	疼痛：酸痛 活动度受限：上举受限，外展受限 牵涉痛：肩部后方，整个肩胛骨体表投射区，上臂后方至肘部，腕关节背面与掌面
诱发症状的因素	重复肩关节内旋动作，如游泳姿势、急性肩部创伤
鉴别病症	第7颈椎神经根病变，胸廓出口症，肩部撞击症
牵涉扳机点的肌肉	胸大肌、背阔肌、肱三头肌长头、三角肌前后束
受累器官	呼吸系统
拉伸放松术	牵拉方式1：体前屈，上身与地面平行，健侧手放在桌子上，患者手臂下垂，负重，小范围地画圈运动 牵拉方式2：将身体置于门中间，手臂外展至水平位，肘关节屈曲90°，前臂放于门框边；然后身体向前倾斜，牵拉 牵拉方式3：站立位，患侧手臂上举过头，肘关节屈曲，手掌放在颈椎处，健侧手握住肱骨下端，向健侧拉 收缩—放松技术
其他手法放松技术	扳机点按压放松术 肌紧带的深度按摩 冷喷技术：喷雾方向沿肌纤维走向自下而上喷雾 热敷，在进行冷喷—牵拉技术之后，可以采用热敷方式，促进血液循环
主动训练	无

（九）背阔肌（表4-15）

表4-15 背阔肌的扳机点治疗

骨骼肌名称	背阔肌
解剖学	详见骨骼肌肉解剖书
功能	伸展、内收、内旋上臂，辅助呼吸
神经支配	胸背神经
触诊及扳机点位置	弹拨式触诊 扳机点：腋后襞下方，肩胛骨外侧缘中点附近
症状	疼痛：肩胛下角及其周围，体前屈疼痛 牵涉痛：肩部后方，上臂和前臂的后内方
诱发症状的因素	肌肉过度负荷，重复的姿势疲劳
鉴别病症	肩胛上神经卡压、第7颈椎神经根病变、肱二头肌炎、斜方肌下束和菱形肌扳机点
牵涉扳机点的肌肉	斜方肌下束、肱三头肌、尺侧腕屈肌
受累器官	无
拉伸放松术	拉伸放松术1：患者仰卧位，手臂上举过头，放松肌肉 拉伸放松术1：患者健侧卧位，患侧手臂上举过头，下垂至地面，放松肌肉 交互—抑制放松术
其他手法放松技术	扳机点按压放松术 按摩 冷喷技术：喷雾方向沿肌纤维走向自下而上喷雾 热敷，在进行冷喷—牵拉技术之后，可以采用热敷方式，促进血液循环
主动训练	负重下拉训练

附：1. 口腔遮盖测试（The Mouth Wrap-Around Test）：检查肩胛带肌肉，手臂在肩盂肱关节处做全范围的主动外展配合外旋动作，以此评估患肢的肩肱节律。要求患者尽可能地举起手臂抬到头部后方，然后手尽可能地延伸来遮盖嘴巴。保持头部端正，头不得协助转动超过45°。阳性：动作过程出现肌肉疼痛，提示肩部外展肌和外旋肌紧张；动作活动受限，提示肩部内收肌或内旋肌紧张，如冈下肌和三角肌中束；疼痛放射到肩后部及腕部，说明肩胛下肌扳机点紧张；而只有其他肌肉没有限制活动的条件下，背阔肌紧张会激发背阔肌区域的周边疼痛。

2. 肩胛骨间肌肉放松术（Interscapular Muscle Release）和肩胛骨松动术（Scapular Mobilization）：患者侧卧，患侧朝上。检查者站在患者前面，一只手伸出越过患者肩膀上，抓握肩胛骨与脊柱间的上半部；另一手越过患侧腋下，抓握下半部。然后缓慢地外展肩胛骨，放松肩胛骨间的肌肉和筋膜。还可以加上等长收缩—放松技术，也可根据肌纤维走向适当地调整肩胛骨角度（转动、外展、前倾、后倾）。此技术可以给斜方肌中、下束，大小菱形肌和肩胛提肌进行拉伸放松，也起到放松背阔肌的作用。

3. 摸肩胛试验（Hand—Shoulder—Blade Test）：需要上臂于肩盂肱关节处有完全的内旋内收动作。患者执行此动作时，将手放在背后，且尽其所能地向上和对侧的肩胛骨移动。正常情况下，手指尖至少能达到肩胛下角。此试验牵拉到肩外展和外旋肌。如果这些肌肉的扳机点紧绷、纤维缩短而使牵拉范围受到抑制，那么手指很难触碰（主动或被动都是一样的）。

三、上　肢

（一） 三角肌 （表4－16）

表4－16　三角肌的扳机点治疗

骨骼肌名称	三角肌
解剖学	详见骨骼肌肉解剖书
功能	肩关节外展 前束：屈曲，内旋；中束：外展；后束：后伸，外旋
神经支配	腋神经
触诊及扳机点位置	触诊：肩关节外展30°时，弹拨式触诊肌肉区域 前束扳机点：肌腹上1/3，盂肱关节的前方，肌束前缘附近 后束扳机点：肌腹下1/2，肌束后缘附近
症状	疼痛：休息时疼痛加重；前束，外旋手臂疼痛且外展无力；后束，内旋手臂疼痛且外展无力 活动受限：手臂外展受限。 牵涉疼：三角肌前外放区域及上臂，三角肌后外放区域及上臂 背部摩擦测试（＋）
诱发症状的因素	肌肉负荷过重，急性肌肉损伤
鉴别病症	三角肌滑囊炎，肩部撞击症，第五颈椎神经根病变，冈上肌、冈下肌和胸大肌锁骨部的扳机点
牵涉扳机点的肌肉	胸大肌锁骨部，肱二头肌
受累器官	颈椎间盘膨出，心脏

续表

骨骼肌名称	三角肌
拉伸放松术	等长收缩—放松术：（1）前束：患者坐位，治疗师站在后方，一手握住患肢手腕，水平外展患侧手臂，同时外旋。到达最大角度，治疗师施加轻微阻力，患者抵抗保持，然后放松；（2）后束：患者坐位，治疗师站在后方，一手握住患肢手腕，水平内收患侧手臂，同时内旋。到达最大角度，治疗师施加轻微阻力，患者抵抗保持，然后放松；（3）中束：患者坐位，治疗师站在后方，一手握住患肢肘关节，并移动手臂水平内收，施加阻力，或者肩关节内旋后伸，治疗师在肘关节处施加阻力，患者抵抗保持，然后放松
其他手法放松技术	扳机点按压放松术 按摩 冷喷技术：喷雾方向沿肌纤维走向自下而上喷雾 热敷，在进行冷喷—牵拉技术之后，可以采用热敷方式，促进血液循环
主动训练	三角肌中后束的力量训练

（二）喙肱肌（表4－17）

表4－17　喙肱肌的扳机点治疗

骨骼肌名称	喙肱肌
解剖学	详见骨骼肌肉解剖书
功能	肩关节屈曲、内收
神经支配	肌皮神经
触诊及扳机点位置	触诊：腋窝前上方，三角肌与胸大肌之间 扳机点：在此肌顶点区按压
症状	疼痛：上肢疼痛 牵涉痛：靠近肱骨近端前侧且间断放射痛，向下延伸至上臂背侧，前臂背侧及手背侧，但不累及肘部及腕部 背部摩擦试验（＋）
诱发症状的因素	重复性姿势，急性骨骼肌损伤
鉴别病症	肌皮神经卡压、第五和第六颈神经根病变、比神经外侧索（无喙肱肌损伤）
牵涉扳机点的肌肉	三角肌，肱二头肌，肱三头肌
受累器官	无

续表

骨骼肌名称	喙肱肌
拉伸放松术	同三角肌前束一致的方法
其他手法放松技术	扳机点按压放松术 按摩 冷喷技术：喷雾方向沿肌纤维走向自下而上喷雾 热敷，在进行冷喷—牵拉技术之后，可以采用热敷方式，促进血液循环
主动训练	无

（三）肱二头肌（表4－18）

表4－18　肱二头肌的扳机点治疗

骨骼肌名称	肱二头肌
解剖学	详见骨骼肌肉解剖书
功能	肩关节屈曲；屈肘
神经支配	肌皮神经
触诊及扳机点位置	触诊：钳捏式触诊，肱二头肌隆间沟，位于肱骨大小结节间隙；肩胛骨喙突 扳机点：肱二头肌远端1/3处
症状	疼痛：肩前部浅表层疼痛，酸痛，手臂屈曲外展时疼痛 活动受限：外展受限；无力感 牵涉痛：放射至三角肌前方，手臂前方，肘关节内侧及肩胛骨上区域 肱二头肌伸直试验（＋）
诱发症状的因素	急性用力过度，肌肉反复拉伤，术中屈曲手臂过久，肱二头肌肌腱炎
鉴别病症	肱二头肌肌腱炎、三角肌滑囊炎、肱二头肌滑囊炎、盂肱关节炎
牵涉扳机点的肌肉	肱肌、旋后肌、喙肱肌和肱三头肌
受累器官	呼吸系统
拉伸放松术	牵拉放松术1：患者坐位，手臂外展90°，然后治疗师手握患者前臂，外旋肩关节，手臂向后伸 牵拉放松术2：患者坐位，肘关节伸直，前臂外旋，掌心面前，然后把掌心按在椅坐上 等长收缩—放松术 交互—抑制放松术

续表

骨骼肌名称	肱二头肌
其他手法放松技术	扳机点按压放松术 按摩 冷喷技术：喷雾方向沿肌纤维走向自下而上喷雾 热敷：在进行冷喷—牵拉技术之后，可以采用热敷方式，促进血液循环

（四）肱　肌（表4－19）

表4－19　肱肌的扳机点治疗

骨骼肌名称	肱肌
解剖学	详见骨骼肌肉解剖书
功能	屈肘
神经支配	肌皮神经和桡神经
触诊及扳机点位置	触诊：肘关节屈曲 30°～45°，前臂旋后，触及肱二头肌外侧边缘深处 扳机点 1：上臂前面，肘关节上方 扳机点 2：肱肌肌腹上 1/2 内
症状	疼痛：扩散性酸痛 麻木刺痛：大拇指背侧麻木 牵涉痛：放射至第 1 腕掌关节背面和拇指基底部背面，肘关节前面，上臂和三角肌前面
诱发症状的因素	屈肘举重物
鉴别病症	第五和第六颈神经根病变、肱二头肌肌腱炎、冈上肌肌腱炎
牵涉扳机点的肌肉	肱桡肌、肱二头肌
受累器官	心血管系统、消化系统
拉伸放松术	牵拉放松术 1：患者坐位，手臂外展 90°，然后治疗师手握患者前臂，外旋肩关节，手臂向后伸 牵拉放松术 2：患者坐位，肘关节伸直，前臂外旋，掌心面前，然后把掌心按在椅坐上 等长收缩—放松术 交互—抑制放松术
其他手法放松技术	扳机点按压放松术 按摩 冷喷技术：喷雾方向沿肌纤维走向自下而上喷雾 热敷，在进行冷喷—牵拉技术之后，可以采用热敷方式，促进血液循环

(五) 肱三头肌 (表4-20)

表4-20 肱三头肌的扳机点治疗

骨骼肌名称	肱三头肌
解剖学	详见骨骼肌肉解剖书
功能	伸肘，稳定肩关节
神经支配	桡神经
触诊及扳机点位置	触诊：钳捏式触诊肌腹，平滑式触诊肌腱处，肱骨头，尺骨鹰嘴处，沿肱骨至鹰嘴过程中，内侧头在长头下方，但可在肱骨远端内侧触及 扳机点1：位于长头与大圆肌交界处的内侧 扳机点2：位于内侧头的外缘，肱骨外上髁上方4~6厘米 扳机点3：位于外侧头外缘，大约在上臂中间位置 扳机点4：位于内侧头，大约在尺骨鹰嘴的正上方 扳机点5：位于内侧头的内缘，肱骨内上髁稍靠近上方
症状	疼痛：定位不明确的肩部及上臂疼痛 伸肘动作出现代偿（用肩胛骨或身体活动代偿） 牵涉痛：放射至上臂背侧，肩部直到颈部背侧，前臂到手背面；肱骨外上髁，前臂桡侧及内侧
诱发症状的因素	持重负载或上臂扩展动作中过度的负荷压力
鉴别病症	网球肘、高尔夫球肘、鹰嘴滑囊炎、肘关节炎、桡神经卡压、肘管卡压综合征
牵涉扳机点的肌肉	背阔肌、大圆肌、小圆肌、旋后肌、肘肌、肱桡肌、桡侧腕伸肌
受累器官	消化系统
拉伸放松术	牵拉放松术：患者坐位，治疗师站在身后，患肢上举过头，掌心朝后，治疗师屈曲患侧肘关节，掌心落在颈胸椎处，向健侧拉肘关节，保持7~10秒
其他手法放松技术	扳机点按压放松术 按摩 冷喷技术：喷雾方向沿肌纤维走向自下而上喷雾 热敷，在进行冷喷—牵拉技术之后，可以采用热敷方式，促进血液循环

（六）肱桡肌（表4－21）

表4－21 肱桡肌的扳机点治疗

骨骼肌名称	肱桡肌
解剖学	详见骨骼肌肉解剖书
功能	屈曲肘关节，使前臂处于中立位置
神经支配	桡神经
触诊及扳机点位置	触诊：钳捏式 扳机点：前臂桡骨远点1～2厘米处
症状	疼痛 牵涉痛：放射至拇指鞍状关节和食指基底关节之间的手背区域，外上髁，前臂桡侧
诱发症状的因素	屈肘举重物
鉴别病症	网球肘、第五和第六颈神经根病变，伴随肱桡肌扳机点受侵犯
牵涉扳机点的肌肉	肱二头肌、肱三头肌、三角肌、肱肌
受累器官	消化系统
拉伸放松术	牵拉放松术：患者坐位，前臂伸直，肘关节外侧垫软垫，治疗师握住患者手指，使前臂略旋前，并完全伸直
其他手法放松技术	扳机点按压放松术 按摩 冷喷技术：喷雾方向沿肌纤维走向自下而上喷雾 热敷，在进行冷喷—牵拉技术之后，可以采用热敷方式，促进血液循环
主动训练	无

（七）前臂屈肌（表4－22）

表4－22　前臂屈肌的扳机点治疗

骨骼肌名称	桡侧腕屈肌、尺侧腕屈肌、指浅屈肌和指深屈肌、拇长屈肌和旋前圆肌
解剖学	详见骨骼肌肉解剖书
功能	肘关节、腕关节屈曲运动，掌指关节、指间关节屈曲运动
神经支配	正中神经、尺神经
触诊及扳机点位置	桡侧腕屈肌扳机点：肌腹正中 尺侧腕屈肌扳机点：前臂掌侧近端1/2处，尺骨边缘肌腹正中 指浅屈肌和指深屈肌扳机点：前臂掌侧近端1/2处，和桡侧腕屈肌和尺侧腕屈肌扳机点同一水平 拇长屈肌扳机点：靠近手腕近端和前臂正中线桡侧 旋前圆肌扳机点：接近手肘内侧，偏向尺侧到肱二头肌腱膜
症状	疼痛：手腕屈曲、旋后，侧偏时疼痛加重 牵涉痛：桡侧腕屈肌放射至腕掌侧大小鱼际之间，手掌近端1/2和前臂远端1/2的狭窄区域；尺侧腕屈肌放射至腕掌侧小鱼际肌的尺侧边缘，手掌近端1/2（小鱼际区），前臂远端1/2的狭窄带（小鱼际区）；指浅屈肌和指深屈肌：放射至第3～5指掌侧；拇长屈肌：放射至拇指掌侧；旋前圆肌：放射至腕掌桡侧鱼际区，前臂掌桡侧区域 手指伸直试验（＋）
诱发症状的因素	屈肘举重物，重复性屈臂负荷
鉴别病症	高尔夫球肘、尺神经病变，腕管综合征、腕骨关节炎，颈神经根病变
受累器官	消化系统
拉伸放松术	牵拉放松术：腕关节在肘关节屈曲或伸直位被动牵拉后伸 交互—抑制放松术 等长收缩—放松术：与牵拉放松术姿势一致，配合轻微阻力抵抗，保持，再放松
其他手法放松技术	扳机点按压放松术 按摩 冷喷技术：喷雾方向沿肌纤维走向自下而上喷雾 热敷：在进行冷喷—牵拉技术之后，可以采用热敷方式，促进血液循环
主动训练	无

（八）前臂伸肌（表4－23）

表4－23 前臂伸肌的扳机点治疗

骨骼肌名称	桡侧腕伸肌、桡侧腕短肌、尺侧腕伸肌
解剖学	详见骨骼肌肉解剖书
功能	伸腕 桡侧腕伸肌：手桡偏 尺侧腕伸肌：手尺偏
神经支配	桡神经
触诊及扳机点位置	触诊：平滑式触诊 扳机点1：桡骨头远端1～2厘米，约在肱桡肌扳机点的水平面，但偏向尺侧 扳机点2：在桡骨头远端5～6厘米处，约在肌腹正中 扳机点3：在外上髁远端7～8厘米
症状	疼痛：尺偏动作出现疼痛 不稳定和无力性抓握，持物不稳 肘关节伸展范围受限 牵涉痛：外上髁，腕关节的中心区、尺侧、桡侧和手背 手抓握试验（＋）
诱发症状的因素	急性骨骼肌损伤
鉴别病症	网球肘、第七和第八颈神经根病变，并伴随腕伸肌扳机点受侵犯
牵涉扳机点的肌肉	指伸肌、肱桡肌
受累器官	无
拉伸放松术	牵拉放松术：被动屈曲患者手腕，同时做尺偏或桡偏动作
其他手法放松技术	扳机点按压放松术 按摩 冷喷技术：喷雾方向沿肌纤维走向自下而上喷雾 热敷：在进行冷喷—牵拉技术之后，可以采用热敷方式，促进血液循环
主动训练	前臂伸肌的运动训练

附：1. 手抓握试验（Handgrip Test）：患者以一般握手姿势，保持腕伸直、桡偏的姿势，握住检查者的手。当手部伸肌存在扳机点时，而患者又试图以伸直的手腕去抓握时，会使手部伸肌处于缩短状态，从而引发疼痛。痛点来源检查可以采用压迫试验，即在进行手抓握试验时，治疗师一手钳捏式抓握姿势，再用力且广泛地压迫手肘以下的伸肌群。此压力可以缓解疼痛。

2. 背部摩擦试验：患者把患手放在背后，观察指节与背中线的关系，如果掌指关节没有超过中线，并出现疼痛为阳性。

3. 手指伸直试验：患者双手十指相对，然后彼此用力推压。阳性：手指区域不能完全接触，并出现肌肉疼痛或牵涉痛。

四、躯干肌

（一）胸大肌（表4－24）

表4－24　胸大肌的扳机点治疗

骨骼肌名称	胸大肌
解剖学	详见骨骼肌肉解剖书
功能	锁骨部：屈曲、内收肩关节 胸肋部：内收内旋肩关节，吸气肌
神经支配	胸内侧和外侧神经
触诊及扳机点位置	钳捏式触诊 扳机点遍布整个肌肉，腋窝旁最多，其中心率失常扳机点位于乳头与胸骨外侧缘的两条垂直线的中间，右侧第5肋间隙
症状	疼痛：乳房痛和弥漫性酸痛，心绞痛类似症状 牵涉痛：放射至三角肌前区，锁骨本身；胸前部，上臂内侧，内上髁，前臂掌侧，手尺侧缘，第3～5指的掌侧面；胸骨和胸部边缘区域
诱发症状的因素	负荷过大，心肌梗塞
鉴别病症	心绞痛，肱二头肌肌腱炎，冈上肌肌腱炎，肱骨内上髁炎，肱骨外上髁炎
牵涉扳机点的肌肉	背阔肌、大圆肌、肩胛下肌、三角肌前束、喙肱肌、前锯肌、菱形肌和斜方肌中束
受累器官	心脏
拉伸放松术	牵拉放松术：详见胸大肌肌肉拉伸放松技术 等长收缩—放松术
其他手法放松技术	扳机点按压放松术 按摩 冷喷技术：喷雾方向沿肌纤维走向自下而上喷雾 热敷：在进行冷喷—牵拉技术之后，可以采用热敷方式，促进血液循环
主动训练	卧推

（二）胸小肌（表4－25）

表4－25　胸小肌的扳机点治疗

骨骼肌名称	胸小肌
解剖学	详见骨骼肌肉解剖书
功能	牵拉肩胛骨向前、向下，当肩胛骨固定时吸气
神经支配	胸内侧和外侧神经
触诊及扳机点位置	钳捏式触诊，在胸大肌上对胸小肌做间接触诊 扳机点1：靠近第4肋骨的肌肉起点处 扳机点2：位于自肩胛骨喙突的肌腱近尾端与肌肤的移行处
症状	疼痛：胸部疼痛 活动受限：患侧手指水平后伸受限 牵涉痛：放射至胸部，上臂尺侧，肘部和前臂，第3～5指的掌侧面
诱发症状的因素	
鉴别病症	胸廓出口综合症、第七至第八颈神经根病变、冈上肌肌腱炎、肱二头肌肌腱炎、宫内上髁炎
牵涉扳机点的肌肉	三角肌、斜角肌、胸锁乳突肌
受累器官	心脏
拉伸放松术	牵拉放松术：患者仰卧位，治疗师站在患侧边，一手握住患侧肘，向患侧前外侧施加向地面的力，使患肢做外展动作 等长收缩—放松术：姿势同上，治疗师在活动末端稍加阻力，患者抵抗数秒，配合呼吸，然后放松
其他手法放松技术	扳机点按压放松术 按摩 冷喷技术：喷雾方向沿肌纤维走向自下而上喷雾 热敷：在进行冷喷—牵拉技术之后，可以采用热敷方式，促进血液循环
主动训练	无

（三）前锯肌（表4-26）

表4-26 前锯肌的扳机点治疗

骨骼肌名称	前锯肌
解剖学	详见骨骼肌肉解剖书
功能	肩胛骨前伸，辅助吸气
神经支配	胸长神经，肋间神经
触诊及扳机点位置	触诊：肋骨5或6腋中线表面，肋骨8和9的肋侧面 扳机点：常见于肋骨5和6的水平面处
症状	疼痛：中胸部的前外侧疼痛，肩胛骨内侧角疼痛，乳房或乳头疼痛 牵涉痛：放射至胸部正中区域的前外侧，肩胛下角内侧，同侧手臂尺侧至无名指处 呼吸短促，无法深呼吸
诱发症状的因素	快速或长距离跑步，俯卧撑动作，严重的咳嗽
牵涉扳机点的肌肉	背阔肌、斜角肌和胸锁乳突肌
受累器官	呼吸系统、消化系统
拉伸放松术	牵拉放松术1：患者坐位，治疗师站在后方。治疗师一手抓握患肢后摆，另一只手环抱住患者患侧肩部，向反向旋转 牵拉放松术2：胸大肌牵拉姿势，位置1，手掌在于耳朵后，位置2，手肘与肩水平
其他手法放松技术	扳机点按压放松术 按摩 冷喷技术：喷雾方向沿肌纤维走向自下而上喷雾 热敷：在进行冷喷—牵拉技术之后，可以采用热敷方式，促进血液循环
主动训练	无

四、竖脊肌（表4－27）

表4－27　竖脊肌的扳机点治疗

骨骼肌名称	髂肋肌、最长肌、棘肌
解剖学	详见骨骼肌肉解剖书
功能	脊柱侧曲和后伸
神经支配	脊神经后支
触诊及扳机点位置	触诊：平滑式 扳机点：分布整个竖脊肌，同水平的棘突高度敏感
症状	疼痛：背部或腰部疼痛 背部活动受限 牵涉痛： 髂肋肌：胸中间区域，向上放射至肩和侧胸壁；胸下部区域，向上放射至肩胛骨，向前放射至上腹部和腰椎处；腰部，向下放射至臀中肌区域 最长肌：放射至臀部和骶髂关节
诱发症状的因素	持重物时背部扭转弯曲过急或负荷过重，持续性弯腰姿势
鉴别病症	纤维肌痛症、骨关节炎、神经根病变
牵涉扳机点的肌肉	背阔肌、腰方肌、腰大肌
受累器官	消化系统、泌尿系统
拉伸放松术	牵拉放松术：体前屈动作和坐位转体动作 等长收缩—放松术：姿势同上，治疗师在活动末端稍加阻力，患者抵抗数秒，配合呼吸，然后放松
其他手法放松技术	扳机点按压放松术 按摩 冷喷技术：喷雾方向沿肌纤维走向自下而上喷雾 热敷：在进行冷喷—牵拉技术之后，可以采用热敷方式，促进血液循环
主动训练	腰背肌负重训练，核心训练

（五）腹直肌（表4－28）

表4－28　腹直肌的扳机点治疗

骨骼肌名称	腹直肌
解剖学	详见骨骼肌肉解剖书
功能	屈曲躯干、维持负压、辅助呼吸
神经支配	脊神经腹侧支 T7－T12
触诊及扳机点位置	触诊：平滑式触诊 扳机点：肋骨弓与剑突之间的夹角处，或在剑突与肚脐间，也可能在腹直肌的中、下部，尤其是在其外侧边缘及在耻骨的附着处
症状	疼痛：腹部疼痛、腹部痉挛、绞痛 牵涉痛：放射至膀胱区、腹股沟、背部、胸腰椎交界处
诱发症状的因素	内脏疾病、消化道疾病、胆结石、不良呼吸方式
鉴别病症	关节机能障碍、纤维肌痛症、阑尾炎、不良呼吸方式、泌尿道炎症
牵涉扳机点的肌肉	前锯肌、大腿内收肌
受累器官	消化系统、内分泌系统
拉伸放松术	牵拉放松术：详见腹直肌牵拉方式 等长收缩—放松术 交互—抑制放松术
其他手法放松技术	扳机点按压放松术 按摩 冷喷技术：喷雾方向沿肌纤维走向自下而上喷雾 热敷：在进行冷喷—牵拉技术之后，可以采用热敷方式，促进血液循环
主动训练	腹式呼吸训练、核心训练

（六）腹内斜肌（表4－29）

表4－29　腹内斜肌的扳机点治疗

骨骼肌名称	腹内斜肌
解剖学	详见骨骼肌肉解剖书
功能	躯干侧屈、同侧旋转；辅助呼气，加固腹股沟管
神经支配	脊神经腹侧支 T7－T12
触诊及扳机点位置	触诊：沿下6根肋骨间断的下缘，接近耻骨，往下按压耻骨弓的上缘 扳机点：存在纤维性小结
症状	疼痛：腹部疼痛、腹部痉挛、绞痛 牵涉痛：遍及腹部、腹股沟、上腹部
诱发症状的因素	内脏疾病、消化道疾病、胆结石、不良呼吸方式、泌尿道炎症
鉴别病症	关节机能障碍、纤维肌痛症、阑尾炎
牵涉扳机点的肌肉	前锯肌、大腿内收肌
受累器官	消化系统、内分泌系统
拉伸放松术	牵拉放松术：详见腹内斜肌牵拉方式 等长收缩—放松术 交互—抑制放松术
其他手法放松技术	扳机点按压放松术 按摩 冷喷技术：喷雾方向沿肌纤维走向自下而上喷雾 热敷：在进行冷喷—牵拉技术之后，可以采用热敷方式，促进血液循环
主动训练	腹式呼吸训练、核心训练

（七）腹外斜肌（表4－30）

表4－30　腹外斜肌的扳机点治疗

骨骼肌名称	腹外斜肌
解剖学	详见骨骼肌肉解剖书
功能	躯干侧屈、对侧旋转，辅助呼气
神经支配	脊神经腹侧支 T7－T12
触诊及扳机点位置	触诊：平滑式触诊；屈曲髋关节，松解腹部，用钳捏式触诊 扳机点：沿肋骨廓下缘和髂嵴的附着点处
症状	疼痛：腹部疼痛、腹部痉挛、绞样痛 牵涉痛：遍及腹部、腹股沟、上腹部
诱发症状的因素	内脏疾病、消化道疾病、胆结石、不良呼吸方式、泌尿道炎症
鉴别病症	关节机能障碍、纤维肌痛症、阑尾炎
牵涉扳机点的肌肉	前锯肌、大腿内收肌
受累器官	消化系统、内分泌系统
拉伸放松术	牵拉放松术：详见腹外斜肌牵拉方式 等长收缩—放松术 交互—抑制放松术
其他手法放松技术	扳机点按压放松术 按摩 冷喷技术：喷雾方向沿肌纤维走向自下而上喷雾 热敷：在进行冷喷—牵拉技术之后，可以采用热敷方式，促进血液循环
主动训练	腹式呼吸训练、核心训练

（八）腰方肌（表4－31）

表4－31　腰方肌的扳机点治疗

骨骼肌名称	腰方肌
解剖学	详见骨骼肌肉解剖书
功能	侧屈躯干，呼吸时固定第12肋
神经支配	T12－L3脊神经前支
触诊及扳机点位置	触诊：患者侧卧，髂嵴上方和竖脊肌侧面的三角区；沿着髂嵴，第12肋与竖脊肌之间构成的三角区 浅层扳机点：第12肋下或髂嵴上方 深层扳机点：髂嵴上方与第4、5腰椎横突或肌肉内侧区，第3腰椎横突的顶点
症状	疼痛：腰背疼痛，静息时长时间持续性疼痛 腰部活动受限，旋转和侧屈受限 牵涉痛：沿髂嵴，有时进入股骨头和侧下腹区域；环绕大转子，部分进入大腿外侧；进入骶髂关节区域；臀部尾端
诱发症状的因素	一侧拉或抬重物，或摔倒
鉴别病症	多裂肌扳机点疼痛、粗隆部滑囊炎、腰椎间盘狭窄、骶髂关节功能障碍、脊柱肿瘤、重症肌无力、胆结石、肾结石、腹腔内感染
牵涉扳机点的肌肉	臀中肌、臀小肌、髂腰肌、竖脊肌、腹肌
受累器官	消化系统、泌尿系统
拉伸放松术	牵拉放松术1（患侧下肢前置）：患者侧卧，健侧在下，屈髋屈膝，患侧上肢上举过头，患侧下肢伸直，置于健侧腿前上方。治疗师站在患者身后，一手扶在肋廓处向后上方施加力，一手按在患侧股骨远端，向前下方施加力。拉开髂嵴与第12肋之间的距离 牵拉放松术2（患侧下肢后置）：患着侧卧，健侧在下，屈髋屈膝，患侧上肢上举过头，患侧下肢伸直，置于健侧腿后上方。治疗师站在患者身后，一手伏在肋廓处向前上方施加力，一手按在患侧股骨远端，向后下方施加力。拉开髂嵴与第12肋之间的距离
其他手法放松技术	扳机点按压放松术 按摩 冷喷技术：喷雾方向沿肌纤维走向自下而上喷雾 热敷：在进行冷喷—牵拉技术之后，可以采用热敷方式，促进血液循环
主动训练	腰背部力量训练

（九）髂腰肌（表4－32）

表4－32　髂腰肌的扳机点治疗

骨骼肌名称	髂腰肌
解剖学	详见骨骼肌肉解剖书
功能	髋关节屈曲、外旋、内旋
神经支配	股神经
触诊及扳机点位置	触诊： 扳机点1：股三角外侧缘 扳机点2：髂前上棘 扳机点3：位于腹直肌外侧、脐下
症状	疼痛：腰背痛，直立时疼痛加剧，斜靠时出现持续轻微的背部疼痛 牵涉痛：放射至腰椎同侧，沿脊柱上行至骶髂关节，然后到达臀中肌上部；腹股沟和大腿前内侧
诱发症状的因素	压力负荷过重，或过度负荷过久，长时间久坐后髋部剧烈屈曲
鉴别病症	腰方肌、腹直肌下部、最长肌、臀大肌的扳机点，神经纤维瘤，转移性肿瘤，髂腰肌化脓性炎症，股骨小转子单侧后脱位
牵涉扳机点的肌肉	腘绳肌，臀肌，胸腰段椎旁肌肉和颈后肌肉
受累器官	消化系统，泌尿系统
拉伸放松术	等长收缩—放松术：患者侧卧，健侧在下，屈髋屈膝，患侧下肢伸直，治疗师站在体后，一手扶髂嵴，一手握患侧脚踝，后伸患肢同时内旋，施加轻微阻力，患者抵抗，维持数秒
其他手法放松技术	扳机点按压放松术 按摩 冷喷技术：喷雾方向沿肌纤维走向自下而上喷雾 热敷：在进行冷喷—牵拉技术之后，可以采用热敷方式，促进血液循环
主动训练	无

（十）臀大肌（表4－33）

表4－33　臀大肌的扳机点治疗

骨骼肌名称	臀大肌
解剖学	详见骨骼肌肉解剖书
功能	髋关节的伸展和外旋
神经支配	臀下神经
触诊及扳机点位置	触诊：患者侧卧，双髋屈曲，平滑式触诊臀大肌上部，钳捏式触诊臀大肌下缘 扳机点1：臀沟上缘，接近此肌肉在骶骨的止点处 扳机点2：坐骨结节的头侧 扳机点3：在此肌肉尾侧缘中部
症状	疼痛：久坐后疼痛，上坡时身体保持前倾而出现渐进性疼痛，游泳诱发疼痛 牵涉痛：放射至骶髂关节，开始沿臀沟至尾肌区与大腿根后方；涉及全部肌肉，骶尾部和髂嵴下外侧区及臀尖部；尾骨与此肌尾侧中部
诱发症状的因素	不正确的睡姿，急性肌肉超负荷
鉴别病症	大转子滑囊炎，腰椎关节突关节痛，腰骶部浅表筋膜纤维化
牵涉扳机点的肌肉	臀小肌、髂腰肌、股直肌
受累器官	消化系统、泌尿系统
拉伸放松术	详见臀大肌肌肉拉伸技术
其他手法放松技术	扳机点按压放松术 按摩 冷喷技术：喷雾方向沿肌纤维走向自下而上喷雾 热敷：在进行冷喷—牵拉技术之后，可以采用热敷方式，促进血液循环
主动训练	无

（十一）臀中肌（表4－34）

表4－34　臀中肌的扳机点治疗

骨骼肌名称	臀中肌
解剖学	详见骨骼肌肉解剖书
功能	髋关节外展、内旋、外旋
神经支配	臀上神经
触诊及扳机点位置	触诊：侧屈，下肢屈曲 扳机点1：该肌肉的后腹，髂嵴下方和骶髂关节附近 扳机点2：紧挨髂嵴下，大约在髂嵴中点处 扳机点3：紧挨髂嵴下，髂前上棘的腹侧
症状	疼痛：长时间行走后疼痛，跑步时疼痛，侧踢腿时疼痛 牵涉痛：经骶髂关节和骶骨放射到整个臀部，经臀肌中外侧区放射至大腿后方，沿髂嵴和下腰椎区放射至骶骨
诱发症状的因素	长时间行走、跑步，不正确睡姿，急性肌肉超负荷
鉴别病症	骶髂关节机能障碍或疾病，腰椎小关节紊乱，大转子囊炎，蛛网膜炎，蛛网膜神经炎
牵涉扳机点的肌肉	腰方肌、臀大肌、梨状肌
受累器官	无
拉伸放松术	牵拉放松术（前部）：患者侧卧，健侧在下，治疗师站在患侧身后方，一手固定髂嵴，一手固定患侧股骨远端，将腿放在健侧腿后面，落在治疗床外，同时被动使患侧大腿后伸，内收 牵拉放松术（后部）：患者侧卧，健侧在下，治疗师站在患侧身前方，一手固定髂嵴，一手固定患侧股骨远端，将腿放在健侧腿前面，落在治疗床外，同时被动使患侧大腿屈髋约30°，使大腿内收
其他手法放松技术	扳机点按压放松术 深层按摩 缺血性按压 冷喷技术：喷雾方向沿肌纤维走向自下而上喷雾 热敷，在进行冷喷—牵拉技术之后，可以采用热敷方式，促进血液循环
主动训练	贝壳训练

五、下　肢

（一）阔筋膜张肌（表4－35）

表4－35　阔筋膜张肌的扳机点治疗

骨骼肌名称	阔筋膜张肌
解剖学	详见骨骼肌肉解剖书
功能	髋关节外展，伸膝位稳定膝关节
神经支配	臀上神经
触诊及扳机点位置	触诊：仰卧位 扳机点：肌肉上段1/3前缘
症状	疼痛：髋关节和大转子处酸痛 牵涉痛：髋关节，大腿前外侧至膝关节外侧 奥伯征（＋）
诱发症状的因素	长时间不正确跑步步态，急性肌肉超负荷
鉴别病症	外周神经卡压，大粗隆滑囊炎，髂胫束综合征
牵涉扳机点的肌肉	股直肌、髂腰肌、缝匠肌
受累器官	无
拉伸放松术	同臀中肌拉伸术
其他手法放松技术	扳机点按压放松术 按摩 冷喷技术：喷雾方向沿肌纤维走向自下而上喷雾 热敷：在进行冷喷—牵拉技术之后，可以采用热敷方式，促进血液循环
主动训练	无

（二） 股四头肌 （表4－36）

表4－36 股四头肌的扳机点治疗

骨骼肌名称	股四头肌
解剖学	详见骨骼肌肉解剖书
功能	膝关节伸展，髋关节屈曲
神经支配	股神经
触诊及扳机点位置	触诊：平滑式触诊 股直肌扳机点：髂前下棘尾侧 股内侧肌扳机点1：肌腹内侧远端 股内侧肌扳机点2：大腿中部 股中间肌扳机点：肌腹内，位置较深，从股直肌外缘向大腿深部触诊 股外侧肌扳机点：遍及整个肌肉
症状	疼痛：腿外侧疼痛，髌骨绞锁 肌力减弱，伸膝无力 牵涉痛：股直肌放射至膝前区和大腿前部较低的区域；股内侧肌放射至膝前内侧并沿大腿内侧向上；股中间肌放射至整个大腿的前侧，集中于大腿前部中间处；股外侧肌沿大腿外侧从骨盆和大转子放射至膝关节外侧和膝盖 特殊症状：股内侧肌的屈曲膝关节综合征和股外侧肌的锁定髌骨综合征，屈曲髋关节综合征（当板机点在股直肌、股中间肌时偶见）
诱发症状的因素	股四头肌负荷过重
鉴别病症	股四头肌肌腱炎、髌腱炎、膝关节功能障碍
牵涉扳机点的肌肉	股二头肌、半腱肌、半膜肌、髂肌、缝匠肌、内收肌、臀小肌前侧
受累器官	无
拉伸放松术	牵拉放松术（股直肌）：患者侧卧，健侧在下，治疗师站在患侧身后方，一手固定髂嵴，一手固定患侧踝部，将腿放在健侧腿后面，使患肢髋关节被动后伸，膝关节屈曲 牵拉放松术（股外侧肌）：患者仰卧位，治疗师一手握住患肢踝部，一手固定健侧骨盆的髂嵴，患侧膝关节屈曲，使患侧大腿内旋，髋、膝和踝尽量在同一平面上，然后治疗师被动外展患肢，加大患侧与健侧间的距离 牵拉放松术（股内侧肌）：患者仰卧位，治疗师一手握住患侧膝关节内侧，一手固定健侧骨盆的髂嵴，患侧膝关节屈曲，使患侧大腿外旋，髋、膝和踝尽量在同一平面上，然后治疗师向地面方向下压患者，增大双膝间直线距离 牵拉放松术（股中间肌）：患者仰卧位，治疗师一手握住患肢股骨远端，一手固定健侧骨盆的髂嵴，利用治疗师腿使患侧膝关节屈曲； 等长收缩—放松术

续表

骨骼肌名称	股四头肌
其他手法 放松技术	扳机点按压放松术 按摩 冷喷技术：喷雾方向沿肌纤维走向自下而上喷雾 热敷：在进行冷喷—牵拉技术之后，可以采用热敷方式，促进血液循环
主动训练	无

（三）内收肌（表4－37）

表4－37　内收肌的扳机点治疗

骨骼肌名称	长收肌、短收肌、大收肌和股薄肌
解剖学	详见骨骼肌肉解剖书
功能	长收肌：髋关节内收、内旋；短收肌：髋关节内收 大收肌：髋关节内收、内旋、伸展；股薄肌：髋关节内收，膝关节屈曲
神经支配	长收肌：闭孔神经；短收肌：闭孔神经 大收肌：闭孔神经，胫神经；股薄肌：闭孔神经
触诊及扳机点位置	触诊：平滑式触诊和钳捏式触诊 长收肌扳机点1：靠近骨盆的1/3肌腹处 长收肌扳机点2：肌腹远端2/3内侧缘 短收肌扳机点：髋关节屈曲、内收位，患者仰卧，近1/2段 大收肌扳机点1：此肌的中部，粗线止点附近 大收肌扳机点2：位于坐骨与尺骨的起点附近 股薄肌扳机点：肌腹1/3处
症状	疼痛：肌肉工作时疼痛 大腿活动受限，外展，内旋 牵涉痛：长收肌和短收肌沿大腿向上至腹股沟深部，向下至髌骨和胫骨；大收肌沿大腿前内侧从腹股沟至髌骨上方；股薄肌引起大腿内侧浅表疼痛 内收肌群拉伸试验（+），长收肌、短收肌和耻骨肌紧张 内收肌群限制伸展试验（+），长收肌和短收肌紧张
诱发症状的因素	剧烈活动，肌肉超负荷做功
鉴别病症	骨盆的附着点撕脱，尺骨支应力性骨折，耻骨联合炎，髋关节炎
牵涉扳机点的肌肉	耻骨肌、股内侧肌

续表

骨骼肌名称	长收肌、短收肌、大收肌和股薄肌
受累器官	泌尿系统，生殖系统
拉伸放松术	详见内收肌肌肉牵拉方式
其他手法放松技术	扳机点按压放松术 按摩 冷喷技术：喷雾方向沿肌纤维走向自下而上喷雾 热敷：在进行冷喷—牵拉技术之后，可以采用热敷方式，促进血液循环
主动训练	内收肌训练

（四）腘绳肌（表4－38）

表4－38 腘绳肌的扳机点治疗

骨骼肌名称	股二头肌、半腱肌、半膜肌
解剖学	详见骨骼肌肉解剖书
功能	伸髋，屈膝，膝关节旋外或旋内
神经支配	胫神经、腓神经
触诊及扳机点位置	触诊：平滑式触诊 股二头肌扳机点：大腿后外侧的中1/3 半腱肌、半膜肌扳机点：大腿后内侧的中1/3
症状	疼痛：坐位和行走时疼痛加重，影响睡眠 牵涉痛：股二头肌放射至膝关节后方，小腿近端的后侧方，大腿后外侧，臀沟下方；半腱肌、半膜肌放射至臀部尾端和大腿后内侧，膝关节和小腿后方内侧1/2处
诱发症状的因素	急性或反复超负荷，座椅前缘过高导致大腿以下受压出现的慢性创伤
鉴别病症	膝关节骨关节炎，坐骨神经痛，肌肉撕裂引起的股后综合征
牵涉扳机点的肌肉	股四头肌、臀肌、腰方肌、髂腰肌
受累器官	大收肌、腓肠肌、股四头肌
拉伸放松术	详见腘绳肌牵拉放松方式

续表

骨骼肌名称	股二头肌、半腱肌、半膜肌
其他手法放松技术	扳机点按压放松术 按摩 冷喷技术：喷雾方向沿肌纤维走向自下而上喷雾 热敷：在进行冷喷—牵拉技术之后，可以采用热敷方式，促进血液循环
主动训练	无

（五）胫骨前肌（表4-39）

表4-39　胫骨前肌的扳机点治疗

骨骼肌名称	胫骨前肌
解剖学	详见骨骼肌肉解剖书
功能	足背伸，足内翻，维持足弓
神经支配	腓深神经
触诊及扳机点位置	触诊：平滑式触诊 扳机点：肌腹上1/3
症状	疼痛：行走时足背屈无力、疼痛 牵涉痛：沿小腿前方正中向下，通过踝关节至拇指背侧和内侧的狭窄区域
诱发症状的因素	负荷过重，或急性肌肉损伤
鉴别病症	足底筋膜炎，拇长伸肌扳机点，L5神经根病变，胫骨前肌综合征
牵涉扳机点的肌肉	腓骨长肌，拇长伸肌，胫骨后肌
受累器官	无
拉伸放松术	拉伸放松术：患肢被动跖屈，足部始终旋前 等长收缩—放松术 交互—抑制放松术
其他手法放松技术	扳机点按压放松术 按摩 冷喷技术：喷雾方向沿肌纤维走向自下而上喷雾 热敷：在进行冷喷—牵拉技术之后，可以采用热敷方式，促进血液循环
主动训练	胫骨前肌训练

（六）腓肠肌（表4－40）

表4－40　腓肠肌的扳机点治疗

骨骼肌名称	腓肠肌
解剖学	详见骨骼肌肉解剖书
功能	跖屈踝关节，屈膝
神经支配	胫神经
触诊及扳机点位置	触诊：平滑式触诊或钳捏式触诊 扳机点1和2：位于肌腹中央，内外侧头 扳机点3和4：在靠近肌肉起点的内外侧头的腘窝处
症状	疼痛：足背痛、夜间间歇性小腿抽筋 跛行 牵涉痛：足底内侧、小腿后内侧、膝关节后方、向上至大腿远端后方
诱发症状的因素	身体过度负重和足姿势不当，长时间足跖屈
鉴别病症	静脉炎、跟腱炎、腘窝滑膜囊肿
牵涉扳机点的肌肉	臀小肌、比目鱼肌、胫骨前肌、趾长伸肌
受累器官	无
拉伸放松术	详见小腿三头肌牵拉方式
其他手法放松技术	扳机点按压放松术 按摩 冷喷技术：喷雾方向沿肌纤维走向自下而上喷雾 热敷：在进行冷喷—牵拉技术之后，可以采用热敷方式，促进血液循环
主动训练	无

（七）比目鱼肌（表 4－41）

表 4－41　比目鱼肌的扳机点治疗

骨骼肌名称	比目鱼肌
解剖学	详见骨骼肌肉解剖书
功能	跖屈踝关节
神经支配	胫神经
触诊及扳机点位置	触诊：平滑式触诊或钳捏式触诊 扳机点 1：腓肠肌起点远端 2～3 厘米，略偏内侧 扳机点 2：腓骨头附近 扳机点 3：腓肠肌起点远端 2～3 厘米，略偏外侧
症状	疼痛：跑、跳时小腿或足跟痛 牵涉痛：跟腱、足跟后方、足底，小腿上部，同侧骶髂关节
诱发症状的因素	肌肉超负荷做功、急性肌肉损伤、静脉曲张
鉴别病症	小腿肌肉撕裂、S1 神经根痛、跟腱炎、血栓性静脉炎、全身性病毒感染
牵涉扳机点的肌肉	腓肠肌、趾长伸肌、第三腓骨肌
受累器官	无
拉伸放松术	详见小腿三头肌牵拉方式
其他手法放松技术	扳机点按压放松术 按摩 冷喷技术：喷雾方向沿肌纤维走向自下而上喷雾 热敷：在进行冷喷—牵拉技术之后，可以采用热敷方式，促进血液循环
主动训练	无

思考题

1. 扳机点的定义、分类、影响。

2. 扳机点的治疗方法。

3. 请详述胸锁乳突肌扳机点的评定与治疗。

4. 请详述股四头肌扳机点的评定与治疗。

5. 某位患者，主诉压痛 3 天，检查牙龈周围并无红肿现象，同时存在咬合不良问题。请结合本章学习内容，分析病理原因，试拟定康复方案。

6. 某位从事电脑程序编程的工作人员，近期出现胸口偏右侧闷痛现象，4 天前去健身房进行上肢的力量训练。第二天发现胸口疼痛，并伴有呼吸痛、胸前区压痛，放射至肩部，同时做胸廓运动受限，并诱发和加重痛感。经姿势评估发现，此患者存在圆肩现象，日常健身较少，运动特点属于量大次少。请结合本章学习内容，分析病理原因，并拟定治疗方案。

参考文献

[1] David. Seymour. *Myofascial Pain and Dysfuntion The Trigger Point Manual Vol.* 1. *The Upper Half of Body* [M]. Elsevier Inc. ,1999.

[2] Janet. Tver. *Myofascial Pain and Dysfuntion The Trigger Point Manual Vol.* 2 *The Lower Extremities* [M]. Elsevier Inc. ,1999.

[3] Donna Finando. *Trigger Point Therapy for Myofascial Pain*[M]. L. M. T.

[4] 赵学军. 肌肉链与扳机点:手法镇痛的新理念及其应用[M]. 济南:山东科学技术出版社,2011.

第五章　关节松动技术

本章教学提示

关节松动技术是运动康复治疗的基本技术，主要针对骨骼肌肉系统关节活动障碍而实施的治疗方法。本章从关节活动功能障碍的原因入手，介绍了关节松动技术的概念、分类、注意事项等，并分别阐述了上肢、下肢和躯干各关节的被动活动技术、关节松动术、主动活动技术的具体操作方法，目标是引导学生理解和掌握关节松动技术的应用思路及操作方法。

关节松动技术是指利用各种方法以维持和恢复关节活动功能的治疗技术，目的是维持现有的关节活动范围或改善已受限的关节活动程度，防止关节的挛缩、畸形现象的发生，增强关节本体感觉意识，维持肌肉的伸展性和增强血液循环。主要包括被动活动技术、主动活动技术和关节松动术。

第一节　被动关节活动技术

面授内容

一、关节活动范围的概念

关节活动范围（Range of Motion，ROM），又称为关节活动度，是指关节运动时所经过的最大运动弧度。根据运动完成形式将关节活动度又分为：主动关节活动度与被动关节活动度。主动关节活动度（Active Range of Motion，AROM）是指通过人体自身的主动随意运动而完成的关节运动的范围；被动关节活动度（Passive Range of Motion，PROM）是指无随意肌肉活动，通过外力而完成的关节运动的范围。由于关节周围软组织的影响，被动关节活动度稍大于主动关节活动度。

二、影响关节活动范围的因素

人体各关节活动度因个体、性别、年龄、职业、人种、运动史等而有所不同。影响关节活动度的主要因素包括生理因素和病理因素两大类。

（一）生理因素

由于人体各关节不同的功能需要和结构特点，受关节周围组织解剖结构的限制，在正常的生理情况下，不同关节的活动范围就存在差异，这些限制包括：骨性限制、软组织限制、韧带限制、肌肉限制等原因。

1. 骨性结构限制

由于尺骨鹰嘴在肱骨滑车相对运动，肘关节伸展时受到骨性抵抗。如肩关节的肱骨头和肩胛盂，髋关节的髋臼和股骨头，骨性限制相对较小。

2. 软组织限制

当关节囊厚而紧、关节周围韧带宽而厚时，关节稳定性就好，关节活动度相对就小；而当关节囊薄而松弛、关节周围韧带窄而薄时，关节稳定性就差，关节活动度相对就大。如髋关节屈曲、外展的关节活动度小于肩关节相应的关节活动度。

3. 韧　带

膝关节屈曲受内外侧韧带限制，足内外翻、伸膝也受相应韧带的限制。

4. 肌肉限制

髋关节屈曲角度在伸膝位或屈膝位存在明显差异，原因是被动伸膝位屈髋时由于腘绳肌被动不足限制了屈髋角度，主动伸膝位屈髋时除了腘绳肌被动不足，还存在股四头肌的主动不足限制了屈髋角度。

（二）病理因素

1. 关节周围软组织挛缩

关节长时间制动、卧床、创伤、烫伤等会造成肌肉皮肤短缩或形成疤痕而挛缩，肌肉挛缩包括反射性挛缩、痉挛性挛缩等均可引起关节活动度下降。

2. 关节周围疼痛

由于疼痛而保护性引起主动活动和被动活动度均减少，如骨折、关节炎症、手术后等。

3. 关节周围粘连组织形成

发生于关节内或周围软组织的粘连及引起此关节活动的主要肌肉的粘连，会降低关节的活动范围，影响关节的主动和被动活动。

4. 关节疾患

如类风湿性关节炎，异位骨化，骨性关节炎等；关节骨性强直或关节融合术后导致关节主动活动和被动活动均严重障碍。

5. 肌肉力量下降

由于各种原因引起关节周围肌肉力量下降而导致主动关节活动度下降。

三、被动活动技术的分类

（一）利用手法的被动活动

患者处于舒适、放松的体位，治疗师双手抓握患者肢体，一手固定近端，另一手活动远端，注意力量适度，动作缓慢、均匀，在无痛范围内进行，完成最大限度活动。

（二）利用器械的被动活动

1. CPM（Continue Passive Movement）

适用于下肢髋膝关节和上肢肩肘关节。

2. 交替滑轮（Reciprocal Pulley）

包括一个滑轮和一条绳子，由力量较强的一侧帮助力量较弱的一侧运动，促进肢体的交替运动。

3. 棍棒操

双手握持棍棒，健侧辅助患侧，可完成肩关节屈曲、水平内收外展、内外旋，肘关节屈曲、伸展，前臂旋前、旋后等活动。

4. 悬吊系统

由悬吊绳、S 钩、网架和滑轮等组成，根据训练目的不同而变化悬吊方式。单轴悬吊指所有悬吊绳都固定在同一点上，可实现促进全范围的关节活动范围训练。垂直悬吊则是悬吊绳垂直通过肢体的重心，运动范围小，因此经常用于疼痛比较明显的情况。

（三） 利用体位被动活动

针对关节受限情况选择不同体位，以减少或避免关节活动范围的问题。各关节易出现挛缩的位置：髋关节屈曲外旋，膝关节屈曲或伸展，踝关节跖屈内翻，肩关节内收内旋，肘关节屈曲或伸直，腕关节屈曲尺偏，掌指关节伸展。

自学内容

一、肩关节的被动运动

（一） 肩关节屈曲

患者仰卧位，治疗师一手握住肘关节近端，一手握住腕关节，缓慢沿矢状面活动，完成全范围的肩关节被动屈曲。若关节活动范围受限，在关节活动末端加压，停留 6 ~ 10 秒再继续。每个方向重复 10 次为一组，被动活动三组。注意固定肩胛骨。运动终末感：结缔组织抵抗感，由喙肱韧带后束、关节囊后部、小圆肌、大圆肌、冈下肌紧张所致。（图 5－1）

（二） 肩关节伸展

运动终末感：结缔组织抵抗，由喙肱韧带的前部、关节囊前部紧张所致。（图 5－2）

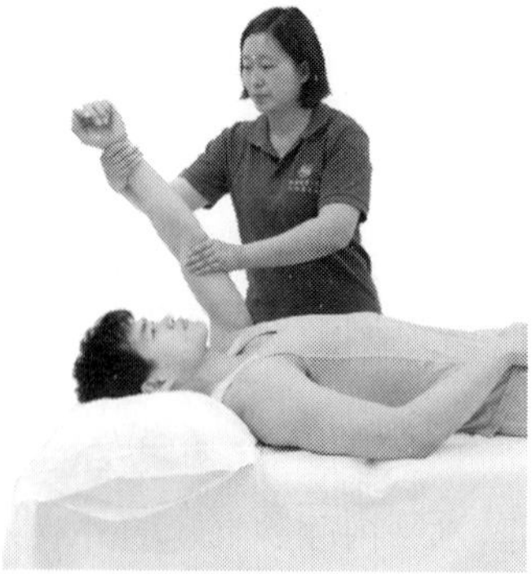

图 5－1　肩关节屈曲的被动活动

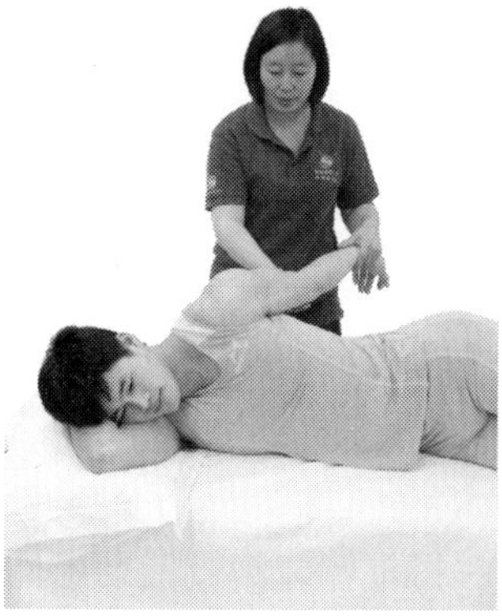

图 5－2　肩关节伸展的被动活动

（三）肩关节外展

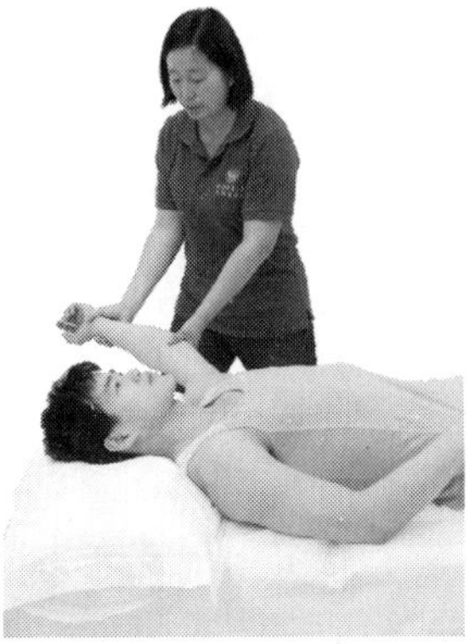

图5－3　肩关节外展的被动活动

患者仰卧位，治疗师一手握住肘关节近端，一手握住腕关节，缓慢沿额状面活动，当外展至90°时要充分外旋，完成全范围的肩关节被动外展。运动终末感：结缔组织抵抗，由喙肱韧带的中部与下部纤维、关节囊的下部、背阔肌、胸大肌紧张所致。（图5－3）

（四）肩关节内旋、外旋

患者仰卧位，外展90°，肘关节屈曲90°，一手握住腕关节，一手在肘关节支撑，以肘关节为轴，将上肢向上下方向转动，完成全范围的肩关节被动旋转。肩关节内旋运动终末感：结缔组织抵抗，由关节囊的后部、冈下肌、小圆肌紧张所致。肩关节外旋运动终末感：结缔组织抵抗，由喙肱韧带、关节囊的前部、肩胛下肌、胸大肌、背阔肌、大圆肌紧张所致。（图5－4、图5－5）

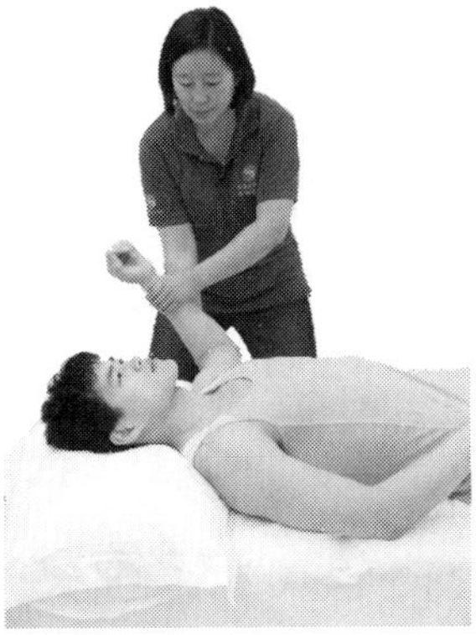

图5－4　肩关节外旋的被动活动

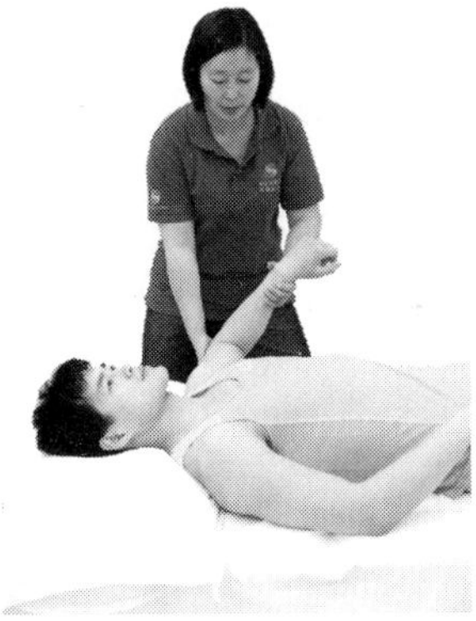

图5－5　肩关节内旋的被动活动

（五）肩胛骨的被动活动

患者侧卧位，治疗师一手固定在肩胛冈上，一手从腋下绕过，固定住肩胛下角，两手一起用力活动肩胛骨，完成各方向的全范围的活动。

二、肘关节的被动活动

（一） 肘关节屈曲

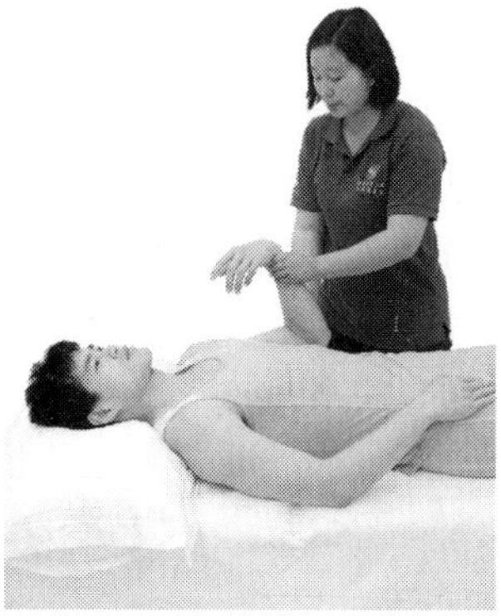

图5－6　肘关节屈曲的被动活动

患者仰卧位或坐位，治疗师一手握持固定肱骨，另一手握前臂远端，完成全范围的肘关节活动。运动终末感：软组织抵抗，由前臂肌腹与肱骨肌腹接触所致；或结缔组织抵抗，由关节囊后部和肱三头肌紧张所致；或骨抵抗，由尺骨的冠突与肱骨的冠突窝及桡骨头与肱骨的桡骨窝间的接触所致。（图5－6）

（二） 肘关节伸展

同屈曲，方向相反。运动终末感：骨抵抗，由尺骨鹰嘴与肱骨的鹰嘴窝接触所致；或结缔组织抵抗，由关节囊前部、侧副韧带、肱二头肌、肱肌紧张所致。

（三） 前臂联合关节旋前

患者仰卧位或坐位，治疗师一手握持肱骨，另一手握前臂远端，完成全范围的前臂旋前活动，可屈肘位或伸肘位完成。运动终末感：骨抵抗，由桡骨与尺骨的接触所致；或结缔组织抵抗，由下尺桡关节背侧的尺桡韧带、骨间膜、旋后肌、肱二头肌紧张所致。（图5－7）

（四） 前臂联合关节旋后

同旋前，方向相反。运动终末感：结缔组织抵抗，由下尺桡关节掌侧的尺桡韧带、骨间膜、旋前圆肌、旋前方肌紧张所致。（图5－8）

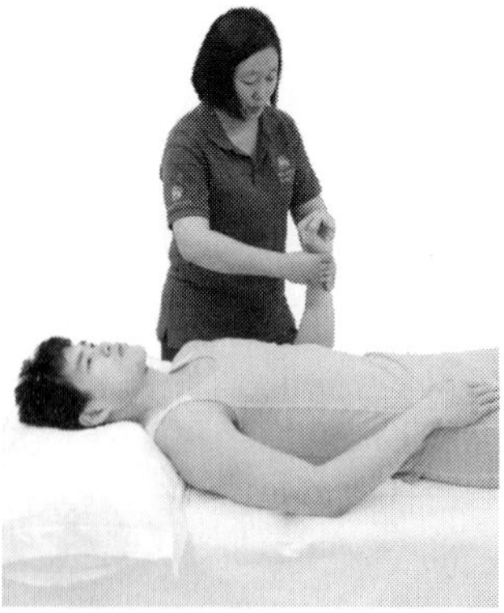

图5－7　前臂旋前的被动活动

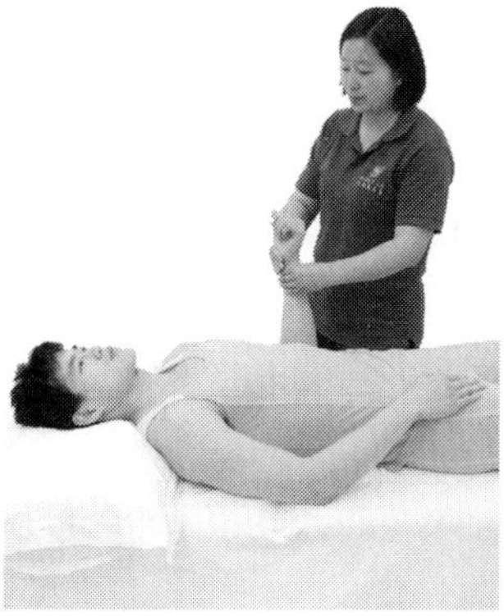

图5－8　前臂旋后的被动活动

三、腕关节的被动活动

患者坐位或仰卧位，上肢在治疗桌上良好支撑，治疗师一手夹握腕关节近端，另一手夹握腕关节远端，分别向各方向完成全范围活动，注意体会运动终末感。

（一） 掌屈运动终末感

结缔组织抵抗，由背侧、桡侧腕韧带和背侧关节囊紧张所致。

（二） 伸展运动终末感

结缔组织抵抗，由桡腕掌侧韧带和掌侧关节囊紧张所致。

（三） 桡偏运动终末感

骨抵抗，因桡骨茎突与舟状骨接触所致；或结缔组织抵抗，由腕尺侧副韧带、关节囊尺侧紧张所致。（图 5 -9）

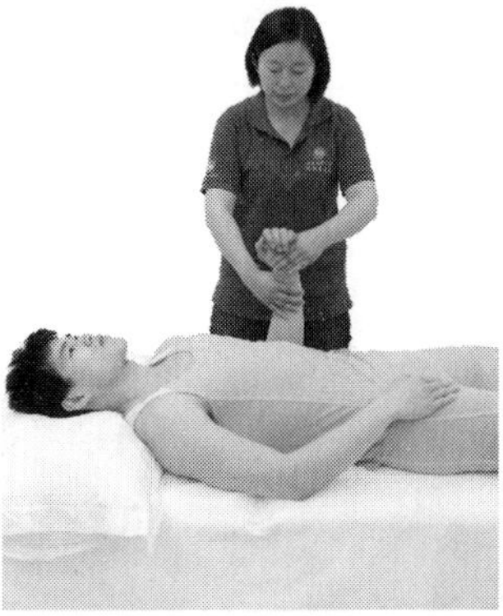

图 5 -9　腕关节桡偏的被动活动

（五） 尺偏运动终末感

结缔组织抵抗，由桡侧副韧带与关节囊的桡侧紧张所致。（图 5 -10）

（五） 腕掌关节屈曲运动终末感

结缔组织抵抗，由关节囊背侧、拇短伸肌、拇短展肌紧张所致。（图 5 -11）

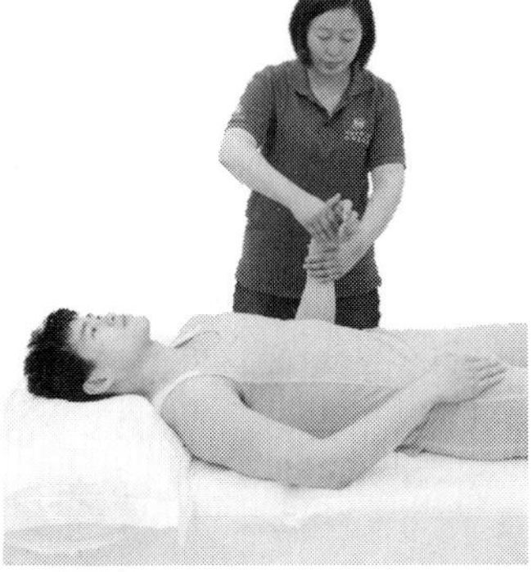

图 5 -10　腕关节尺偏的被动活动

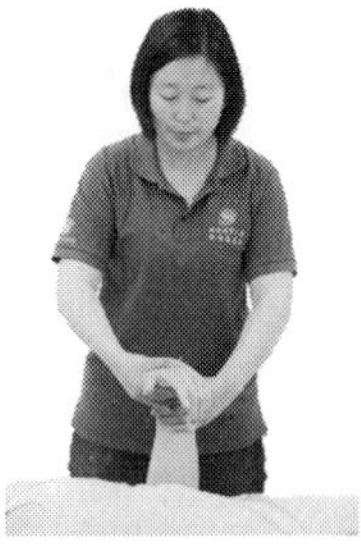

图 5 -11　腕关节屈曲的被动活动

（六） 腕掌关节外展运动终末感

结缔组织抵抗，由拇指与食指的深筋膜和皮肤的紧张所致，或由拇收肌、骨间肌紧张而产生。

（七） 手指屈曲运动终末感

因指骨与掌骨侧面的接触而产生的骨抵抗，或关节囊背侧和侧副韧带紧张而产生的结缔组织抵抗。（图 5－12）

（八） 手指伸展的运动终末感

因关节囊掌侧和拇短屈肌紧张而产生的结缔组织抵抗。（图 5－13）

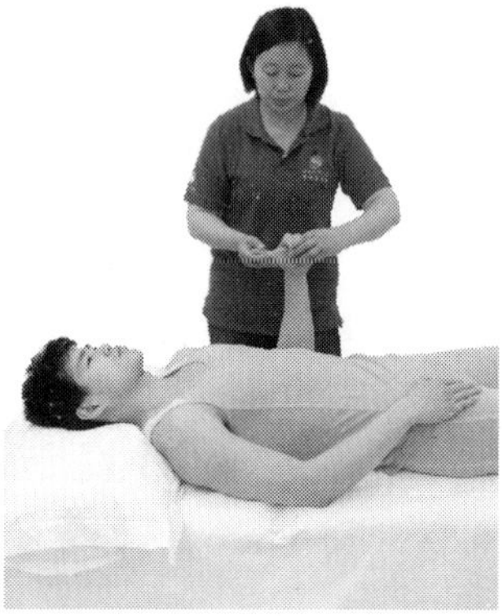

图 5－12　手指关节屈曲的被动活动

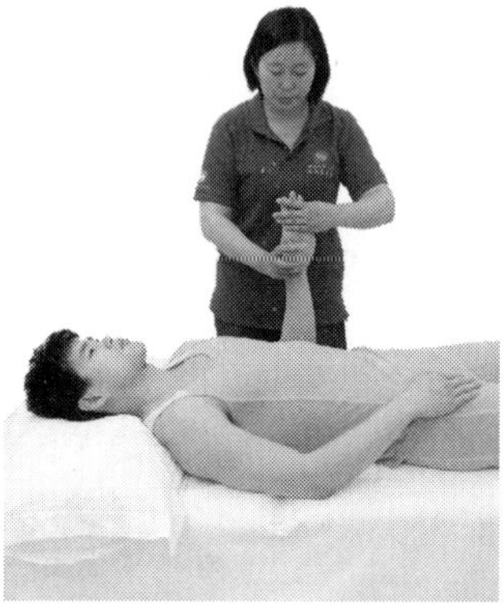

图 5－13　手指关节伸展的被动活动

四、髋关节的被动活动

（一） 髋关节屈曲

患者仰卧位，下肢伸展，治疗师一手托住足跟，另一手托住患者的腘窝，进行髋、膝关节同时被动屈曲。运动终末感：大腿前群肌肉与下腹部接触产生的软组织抵抗。（图 5－14）

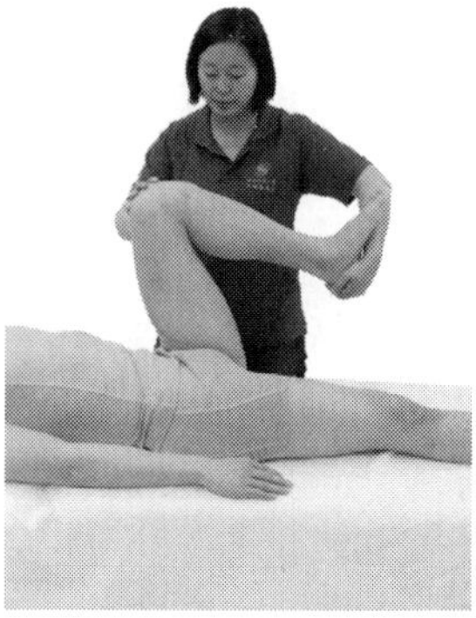

图 5－14　髋关节屈曲的被动活动

（二）髋关节伸展

患者侧卧位，下肢伸展，治疗师一手托住膝关节内侧，另一手固定骨盆，将下肢向后上方抬起，进行髋关节被动伸展，当骨盆出现前倾时即为运动终末。运动终末感：关节囊前部、髂股韧带、耻骨韧带的紧张产生的结缔组织抵抗，也会因髂腰肌、缝匠肌、股肌、阔筋膜张肌、长收肌等髋关节屈肌的紧张产生结缔组织抵抗。（图 5－15）

（三）髋关节外展

仰卧位，下肢伸展，治疗师一手固定骨盆，另一手托住患者的膝部，向外侧方向牵引，同时防止髋关节外旋，做髋关节外展。当下肢向侧方移动，骨盆出现向侧方倾斜和脊柱侧屈时，即为运动终末。运动终末感：因关节囊内侧、耻骨韧带、髂股韧带下束紧张而产生的结缔组织抵抗，大收肌、短收肌、耻骨肌、股薄肌的紧张也会限制关节的活动。（图 5－16）

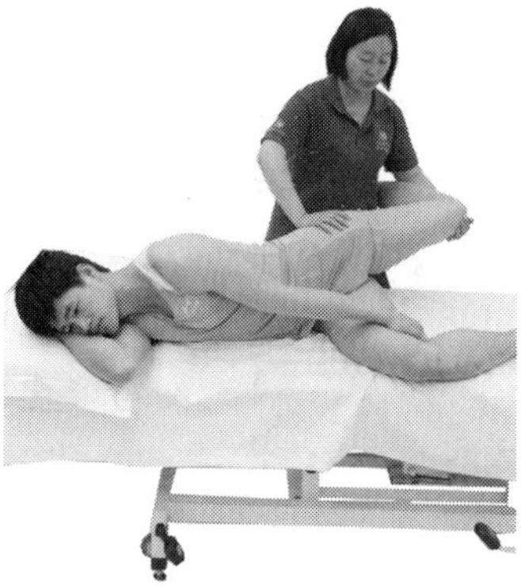

图 5－15　髋关节伸展的被动活动

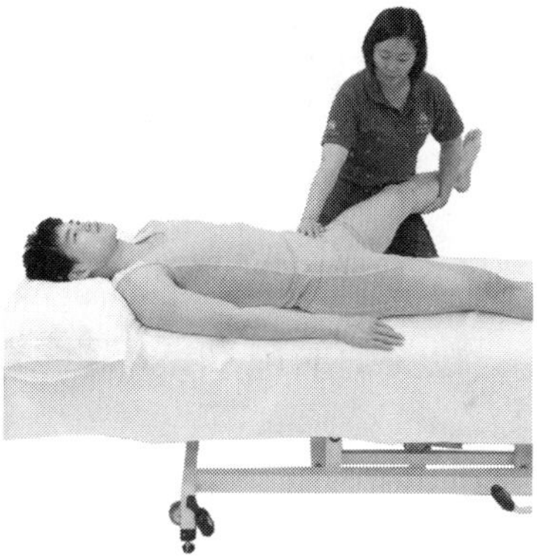

图 5－16　髋关节外展的被动活动

（四）内　收

仰卧位，下肢伸展，治疗师一手固定骨盆，另一手托住患者的膝部，做髋关节内收。当骨盆出现侧方倾斜时即为运动终末。运动终末感：因关节囊外侧和髂股韧带上束的紧张而产生的结缔组织抵抗，臀中肌、臀小肌及阔筋膜张肌的紧张也是限制髋关节内收的因素。

（五）内　旋

仰卧位，下肢屈髋、屈膝 90°，治疗师一手固定膝关节，另一手握住足跟，做髋关节被动旋转，足向外为内旋。当髋关节内旋出现脊柱侧屈时，即达到运动终末。运动终末感：因关节囊后部和坐骨韧带的紧张而产生的结缔组织抵抗，闭孔外肌、闭孔内肌、上孖肌、下孖肌、股方肌、臀中肌后部纤维、臀大肌的紧张也会限制髋关节的内旋。（图 5－17）

（六）外　旋

仰卧位，下肢屈髋、屈膝90°，治疗师一手固定膝关节，另一手握住足跟，做髋关节被动旋转，足向内为外旋。运动终末感：因关节囊前部、髂股韧带、耻骨韧带紧张而产生的结缔组织抵抗，臀中肌前部纤维、臀小肌、大收肌前部纤维、长收肌、耻骨肌紧张也会限制髋关节的外旋。（图5－18）

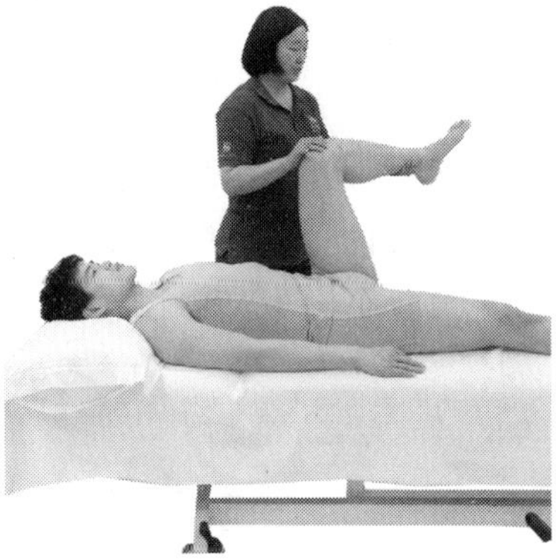

图5－17　髋关节内旋的被动活动

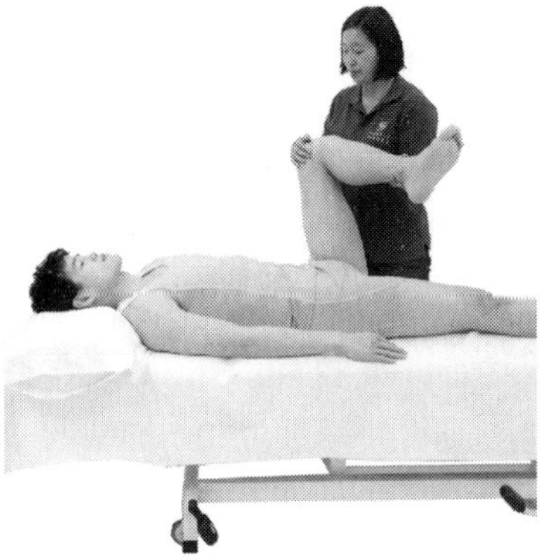

图5－18　髋关节外旋的被动活动

五、膝关节的被动活动

侧卧位或俯卧位，治疗师近端手固定患者膝关节，远端手托住足踝部，带动膝关节进行被动屈伸。也可选仰卧位在髋关节被动屈伸同时完成膝关节屈伸被动活动。（图5－19）

六、踝关节的被动活动

仰卧位，髋膝关节屈曲；检查者一手握踝关节近端，另一手抓握脚掌部，行背屈、跖屈等动作，被动活动时注意仔细体会运动终末感。

（一）背屈的运动终末感

因关节囊后部、跟腱、三角韧带胫跟部、后距腓韧带、距跟骨间韧带的紧张而产生的结缔组织抵抗。（图5－20）

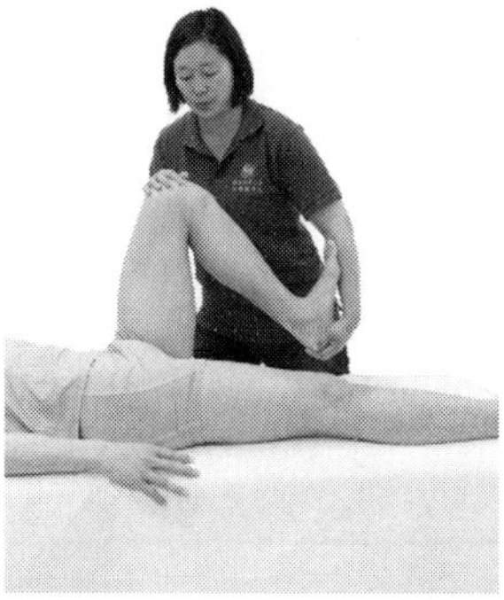

图 5－19 膝关节屈曲的被动活动

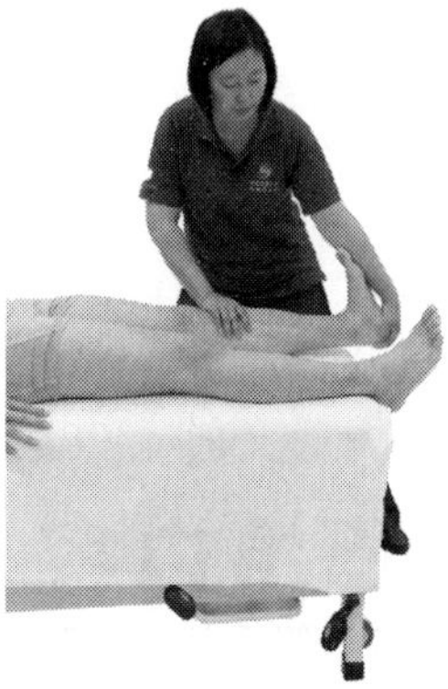

图 5－20 踝关节背屈的被动活动

（二） 跖屈的运动终末感

因关节囊前面、三角韧带前部、距腓前韧带、胫骨前肌、拇长伸肌的紧张而产生的结缔组织抵抗或因距骨后结节与胫骨后缘的接触而产生的骨抵抗。

（三） 内翻的运动终末感

因关节囊，前、后距腓韧带，跟腓韧带，前、后侧的距跟韧带，跟骰背侧韧带，背侧距舟韧带，骰舟背侧韧带和楔舟、楔间、跟骰、跗跖关节的背侧，底侧骨间的各种韧带，腓骨长肌，腓骨短肌的紧张造成的结缔组织抵抗。

（四） 外翻的运动终末感

跟骨与距骨之间的接触产生的骨抵抗，或因关节囊，三角韧带，内侧距跟韧带，底侧跟舟韧带，跟骰韧带，背侧跟舟韧带，分歧韧带内侧束，骰舟、楔间、楔骰各关节背侧，底侧、骨间各韧带及胫骨肌紧张产生的结缔组织抵抗。

第二节　主动活动技术

面授内容

主动活动技术是改善和维持由于损伤或疾病导致的活动范围受限的常用方法。主动活动的目的是促进主动活动范围的同时增加肌力，尤其是徒手肌力分级 3 级以下的肌肉，起到维持和促进主动关节活动范围，维持肌肉协调工作的正常运动模式的作用。当受累组织允许开始肌力增强和牵拉训练时开始主动活动；如果肌肉力量太弱，也可以通过主动助力运动实现。

一、肩关节的主动运动

（一） 肩关节屈曲

体位：坐位、站立位、仰卧位、侧卧位均可，肩关节无外展、内收、旋转，保持前臂中立位，手掌朝向体侧。

运动范围：0 ~ 180°。

运动方式：沿冠状轴在矢状面，上肢向前上方运动。固定肩胛骨，防止出现代偿运动。

代偿运动：躯干伸展，肩关节外展。

（二） 肩关节伸展

体位：坐位、站立位、侧卧位均可，肩关节无外展、内收、旋转，保持前臂中立位，手掌朝向体侧。

运动范围：0 ~ 60°。

运动方式：沿冠状轴在矢状面，上肢向后上方运动。固定肩胛骨，防止代偿运动。

代偿运动：肩胛骨前倾、上抬、外展 。

（三） 肩关节外展

体位：坐位，肩关节中立位，外展到 90°时掌心向上，使肱骨充分外旋。

运动范围：0 ~ 180°。

运动方式：沿矢状轴在冠状面运动，上肢向远离躯干的方向运动，注意固定肩胛骨。
代偿运动：肩关节上抬、外旋，屈曲，躯干向对侧屈曲。

（四）肩关节内收

体位：坐位，肩关节屈曲、伸展均呈0°位，肱骨充分外旋。
运动范围：0°；当肩关节处于屈曲20～45°时，上肢可做内收运动，范围0～45°。
运动方式：沿矢状轴在冠状面运动，上肢从前侧跨过躯干向对侧运动。注意固定肩胛骨。

（五）肩关节内旋

体位：坐位、仰卧、俯卧位。肩关节外展90°，肘屈曲90°，前臂旋前，并与地面平行。
运动范围：0～70°。
运动方式：前臂在矢状面向下肢的方向运动。固定肱骨远端，防止肩胛骨上抬和外展。
代偿运动：躯干屈曲，肘关节伸展，肩胛骨上抬、外展。

（六）肩关节外旋

体位：坐位、仰卧、俯卧位。肩关节外展90°，肘屈曲90°，前臂旋前，并与地面平行。
运动范围：0～90°。
运动方式：前臂在矢状面上沿冠状轴向头部方向运动，注意固定肩胛骨。
代偿运动：躯干屈曲、肘关节伸展、肩胛骨下撤、内收。

（七）水平外展

体位：坐位，肩关节屈曲90°。
运动范围：0～90°。
运动方式：上肢沿垂直轴在水平面上向后移动。
代偿运动：躯干旋转或屈曲。

（八）水平内收

体位：坐位，肩关节屈曲90°。
运动范围：0～45°。
运动方式：上肢沿垂直轴在水平面上做过中线运动。
代偿运动：躯干旋转。

二、肘关节的主动运动

（一）屈　曲

体位：坐位，肱骨紧靠躯干，肘关节伸展，前臂中立位。
运动范围：0～150°。
运动方式：前臂沿冠状轴在矢状面上向前，做接近肱骨方向的运动。
代偿运动：肩关节屈曲。

（二）伸　展

体位：坐位，肱骨紧靠躯干，肘关节伸展，前臂中立位。
运动范围：0°。
运动方式：前臂沿冠状轴在矢状面上向后，做远离肱骨方向的运动。
代偿运动：肩关节屈曲。

（三）旋　前

体位：坐位，上臂紧靠躯干，屈肘，前臂中立位。
运动范围：0～80°。
运动方式：前臂在水平面上，以垂直轴为轴，进行拇指向内侧，手掌向下的运动。防止肩关节代偿。
代偿运动：肩关节外展、内旋。

（四）旋　后

体位：坐位，上臂紧靠躯干，屈肘，前臂中立位。
运动范围：0～80°。
运动方式：前臂在水平面上，以垂直轴为轴，进行拇指向外侧，手掌向上的运动。
代偿运动：肩关节内收和外旋。

（五）复合动作

旋前或旋后位下的屈曲或伸展，屈曲或伸直位下的旋前或旋后。

三、腕关节的主动运动

（一）屈　曲

体位：坐位，肩关节中立位，肘关节屈曲 90°，前臂尺侧置于桌面上，手指轻度伸展。腕关节不得出现桡偏、尺偏及手指屈曲，以免影响腕关节的活动。

运动范围：0 ~ 80°。

运动方式：手掌在矢状面上沿冠状轴向前臂屈侧靠近。

代偿运动：腕关节桡偏或尺偏。

（二）伸　展

体位：坐位，肩关节中立位，肘关节屈曲 90°，前臂尺侧置于桌面上，手指轻度伸展。腕关节不得出现桡偏、尺偏及手指屈曲，以免影响腕关节的活动。

运动范围：0 ~ 70°。

运动方式：手掌在矢状面上沿冠状轴向前臂伸侧靠近。

代偿运动：腕关节桡偏或尺偏。

（三）桡　偏

体位：坐位，掌心向下置于桌面上，手指轻度伸展。

运动范围：0 ~ 25°。

运动方式：手掌在冠状面上沿矢状轴向桡侧屈曲。

代偿运动：腕关节伸展。

（四）尺　偏

体位：坐位，掌心向下置于桌面上，手指轻度伸展。

运动范围：0 ~ 30°。

运动方式：手掌在冠状面上沿矢状轴向尺侧屈曲。

代偿运动：腕关节伸展。

四、拇指的主动运动

（一）腕掌关节的屈曲

体位：坐位，前臂和手放在桌面上，呈中立位。

运动范围：0 ~ 15°。

运动方式：拇指在冠状面划过掌心的运动。

（二） 腕掌关节的外展

体位：坐位，前臂和手放在桌面上，中立位。

运动范围：0 ~ 70°。

运动方式：矢状面运动。检查者用一手固定被检查者的第二掌骨，另一手的拇指、食指捏住腕掌关节，在与掌面呈垂直的面上做与食指分离的运动。

五、手指的主动运动：掌指关节、近端指间关节、远端指间关节

（一） 屈 曲

体位：坐位，腕关节中立位，前臂放在桌面上。

运动范围：0 ~ 90°。

运动方式：掌指关节和指间关节沿冠状轴在矢状面上，手指向手掌侧运动。

（二） 伸 展

体位：坐位，腕关节中立位，前臂放在桌面上，被检查者手指无内收、外展。

运动范围：0 ~ 45°。

运动方式：掌指关节和指间关节沿冠状轴在矢状面上，手指向手掌侧运动。

自学内容

一、髋关节的主动运动

（一） 屈 曲

体位：仰卧位，躯干无侧弯，髋关节无内收、外展、内旋、外旋。

运动范围：0 ~ 125°。

运动方式：沿冠状轴的矢状面运动，先完成抬高下肢，膝关节屈曲。检查时注意固定骨盆，防止躯干的代偿运动。检查者一手放在骨盆，一手扶持屈曲的膝关节作被动的屈曲。髋关节屈曲时，当出现骨盆后倾即为运动终末。

代偿运动：腰椎屈曲。

（二）伸　展

体位：俯卧位，躯干无侧弯，髋关节无内收、外展、内旋、外旋，膝关节伸展位。

运动范围：0 ~ 30°。

运动方式：沿冠状轴的矢状面运动，将一侧下肢尽量向上抬离床面。检查时应固定骨盆，防止出现骨盆前倾和股骨旋转。

代偿运动：腰椎伸展。

（三）外　展

体位：仰卧位，髋关节无屈曲、伸展、旋转，膝关节伸展位。

运动范围：0 ~ 45°。

运动方式：沿矢状轴做冠状面的运动，使一侧下肢做远离身体中线的运动。

代偿运动：髋关节外旋。

（四）内　收

运动范围：0 ~ 30°。

运动方式：沿矢状轴做冠状面的运动，使一侧下肢做过身体中线的运动。

代偿运动：髋关节内旋。

（五）内　旋

体位：坐位，髋关节屈曲 90°，无外展、内收；膝关节屈曲 90°置于诊查床边缘。将毛巾卷成筒状，置于股骨远端。双手固定于诊查床边缘。

运动范围：0 ~ 45°。

运动方式：水平面运动。检查者一手置于被检下肢的股骨远端，防止髋关节屈曲和内收，另一只手引导小腿向外侧摆动。被检查者双手置于检查台上，体重移至被检侧臀部，以协调固定。

代偿运动：髋关节内收。

（六）外　旋

体位：坐位，髋关节屈曲 90°，无外展、内收；膝关节屈曲 90°置于诊查床边缘。将毛巾卷成筒状，置于股骨远端。双手固定于诊查床边缘。

运动范围：0 ~ 45°。

运动方式：水平面运动。检查者一手置于被检查下肢的股骨远端，防止髋关节的屈曲和外展，另一手置于踝关节上方，引导小腿向内侧摆动。被检查者双手置于检查台面上，重心移向被检侧臀部，对侧下肢膝关节屈曲，以免妨碍被检侧下肢向内摆动。

代偿运动：髋关节外展。

二、膝关节的主动运动：屈曲与伸展

体位：仰卧位，髋关节屈曲同时膝关节屈曲，髋关节伸展时膝关节回到中立位。也可以俯卧位，单独完成膝关节屈伸的主动活动。

运动范围：0～135°。

运动方式：沿冠状轴做矢状面的运动，小腿靠近或远离大腿。

三、踝关节的主动运动

（一）背　屈

体位：坐位，膝关节屈曲90°，踝关节中立位，无内翻及外翻。

运动范围：0～20°。

运动方式：沿冠状轴在矢状面上运动，完成足尖从中立位向靠近小腿的动作。检查者一手固定小腿远端，另一手托着足底向上推，被动手法时应避免推按足趾，以免造成腓肠肌和比目鱼肌的抵抗，同时注意不得出现膝关节和髋关节的代偿运动。

（二）跖　屈

体位：坐位，膝关节屈曲90°，踝关节中立位，无内翻及外翻。

运动范围：0～50°。

运动方式：沿冠状轴在矢状面上运动，完成足尖向足底方向的运动。检查者一手固定小腿远端，防止膝关节、髋关节的代偿运动，另一只手向下方正直按压被检侧的足背使其跖屈，但不得对足趾产生压力和出现内翻、外翻。

（三）内　翻

体位：坐位，膝关节90°屈曲，髋关节无内收、外展及旋转。

运动范围：0～35°。

运动方式：冠状面运动。检查者一手固定被检者的小腿远端，防止膝关节、髋关节的运动，另外一手作踝关节的外旋、内收、跖屈的复合运动。

（四）外　翻

体位：坐位，膝关节90°屈曲，髋关节无内收、外展及旋转。

运动范围：0～15°。

运动方式：冠状面运动。组成踝关节的诸关节共同完成的内旋、外展、背屈的组合运动，检查时应固定患者小腿远端，防止出现膝关节的屈曲与外旋。

第三节　关节松动术

面授内容

一、关节的生理运动与附属运动

生理运动是指关节在生理范围内完成的运动，如屈曲、伸展、内收、外展、旋转等运动。生理运动可以主动完成，也可以被动完成。手法操作时由治疗者被动完成。

附属运动是指关节在自身及其周围组织允许的范围内完成的运动，是维持关节正常活动不可缺少的一种运动。附属运动不能主动单独完成，只能被动完成，或伴随着生理运动而完成。

两者关系：

1. 任何一个关节都存在着附属运动。
2. 当关节因疼痛、僵硬而限制了活动时，其生理运动和附属运动均受到影响。
3. 在生理运动恢复后，如果关节仍有疼痛或僵硬，可能附属运动尚未完全恢复正常。
4. 在改善生理运动之前，先改善附属运动。附属运动的改善可促进生理运动的改善。

二、定义与分类

关节松动术是通过徒手的被动运动，利用较大的振幅、低速度的手法，改善关节运动障碍的治疗方法。在应用时可选择关节的生理运动或附属运动作为治疗手段。共分为以下六类。

（一）摆　动

骨的杠杆样运动叫摆动。关节的摆动包括屈曲、伸展、内收、外展、旋转，即通常所说的生理运动。摆动时要固定关节近端，关节远端做往返运动。摆动必须在关节活动范围达到正常的60%时才可应用。例如，肩关节前屈的摆动手法，至少要在肩前屈达到100°时才能应用（180°×60% =100°）。如果没有达到这一范围，应先用附属运动的手法来改善。

（二）滚 动

当一块骨在另一块骨表面发生滚动时，两块骨的表面形状必然不一致，接触点同时变化，所发生的运动为成角运动。不论关节表面凹凸程度如何，滚动的方向总是朝向成角骨运动的方向。关节功能正常时，滚动并不单独发生，一般都伴随着关节的滑动和旋转。

（三）滑 动

当一块骨在另一块骨上滑动时，如为单纯滑动，两骨表面形状必须一致，或是平面，或是曲面。如果是曲面，两骨表面的凹凸程度必须相等。滑动时，一侧骨表面的同一个点接触对侧骨表面的不同点。滑动方向取决于运动骨关节面的凹凸形状。

凹凸法则：运动骨关节面凸出，滑动方向与成角骨运动方向相反；运动骨关节面凹陷，滑动方向与成角骨的运动方向相同，即“凸反凹同”。

滚动与滑动的关系：关节表面形状越接近，运动时，一块骨在另一块骨表面的滑动就越多，形状越不一致，滚动就越多。临床应用时，由于滑动可以缓解疼痛，合并牵拉可以松解关节囊，使关节放松，改善关节活动范围，因此用得较多。而滚动手法可以挤压关节，容易引起损伤，单独用得较少。

（四）旋 转

移动骨在静止骨表面绕旋转轴转动。旋转时，移动骨表面的同一点作圆周运动。旋转常与滑动和滚动同时发生，很少单独作用。不同关节，旋转轴的位置不同。如盂肱关节的旋转轴经肱骨头中心，并垂直于关节盂，而生理运动的旋转是肱骨围绕自身长轴转动。髋关节的旋转是股骨头绕着经过股骨头中心，并垂直于髋臼的旋转轴转动。前臂联合关节的旋转与生理运动中的旋转相同，都是桡骨围绕尺骨转动。

（五）牵 引

当外力作用使构成关节两骨表面呈直角相互分开时，称分离或关节内牵引；当外力作用于骨长轴使关节远端移位时，称牵拉或长轴牵引。分离和牵拉的区别是：分离时外力要与关节面垂直，同时两骨关节面必须分开；牵拉时外力必须与骨的长轴平行，关节面可以不分开。例如，盂肱关节牵拉时，外力与肱骨长轴平行，关节面发生滑动；而盂肱关节分离时，外力与关节盂垂直，关节面相互分开。

（六）挤 压

外力使关节腔内骨与骨之间的间隙变小，称为挤压。肌肉收缩产生一定压力，可以提高关节的稳定性。但是，在向其他骨方向转动时，会对骨的角运动方向引起压迫。当压迫力异常增高时，会产生关节软骨的变性和损伤。因此，挤压技术较少应用。

三、肩关节松动术

（一）盂肱关节

1. 向后滑动

患者仰卧位，上肢放于体侧，下方垫枕头使肩关节位于中立位。治疗师站在治疗同侧肩旁，双手拇指固定在肱骨头正前方（近肱骨大结节处）为着力点，其余手指包绕在肩周，两手拇指并拢着力，双肘伸直，躯干重心前后稍移动以传递力至拇指，作用力指向地面，平行于肩关节盂平面，推动肱骨头向后滑动。也可用掌根作为着力点，注意着力点应避让开肱骨结节间沟。盂肱关节向后滑动能改善肩关节的前屈和内旋的关节活动。（图5－21）

2. 向前滑动

患者仰卧位，肩关节靠近床边，上肢休息位。治疗师站在治疗同侧肩旁，双手拇指固定在肱骨头后方为着力点，其余手指包绕在肩周，治疗师保持肩外展、肘屈曲，利用肩内收肘下压发力，带动拇指向上移动。作用力指向天花板，平行于肩关节盂平面，推动肱骨头向前滑动。由于仰卧位时肩关节后方肌肉影响着力，因此操作前注意先拨开肌肉，尽量避让开肌腹，固定着力点再发力。也可选择俯卧位操作，注意在肩前部支撑固定保证肩关节中立位。盂肱关节向前滑动的关节松动术能改善肩关节的后伸和外旋的活动。（图5－22）

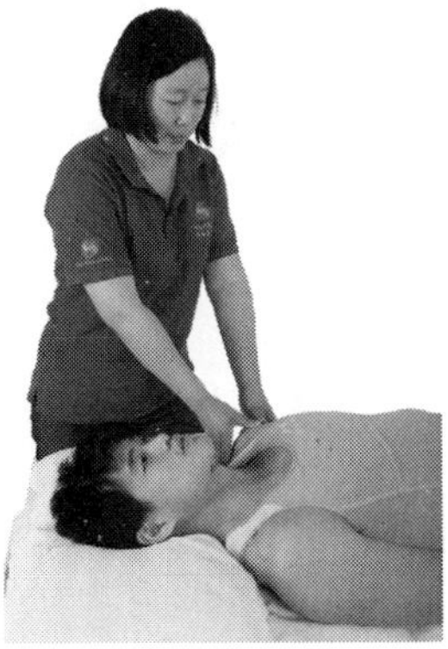

图5－21　盂肱关节向后滑动

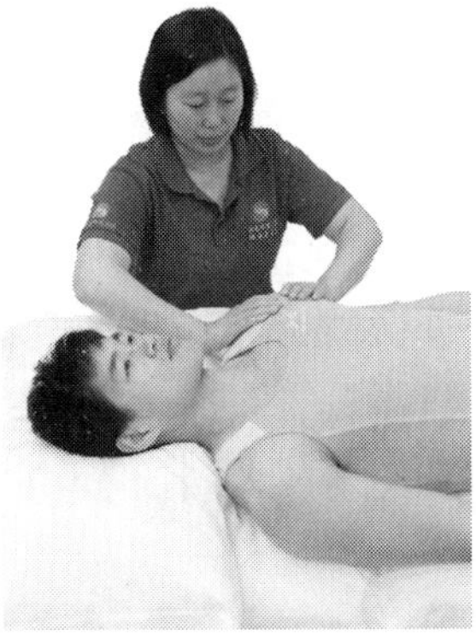

图5－22　盂肱关节向前滑动

3. 长轴牵引

患者仰卧，上肢休息位，肘关节屈曲。治疗师站在治疗同侧肩旁，远端手握住患者腕关节，近端手握住患者肘关节远端。作用力沿着肱骨长轴方向，平行于肩关节盂平面，推动肱骨头向远端滑动。也可以双手夹持上臂近端，沿肱骨长轴方向向远端滑动。盂肱关节长轴牵引能改善肩关节外展。（图5－23）

4. 分　离

患者仰卧，上肢休息位。治疗师站在治疗同侧肩旁，近端手从腋下握住患者上臂近端内侧，远端手固定在患者肘关节外侧。手法作用力垂直于肩关节盂平面向外，推动肱骨头向外分离。分离的作用是增加盂肱关节间隙。（图 5－24）

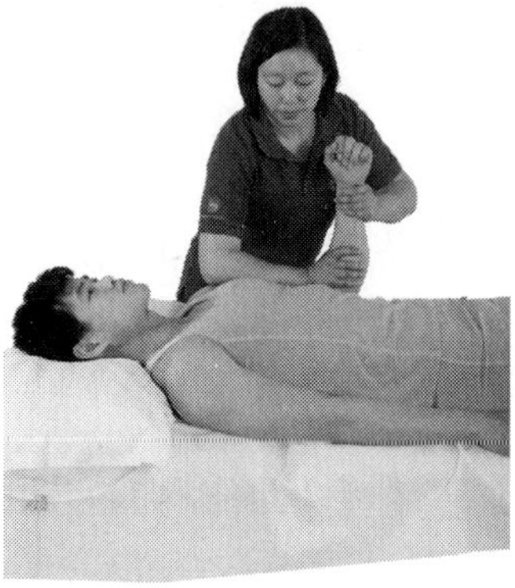

图 5－23　盂肱关节长轴牵引

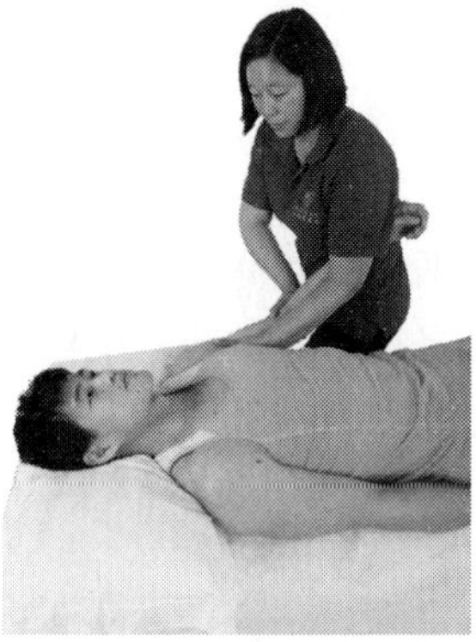

图 5－24　盂肱关节分离

（二） 肩胛胸壁关节

肩胛骨松动：患者侧卧位，屈膝屈髋保持躯干稳定，治疗侧在上，上肢放松置于身体前方。治疗师面对患者站立，一手固定在肩胛冈上，另一手从患者腋下绕过，以虎口固定住肩胛下角。两手一起用力松动肩胛骨，分别完成向头端、足端、内侧、外侧及旋转、分离等各方向的全范围活动，体会活动范围和运动终末感。注意患者应充分放松，保持治疗侧肩关节屈曲。促进肩胛骨活动，有利于肩关节活动范围的改善。（图 5－25）

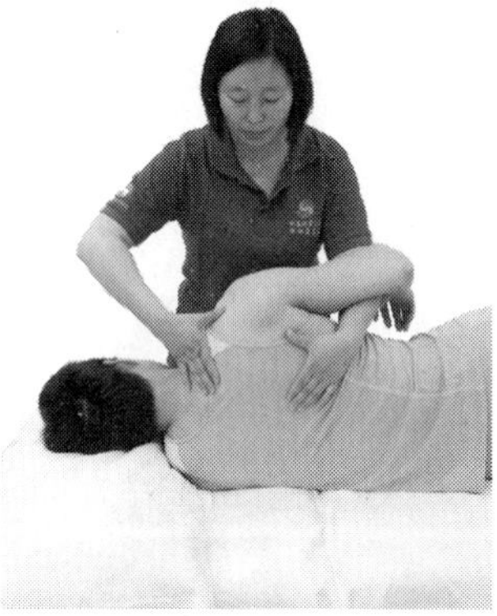

图 5－25　肩胛骨松动

四、膝关节松动术

（一） 胫股关节松动术

1. 向前滑动

患者仰卧位，屈髋，屈膝 90°，足掌平放在治疗床上。治疗师面对患者，双手扶握在患者膝关节周围，固定足踝部，双手拇指位于胫骨平台前，触及胫股关节缘，利用躯干后伸发力带动患者胫骨向前滑动，注意体会胫骨平台在外力作用下向前滑动。胫股关节向前滑动的关节松动术可以改善膝关节伸展活动。（图 5－26）

2. 向后滑动

体位同上，发力方向相反，治疗师的手大鱼际部为着力点，胫股关节向后滑动的关节松动术可以改善膝关节屈曲活动。（图 5－27）

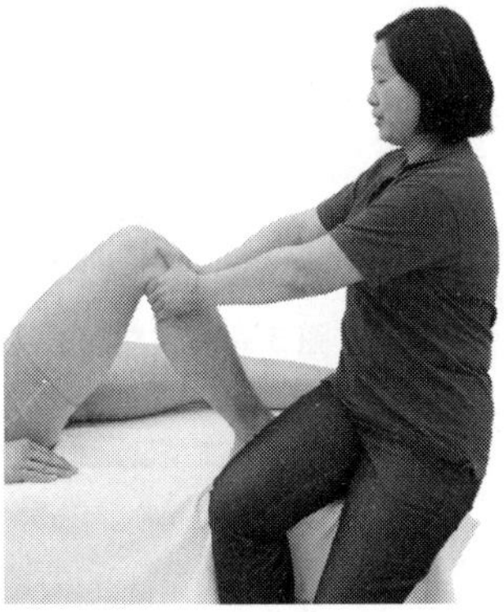

图 5－26　胫股关节向前滑动

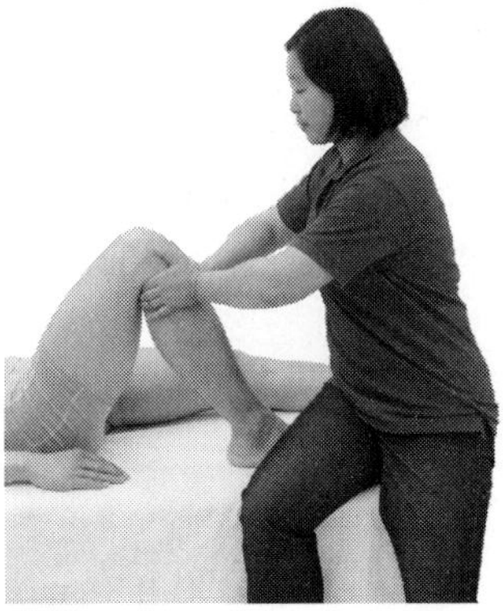

图 5－27　胫股关节向后滑动

3. 伸展/内收

患者仰卧位，髋关节外旋，膝关节伸直。治疗者一手压住患者胫骨结节内侧，另一手托住足跟外侧，两手相向用力，各 50% 力度，保持膝关节伸直，治疗师利用躯干侧屈带动，使患者胫股关节向伸展位内收方向松动。（图 5－28）

4. 伸展/外展

患者仰卧位，髋关节内旋，膝关节伸直。治疗师一手压住患者胫骨结节外侧，另一手托住足跟内侧，两手相向用力，各 50% 力度，保持膝关节伸直，治疗师利用躯干侧屈加旋转合力方向带动，使患者胫股关节向伸展位外展方向松动。（图 5－29）

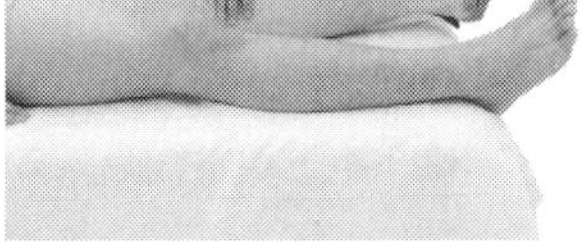

图 5－28　胫股关节伸展/内收

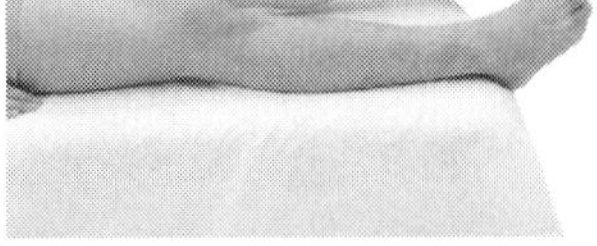

图 5－29　胫股关节伸展/外展

（二） 髌股关节松动术

患者仰卧位，膝关节伸直放松，可在膝下垫一个小枕头保证充分放松。治疗师双手拇指和食指捏住髌骨边缘为着力点，其余手指轻放在膝关节周围，分别推动髌骨向远端、近端、内侧或外侧进行滑动；也可用掌根用力推动髌骨滑动，注意不要下压髌骨。髌骨向远端滑动改善屈膝动作，向近端滑动改善伸膝动作。（图 5－30）

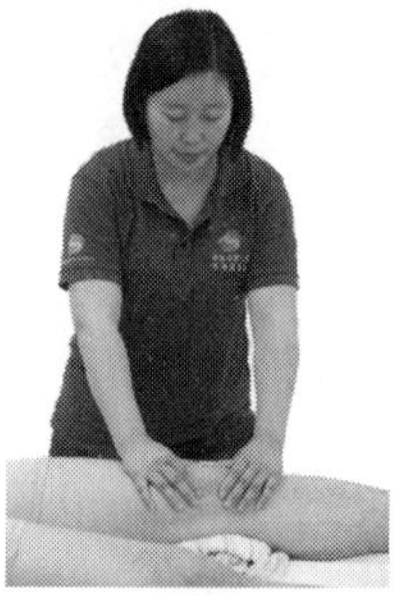

图 5－30　髌股关节松动

五、踝关节松动术

（一） 距上关节松动术

1. 向前滑动

患者俯卧位，足置于床沿边，治疗师站于治疗同侧，一手握住胫腓骨远端起支撑固定作用，另一手在内踝水平线上握住足踝部，向地面方向垂直用力，推动距骨向前滑动。距骨向前滑动可改善踝关节跖屈。注意操作过程中保持患者足踝中立位。（图 5－31）

2. 向后滑动

患者仰卧位，足置于床沿边，治疗师站于治疗同侧，一手握住胫腓骨远端起支撑固定作用，另一手在内踝水平线下握住足踝部，向地面方向垂直用力，推动距骨向后滑动，距骨向后滑动可改善踝关节背屈。注意操作过程中保持患者足踝中立位。（图 5－32）

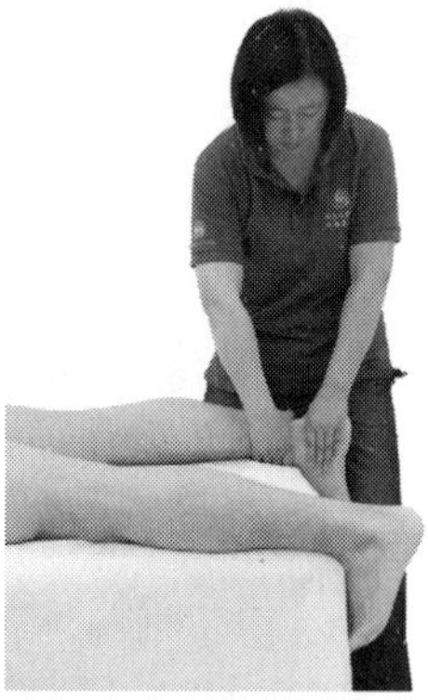

图 5－31　距上关节向前滑动

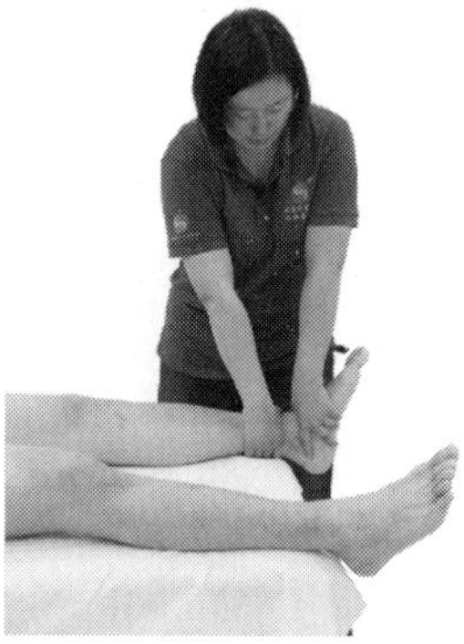

图 5－32　距上关节向后滑动

（二） 距下关节松动术

1. 向前滑动

患者俯卧位，足置于床沿边，治疗师站于治疗同侧，一手握住距骨前方起支撑固定作用，另一手握住跟骨后方，并向地面方向垂直用力，推动跟骨向前滑动。注意操作过程中保持患者足踝中立位。（图 5－33）

2. 向后滑动

患者仰卧位，足置于床沿边，治疗师站于治疗同侧，一手握住距骨后方起支撑固定作用，另一手在握住患者跟骨前侧方，并向地面方向垂直用力，推动跟骨向后滑动。注意操作过程中保持患者足踝中立位。（图 5－34）

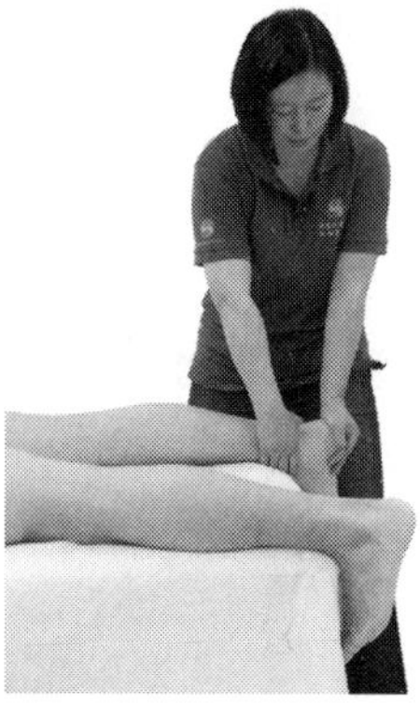

图 5－33　距下关节向前滑动

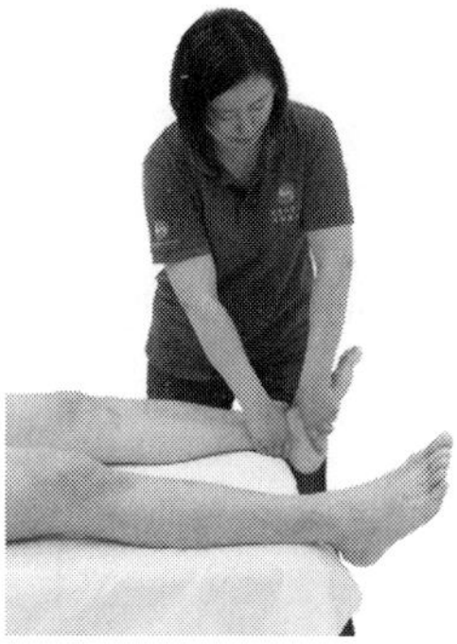

图 5－34　距下关节向后滑动

3. 向内侧滑动

患者健侧卧位，治疗师一手固定患者距骨，另一手握住跟骨，向足踝内侧方向用力，推动跟骨向内侧滑动，跟骨向内侧滑动可改善足外翻活动。

4. 向外侧滑动

患者患侧卧位，治疗师一手固定患者距骨，另一手握住跟骨，向足踝外侧方向用力，推动跟骨向外侧滑动，跟骨向外侧滑动可改善足内翻活动。（图 5－35）

（三） 踝关节松动

患者俯卧位，膝关节屈曲 90°，大腿固定保持在治疗床面上，治疗师站于治疗同侧，双手托握患者踝关节共同发力，促进踝关节向背屈或跖屈方向活动，可分级施行松动手法。（图 5－36）

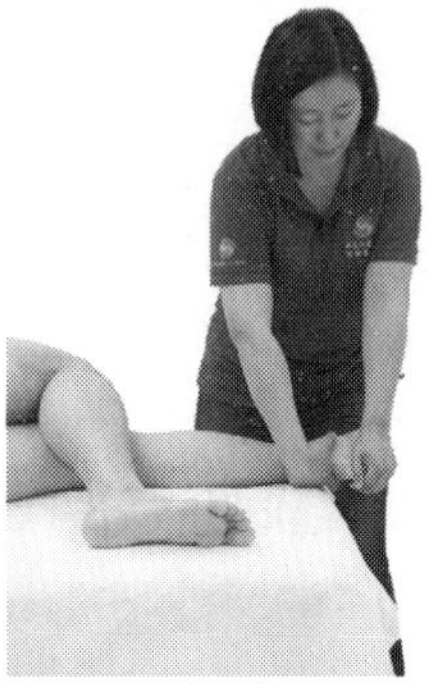

图 5－35　距下关节向外滑动

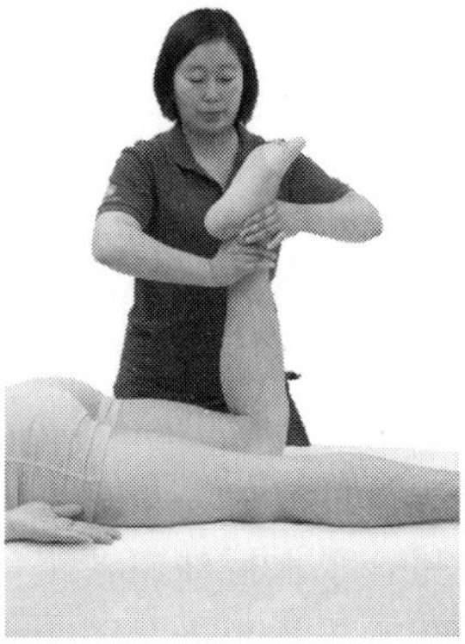

图 5－36　踝关节松动

六、手法分级及应用

Maitland 根据关节的可动范围和操作时治疗师应用手法的幅度大小，将关节松动术分为 4 级。(图 5－37)

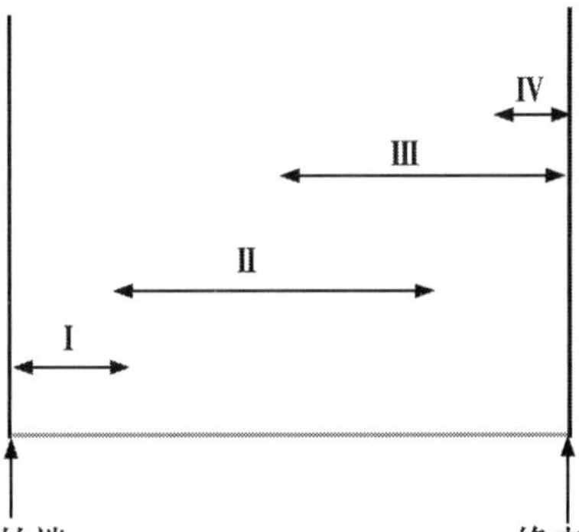

图 5－37　关节松动术分级

（一）分级标准

Ⅰ级：在关节活动的起始端，小范围、节律性地来回松动关节。

Ⅱ级：在关节活动允许范围内，大范围、节律性地来回松动关节，但不接触关节活动的起始和终末端。

Ⅲ级：在关节活动允许范围内，大范围、节律性地来回松动关节，接触到关节活动的终末端。

Ⅳ级：在关节活动的终末端，小范围、节律性地来回松动关节，接触到关节活动的终末端。

（二）应　用

Ⅰ、Ⅱ级松动手法用于治疗因疼痛引起的关节活动受限；Ⅲ级松动手法用于治疗关节疼痛，并伴有活动受限；Ⅳ级松动手法用于治疗关节周围组织粘连、挛缩而引起的关节活动受限。

手法分级可用于改善关节的附属运动和生理运动。当作用于附属运动治疗时，Ⅰ～Ⅳ级手法皆可选用。而用生理运动治疗时，关节活动范围要达到正常的60%才可以应用，因此，多用Ⅲ～Ⅳ级，极少用Ⅰ级手法。手法分级范围随着关节可动范围的大小而变化。当关节活动范围减少时，分级范围相应减小；当治疗后关节活动范围改善时，分级范围也相应增大。

七、操作程序

（一）病人体位

病人应处于一种舒适、放松、无疼痛的体位，通常为卧位或坐位，尽量暴露治疗的关节，并使其放松，以达到最大范围的松动的目的。

（二）治疗者体位

靠近治疗的关节，通常治疗师的近端手固定关节近端，远端手松动关节远端，或两手共同进行松动。

（三）治疗前评估

先找出存在的问题（疼痛、僵硬及其程度），再根据问题的主次，选择有针对性的手法。每一种手法反复操作1分钟，同一种手法每次治疗可以应用2～3次，然后再次评估。

（四）手法应用

1. 运动方向

平行或垂直于治疗平面。治疗平面是指垂直于关节面中点旋转轴线的平面。关节分离垂直于治疗平面；关节滑动和长轴牵引平行于治疗平面。

2. 手法操作的程度

不同的松动速度产生的效应不同。小范围、快速度的手法可抑制疼痛；大范围、慢速度的手法可缓解紧缩。不论是附属运动还是生理运动，手法操作均应达到关节活动受限处。治疗疼痛时，手法应达到痛点但不超过痛点；治疗僵硬时，手法应超过僵硬点。操作中，手法要平稳，有节奏，持续30秒至1分钟。

（五）关节松动术的治疗反应

手法治疗可以引起疼痛，轻微的疼痛为正常的治疗反应。若治疗后24小时疼痛仍不减轻，甚至增加，说明治疗强度过大或持续时间过长，应降低治疗强度或缩短治疗时间。

关节松动技术不能改变疾病的病理过程，如类风湿性关节炎和损伤后的炎症反应。在这些情况下，关节松动的主要作用是缓解疼痛，维持现有关节的活动范围及减少因力学因素引起的活动受限。

自学内容

一、关节松动术的治疗作用

（一） 关节松动的生理效应

关节松动可以促进关节液的流动，增加关节软骨和软骨盘无血管区的营养。主要是通过力学和神经作用而达到。力学作用是指关节松动术可以恢复关节内结构的正常位置或无痛性位置，从而恢复无痛、全范围的关节运动。当关节因肿胀或疼痛不能进行全范围活动时，关节松动可以缓解疼痛，防止因活动减少引起的关节退行性改变。神经作用是指关节松动可以抑制脊髓和脑干致痛物质的释放，提高痛阈。治疗时的机械刺激传入脊髓，通过“闸门控制”理论起到镇痛作用，引起内啡肽释放而镇痛。

（二） 关节松动可以保持组织的延展性和柔韧性

动物实验及临床均发现，关节不活动可以引起组织纤维增生，关节内粘连，肌腱、韧带和关节囊挛缩。关节松动技术，特别是 III、IV 级手法，由于直接牵拉了关节周围的组织，可以保持或增加其伸展性，改善关节的活动范围。

（三） 关节松动可以增加本体反馈

本体感受器位于关节、关节囊和肌腱内，传入神经将关节感受器接受到的冲动传入中枢神经，增加位置觉和运动觉。关节松动可以提供下列感觉信息：关节的静止位置和运动速度及其变化，关节运动的方向，肌肉张力及其变化。

二、适应证与禁忌证

（一） 适应证

关节松动可应用于任何因力学因素（非神经性）引起的关节功能障碍。如关节疼痛、肌肉紧张及痉挛，可逆性关节活动降低，进行性关节活动受限，功能性关节制动。注意：

对进行性关节活动受限和功能性关节制动，关节松动技术的主要作用是维持现有的活动范围，延缓病情发展，预防因不活动引起的其他不良影响。

（二）禁忌证

关节活动已经过度，外伤或疾病引起的关节肿胀，关节的炎症，恶性疾病，未愈合的骨折、骨质疏松，脊髓压迫和马尾压迫症状时禁忌脊柱关节松动。

三、操作原则及注意事项

（一）基本原则

选择舒适、放松、无痛的体位；暴露治疗的关节，并使其放松；简要说明治疗的方法及注意事项，取得配合；分别进行各关节不同方向的松动，每种手法持续30秒至1分钟。

（二）注意事项

不论是附属运动还是生理运动，手法操作均应达到关节活动受限处。手法操作要平稳，有节奏。治疗师应利用身体力学达到优化用力，保持良好的姿势。操作过程中注意体会关节的附属运动，培养手感。

四、肘关节松动术

（一）肱尺关节

1. 向远端滑动

患者俯卧位，肩外展90°，肘关节屈曲，前臂自然下垂于床沿边。治疗师近端手置于患者肘前下方起支撑受力作用，远端手掌置于患者尺骨鹰嘴后方，手掌根部着力，向正下方推动尺骨向远端滑动。肱尺关节向远端滑动的关节松动术能改善肘关节屈曲的活动。（图5－38）

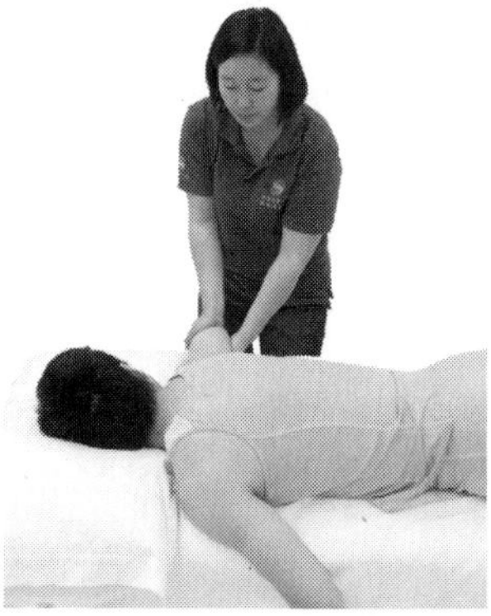

图5－38　肱尺关节向远端滑动

2. 尺骨牵引

患者仰卧位，治疗师面对患者站立，一手以大鱼际压住肱骨外上髁以固定肱骨，另一手抓握患者尺骨近端，两手用力方向相反，沿长轴方向拉动尺骨向远端活动。在肘关节屈曲终末位牵引可以改善肘关节屈曲，在肘关节伸展终末位牵引可以改善肘关节伸展。

（二）近端桡尺关节

1. 桡骨牵引

患者仰卧，上肢稍外展，治疗师面对患者站在其肩外展角之间，近端手握持肘关节内侧以固定肱骨和尺骨，远端手抓握患者桡骨远端，沿长轴方向拉动桡骨向远端活动。

2. 桡骨向后滑动

患者仰卧位，上肢置于体侧，肘关节伸直，治疗师面对患者站立，近端手置于患者肘内下方起支撑固定作用，远端手掌置于患者桡骨小头前方，手掌根部着力，向正下方推动桡骨向后方滑动。近端桡尺关节向后滑动的关节松动术能改善前臂旋前的活动。（图5－39）

3. 桡骨向前滑动

患者俯卧位，上肢置于体侧，肘关节伸直，治疗师面对患者站立，近端手置于患者肘内下方起支撑固定作用，远端手掌置于患者桡骨小头后方，手掌根部着力，向正下方推动桡骨向前方滑动。近端桡尺关节向前滑动的关节松动术能改善前臂旋后的活动。（图5－40）

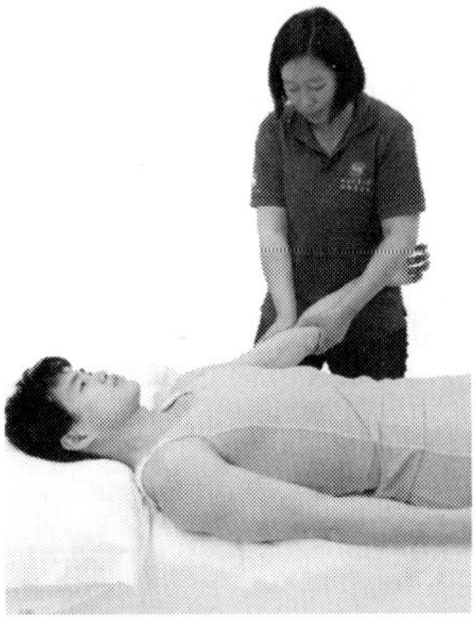

图5－39　近端桡尺关节向后滑动

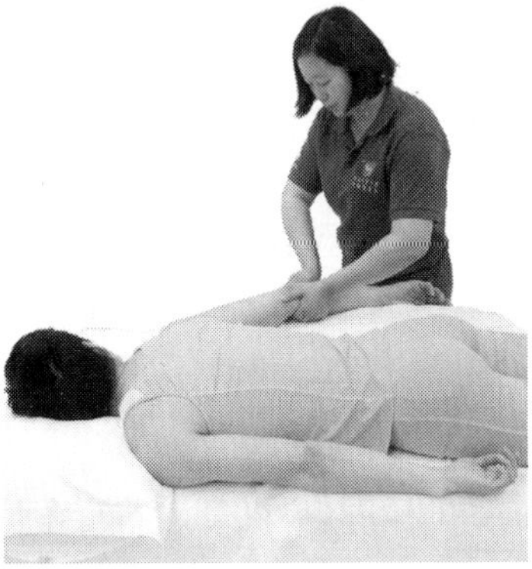

图5－40　近端桡尺关节向前滑动

五、腕关节松动术

（一）远端桡尺关节

1. 尺骨向前滑动

患者坐位，上肢置于体侧，肘关节屈曲，治疗师面对患者，一手抓握固定患者桡骨和外侧腕骨，另一手拇指和食指夹持患者尺骨茎突，用力向掌侧方向推动尺骨向前方滑动。远端桡尺关节向前滑动的关节松动术能改善前臂旋后的活动。（图5－41）

2. 尺骨向后滑动

患者坐位，上肢休息位，治疗师面对患者，一手抓握固定患者桡骨和外侧腕骨，另一手大鱼际接触尺骨远端，用力向背侧方向推动尺骨向后方滑动。远端桡尺关节向后滑动的关节松动术能改善前臂旋前的活动。（图5－42）

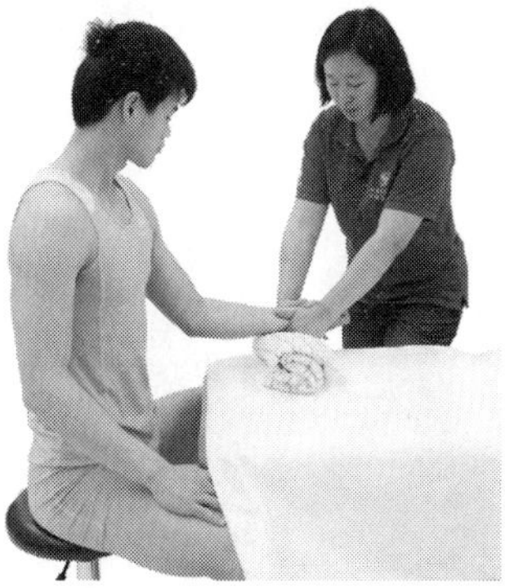
图5－41　远端桡尺关节向前滑动

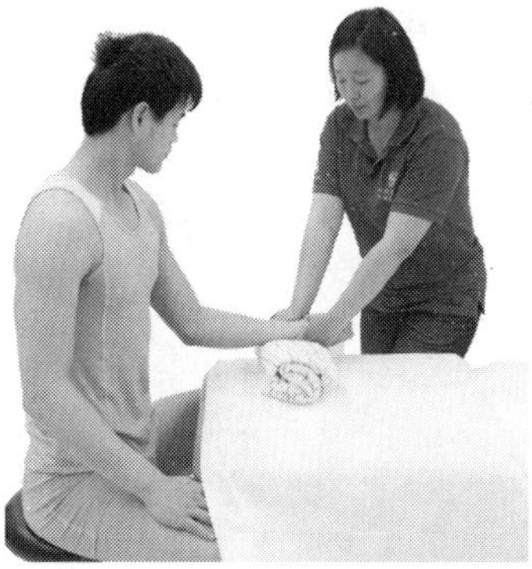
图5－42　远端桡尺关节向后滑动

（二）桡腕关节

1. 向桡侧滑动

患者坐位或仰卧位，上肢放松置于台面上，前臂中立位，治疗师一手握住桡骨远端固定，另一手握住腕骨，着力点在近排腕骨尺侧，用力向上将腕骨向桡侧滑动。桡腕关节向桡侧滑动可改善尺偏的活动。（图5－43）

2. 向尺侧滑动

体位同上，着力点在腕骨桡侧，用力向下使腕骨向尺侧滑动。桡腕关节向尺侧滑动可改善桡偏的活动度。（图5－44）

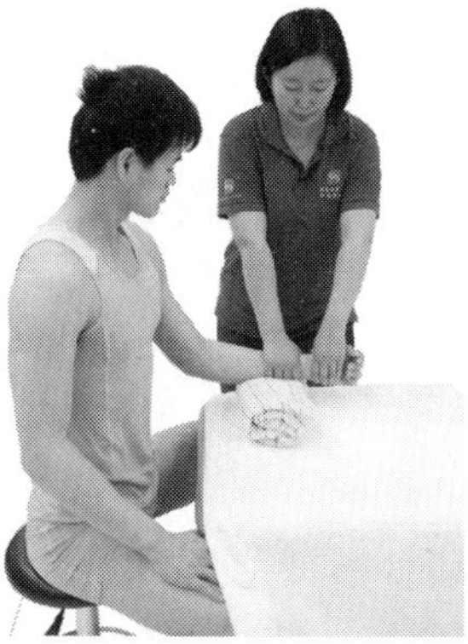
图5－43　桡腕关节向桡侧滑动

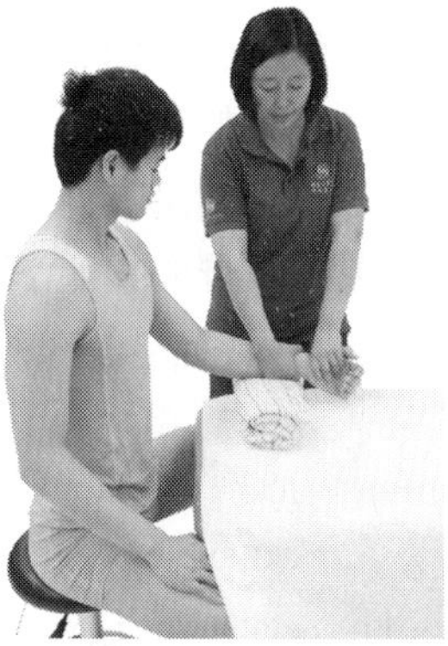
图5－44　桡腕关节向尺侧滑动

3. 向背侧滑动

体位同上，前臂旋后位，着力点在腕骨掌侧，向手背方向滑动。桡腕关节向背侧滑动可改善屈腕的活动。（图5－45）

4. 向掌侧滑动

体位同上，前臂旋前位，着力点在腕骨（手舟骨和月骨）背侧，向手掌方向滑动。桡腕关节向掌侧滑动可改善伸腕的活动。(图 5－46)

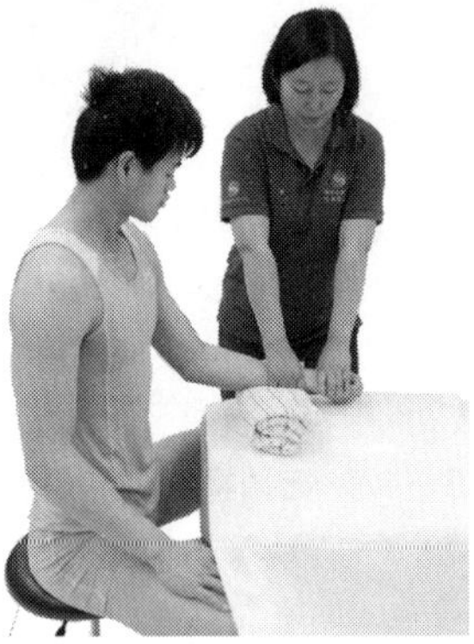

图 5－45　桡腕关节向背侧滑动

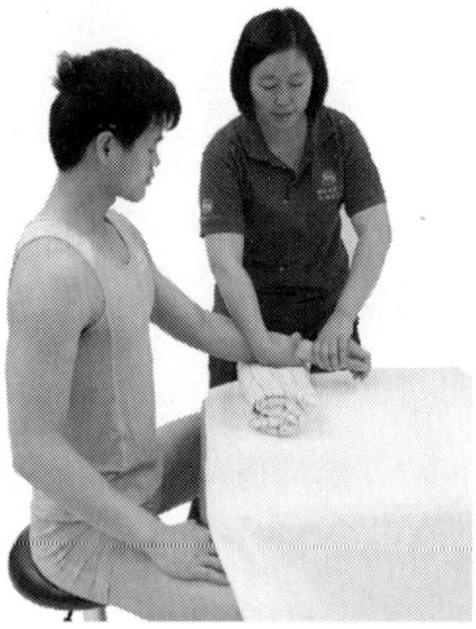

图 5－46　桡腕关节向掌侧滑动

六、手部各关节松动术

（一） 腕骨间关节

患者坐位，上肢放松置于治疗台上，治疗师面对患者坐位，触诊腕骨，根据第三掌骨基底部定位头状骨，一手拇指和食指握住头状骨起固定作用，另一手拇指和食指夹持住临近骨，进行腕骨间小关节的松动，如钩骨、月骨、手舟骨、小多角骨、第三掌骨基底部。同样方法也可进行其他临近两骨之间的松动，如手舟骨与月骨、大、小多角骨，三角骨与钩骨、月骨等。腕骨间关节的附属活动对维持手功能有重要作用，也有利于腕关节的屈伸活动，如钩骨或头状骨向掌侧滑动的松动技术可改善屈腕受限。(图 5－47)

（二） 掌指关节、 近端和远端指间关节

1. 向掌侧滑动

患者坐位，上肢置于治疗台上，治疗师以一手拇指和食指夹持住关节近端起固定作用，另一手拇指和食指夹持住关节远端用力向掌侧滑动，掌指关节、近端和远端指间关节向掌侧滑动可改善相应关节手指屈曲的活动范围。(图 5－48)

2. 向背侧滑动

同上，用力方向相反，掌指关节、近端和远端指间关节向背侧滑动可改善相应关节手指伸展的活动范围。

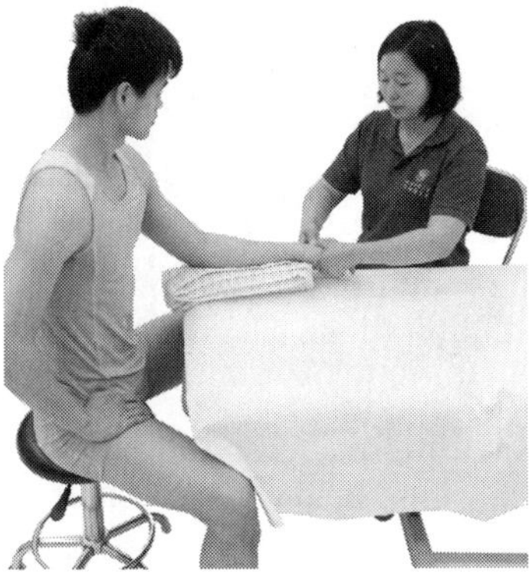

图 5 -47　腕骨间关节松动

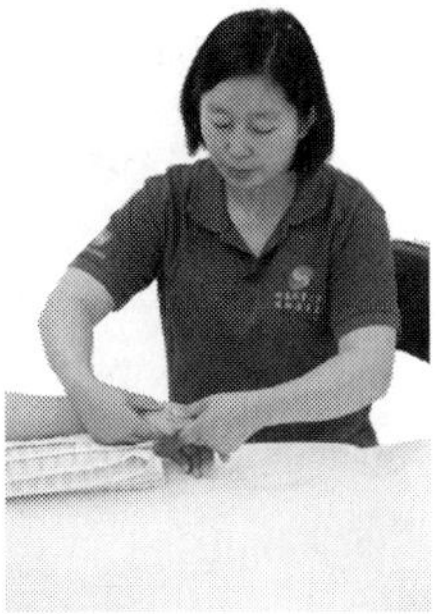

图 5 -48　手指间关节松动

七、髋关节松动术

（一） 向前滑动

患者侧卧位，治疗侧在上，屈髋屈膝，两腿间放一个枕头，使髋关节位于中立位放松。治疗师站在患者后方，以两手拇指抵住患者股骨大转子后方，躯干重心前后移动将力传递至拇指着力点，注意滑动方向垂直于股骨长轴方向，推动股骨大转子向前方滑动；也可以选择患者俯卧在治疗床边，单腿支撑在地面，以治疗带环绕固定在股骨远端及治疗师肩部，保持股骨中立位，治疗师远端手握住患者小腿远端，近端手以掌根着力于股骨后方，推动股骨向前滑动。股骨向前滑动的关节松动术可改善髋关节伸展和外旋的活动。(图5 -49)

（二） 向后滑动

患者侧卧位，治疗侧在上，屈髋屈膝，两腿间放一个枕头使髋关节位于中立位放松。治疗师站在患者前方，以两手拇指抵住患者股骨大转子前方，躯干重心前后移动将力传递至拇指着力点，注意滑动方向垂直于股骨长轴方向，推动股骨大转子向后方滑动；也可以选择患者仰卧在治疗床边，双手扶抱对侧下肢保持屈髋屈膝以固定骨盆，以治疗带固定在治疗侧股骨远端及治疗师肩部，保持股骨中立位，治疗师远端手扶握住腘窝，近端手以掌根着力于股骨前方，推动股骨向后滑动。股骨向后滑动的关节松动术可改善髋关节屈曲和内旋的活动。(图 5 -50)

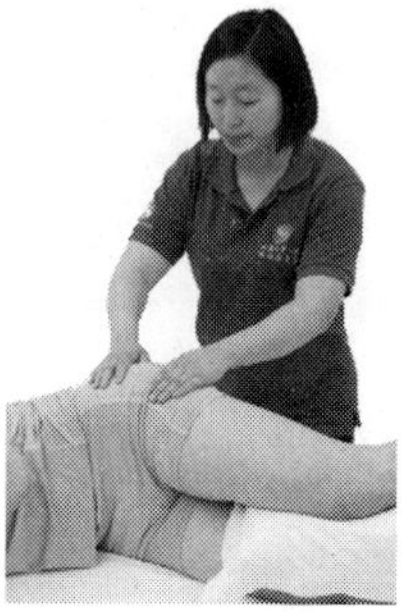

图 5－49　髋关节向前滑动

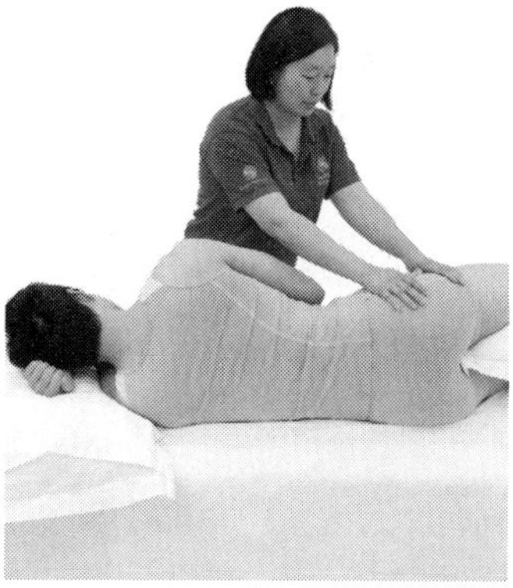

图 5－50　髋关节向后滑动

（三）长轴牵引

患者体位同上，治疗师站于患者后方，双手握住患者膝关节上方，注意利用躯干体重，沿股骨长轴方向用力，拉动股骨向远端滑动，即长轴牵引；也可以患者仰卧位，治疗师站在床尾，用治疗带环绕固定在治疗师躯干和患者足踝部之间，治疗师双手握住下肢远端，借助自身体重完成股骨的长轴牵引。（图 5－51）

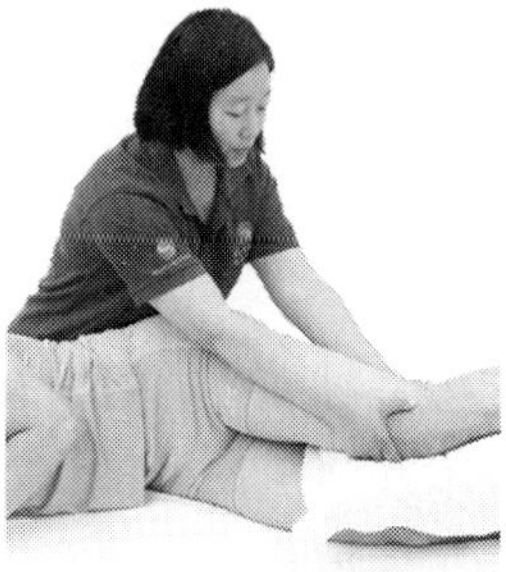

图 5－51　髋关节长轴牵引

八、颈椎关节松动术

（一）向前滑动

患者俯卧位，颈部微屈，双上肢放于体侧。治疗师站在患者头侧，双手拇指着力于颈椎棘突，其余手指放在颈椎两侧，上肢伸直，躯干用力推动单一椎体棘突向前滑动。（图 5－52）

（二）单侧向前滑动

同上体位，治疗师一手拇指固定于治疗节段的颈椎棘突，另一手拇指着力在棘突稍旁开横突位置，向正下方用力促进椎体单侧向前滑动。（图 5－53）

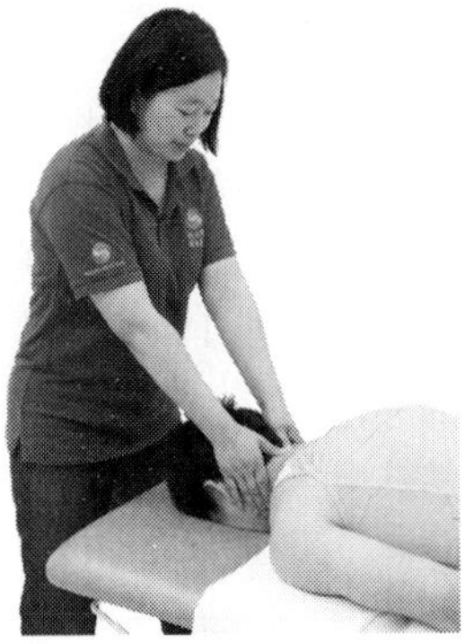

图 5－52　颈椎关节向前滑动

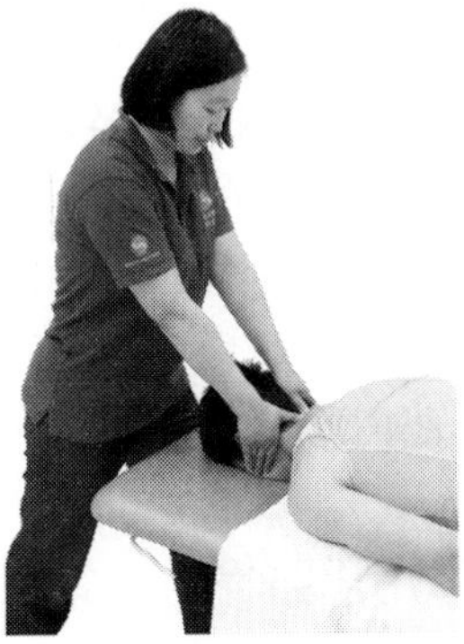

图 5－53　颈椎关节单侧向前滑动

九、胸腰椎关节松动术

（一）向前滑动

患者俯卧位，治疗师站在患者体侧，以一手豌豆骨为着力点，两手交叉相握，固定在松动节段腰椎的棘突上，其余手指放松在两侧，注意体会单一椎体向前滑动的运动范围。（图 5－54）

（二）单侧向前滑动

同上体位，治疗师一手拇指固定于治疗节段的椎体棘突，另一手拇指着力于横突，用力向下促进椎体单侧向前滑动，着力点在横突。（图 5－55）

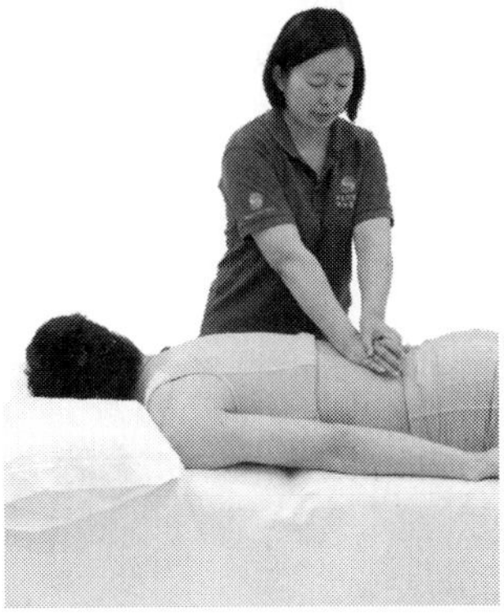

图 5－54　腰椎关节向前滑动

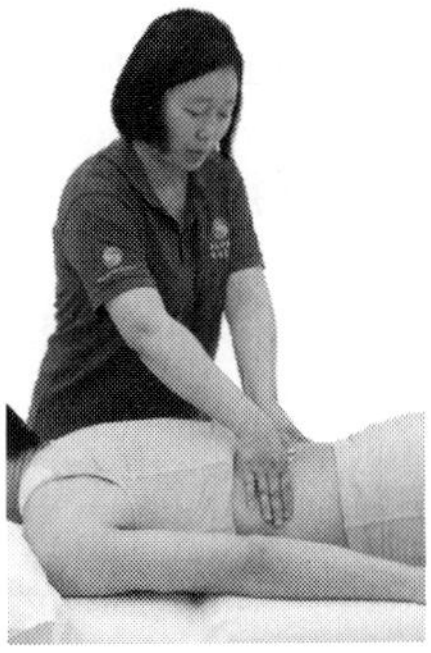

图 5－55　腰椎关节单侧向前滑动

（三）旋　转

患者侧卧位，根据需旋转的不同腰椎椎体确定不同的屈髋角度，以使被旋转关节间隙增加。治疗师一手放在肩部固定躯干，另一手置于髂嵴，以稳定频率推动下位椎体向前旋转。操作时参照患者置于体侧的上肢活动，与治疗师用力方向相反。通过调整身体姿势可实现分级操作，I、II 级手法侧卧位，III 级手法躯干仰卧骨盆侧卧，IV 级手法将治疗侧下肢髋关节屈曲内收。

十、应用思路

（一）休息时疼痛的关节

特征：严重的、易激惹的疼痛。

治疗：目标是减少疼痛，采用无痛或少痛体位，附属运动在无痛、中立位进行；治疗过程中患者不应感觉到任何不舒服；小幅度，缓慢的运动。

（二）少痛的僵硬关节

特征：僵硬为主，疼痛小。

治疗：目标是改善现有的活动度，在关节活动受限处松动，以生理运动为主，在生理运动的受限处做附属运动，或应用 III－IV 级松动手法；还可以进行强烈而带有摆动的生理运动。

（三）疼痛而僵硬

特征：疼痛显著，伴僵硬。

治疗：在治疗关节活动度受限之前，先处理疼痛；随着疼痛的减轻，主动关节活动度可能会提高；如果疼痛的减轻不能改善僵硬，再选择其他关节活动度技术。治疗技术进展到处理可控制的不适，然后进行抗阻练习。

（四）僵硬而疼痛

特征：僵硬为主，伴疼痛。

治疗：生理运动和附属运动都可运用，处理僵硬的同时兼顾疼痛；以处理僵硬为主，牵拉的量取决于疼痛反应。

思考题

1. 关节活动受限的原因有哪些?
2. 关节活动范围训练的分类如何?
3. 四肢各关节被动活动的形式有哪些?
4. 举例分析不同关节被动活动时的运动终末感的差别?
5. 被动活动的基本原则和方法是什么?
6. 关节松动术的适用范围是什么?
7. 关节的运动形式有哪些?
8. 关节松动术的分级标准及应用原则是什么?
9. 如何鉴别患者关节活动受限与疼痛的关系，对关节松动技术的选择有何影响?
10. 关节松动术与其他治疗技术如何结合应用?

参考文献

[1] 王安利. 运动康复技术[M]. 北京:北京体育大学出版社,2015.
[2] Freddy M. Kaltenborn. 关节徒手松动术[M]. 何兆邦,译. 台北:合记图书出版社,2006.
[3] 纪树荣. 运动疗法技术学[M]. 北京:华夏出版社,2011.
[4] Mulligan BR. *Manual Therapy* "*NAGS*","*SNAGS*","*MWMS*" *etc* (Fourth Edition)[M]. New Zealand: Plane View Services Ltd,1999.

第六章　肌肉功能康复技术

本章教学提示

肌力训练是运动疗法中的基本训练手段之一。本章肌肉功能康复技术是运动康复治疗的基本技术之一，主要针对骨骼肌肉系统功能失调而实施的治疗方法。本章从肌力康复训练的基础入手，介绍了肌力康复训练技术的分类、原则、方法等，并分别阐述了上肢、下肢和躯干各肌群的被动活动、主动活动和抗阻活动的具体操作方法，目标是引导学生理解和掌握肌力功能康复技术的应用思路及操作方法。

第一节　肌力康复训练

面授内容

一、肌力康复训练的基础

肌力训练是康复医学中的一个重要内容，肌力康复训练适用于以下方面。

（一）失用性肌萎缩

由制动、运动减少或其他原因引起的肌肉失用性改变，导致肌肉功能障碍。

（二）肌源性肌萎缩

肌肉病变引起的肌萎缩。

（三）神经源性肌萎缩

由神经病变引起的肌肉功能障碍。

（四）关节源性肌无力

由关节疾病或损伤引起的肌力减弱，肌肉功能障碍。

（五）其　他

特别注意的是以下情况禁止进行肌力康复训练：各种原因所致关节不稳、骨折未愈合又未作内固定、骨关节肿瘤、全身情况较差、病情不稳定者、严重心肺功能不全等。

二、肌力康复训练的分类

1. 按照不同训练目的，可以分为增强肌力训练和增强肌肉耐力训练。

2. 按照不同肌力大小传递神经冲动训练，可以分为助力训练、主动训练、抗阻力训练和渐进抗阻训练。

3. 按照肌肉收缩的方式，可以分为等长训练、等张训练和等速训练。

除此以外，肌电反馈电刺激、肌电刺激等也属于肌力康复训练的范畴。

三、肌力康复训练的原则和方法

应根据患者原有肌力水平选择合适的肌力训练方式。根据 Lovett 肌力分级，肌肉力量可分为以下级别。（表 6－1）

表 6－1 Lovett 徒手肌力分级

级别	标准
0	肌肉完全麻痹，通过望诊和触诊，肌力完全无收缩
1	肌肉能主动轻微收缩，但不能带动关节活动
2	在无重力状态下能做关节全范围运动
3	能抗重力做关节全范围运动，但不能抗阻力
4	能抗重力，抗一定阻力运动，但较正常人差
5	正常肌力，能抗重力，抗充分阻力运动

肌力训练方法有徒手训练和器械训练。徒手肌力训练时一般不需要仪器设备，器械训练时，有哑铃、沙袋、实心球、弹性阻力装置、滑轮系统、等张力矩臂组件（如股四头肌训练器等）、可变阻力装置、等长肌力训练装置、等速肌力训练装置等。通常可根据患者不同肌肉功能障碍情况选用不同训练方法和训练仪器。

根据手法（徒手）肌力评定分级分类，有以下肌力训练方法。

（一）传递神经冲动训练

适用于肌力 0～1 级，引导患者做主观努力，以尽力引起瘫痪肌肉的主动收缩。

（二）助力训练

适用于肌力 1～3 级，训练方法包括徒手辅助主动运动、滑面上辅助主动运动、滑车重锤的主动运动和浮力辅助主动运动。

（三）悬吊训练

适用于肌力 1～3 级，训练方法：通过将运动的肢体悬吊来减轻肢体的自身重量，通常在水平面上进行训练。

（四）主动训练

适用于肌力 3 级以上，训练方法：取正确的体位和姿势，将肢体置于抗重力位，防止代偿运动。

（五） 抗阻训练

适用于4级以上肌力，分为徒手抗阻力训练和器械抗阻训练。可利用徒手、滑车、重锤、弹簧、重物、摩擦力、流体阻力及等速抗阻训练仪器进行，阻力作用的方向与主动运动方向相反。

自学内容

一、下肢肌力康复训练

（一） 屈髋肌群

1. 肌力1～3级

患者体位：健侧卧位，伸髋，屈膝90°。

治疗师位置：面向患者站立，一手托住踝关节，一手托住大腿远端及膝关节。

方法：1级肌力时给予助力帮助屈曲髋关节，2～3级肌力时只帮助托起患侧下肢，不予屈曲髋关节助力。

2. 肌力4～5级

患者体位：仰卧位，下肢屈髋，屈膝。

治疗师位置：面向患者站立，双手将下肢扶起，屈髋90°，膝关节自然屈曲，一手托住足跟及踝关节，一手放在大腿远端，向足的方向施加阻力。

抗阻力方法：患者抗阻力全范围屈髋。

（二） 伸髋肌群

1. 肌力1～3级

患者体位：健侧卧位，屈髋90°，屈膝90°。

治疗师位置：站在患者身后，一手托住足跟及踝关节，一手托住大腿远端。

方法：患者注意力集中，努力作全范围的伸髋。1级肌力时给予助力帮助后伸髋关节，2～3级肌力时只帮助托起患侧下肢，不予伸髋关节助力。

2. 肌力4～5级

患者体位：俯卧位，下肢伸直。

治疗师位置：站于患侧，上方手及前臂放在臀部，固定骨盆，下方手放在大腿远端腘窝上，并向下施加阻力。

抗阻力方法：患者抗阻力全范围后伸髋。

（三）髋外展肌群

1. 肌力1～3级

患者体位：仰卧位，下肢伸直。

治疗师位置：站于患侧，一手放在股骨远端后方，一手放在足跟处，托起下肢。

方法：1级肌力时治疗师给予助力帮助外展髋关节，2～3级肌力时只帮助托起患侧下肢，不予外展关节助力。

2. 肌力4～5级

患者体位：仰卧位，下肢伸直。

治疗者位置：站于患侧，上手放在髂前上棘处固定骨盆，下方手放在大腿远端外侧并向内侧施加阻力。如果膝关节无疼痛，下方手也可放在外踝处，并向内侧施加阻力。

抗阻力方法：患者抗阻力全范围外展髋。

（四）髋内收肌群

1. 肌力1～3级

患者体位：仰卧位，对侧下肢髋关节外展25°，患侧下肢外展约30°。

治疗师位置：站于患侧，一手放在膝关节腘窝处，一手放在足跟处，托起下肢。

方法：1级肌力时给予助力帮助内收髋关节，2～3级肌力时只帮助托起患侧下肢，不予内收髋关节助力。

2. 肌力4～5级

患者体位：卧位，对侧下肢髋关节外展25°，患侧下肢外展约30°。

治疗师位置：站于患侧，上方手放在髂前上级固定骨盆，下方手放在大腿远端内侧，并向外施加阻力。如果膝关节无疼痛，下方手也可放在内踝处，并向外施加阻力。

抗阻力方法：患者抗阻力全范围内收髋（由外展位经中立位到内收位）。

注：上述方法也可以在侧卧位进行。

（五）髋内旋或外旋肌群

1. 肌力1～3级

患者体位：仰卧位，膝关节伸直位，髋关节外旋/内旋位。

治疗师位置：站于患侧，外旋时一手放在膝关节内侧，一手握住脚踝。内旋时一手放在膝关节外侧，一手握住脚踝。

方法：1级肌力时给予助力帮助内旋或外旋髋，2～3级肌力时只帮助托起患侧下肢，不予内旋或外旋髋关节助力。

2. 肌力4～5级

患者体位：坐位，双下肢垂于治疗床，患侧大腿下方垫一毛巾卷。

治疗师位置：站于患侧，当增强内旋髋肌群肌力时，内侧手放在膝关节上方固定股骨，外侧手握住外踝处，并向内侧施加阻力；当增强外旋髋肌群阻力时，外侧手放在膝关节上方固定股骨，内侧手握住内踝处，并向外侧施加阻力。

抗阻力方法：患者抗阻力全范围内旋髋（小腿向外）或外旋髋（小腿向内）。

（六） 屈膝肌群

1. 肌力 1 ~3 级

患者体位：侧卧位，双下肢伸直，患侧下肢伸直悬挂于训练吊带上。

治疗师位置：站于患侧，一手托住固定大腿远端，另一手托住小腿远端。

方法：1 级肌力时给予助力帮助屈膝，2 ~3 级肌力时只帮助托起患侧小腿，不予屈膝关节助力。

2. 肌力 4 ~5 级

患者体位：俯卧位，下肢伸直。

治疗师位置：面向患者站立，上方手放在臀部固定骨盆，下方手放在小腿远端后侧，并向下施加阻力。

抗阻力方法：患者抗阻力全范围屈膝。

（七） 伸膝肌群

1. 肌力 1 ~3 级

患者体位：侧卧位，患侧下肢的膝关节屈曲，悬挂于训练吊带上。

治疗师位置：面向患者站立，一手托住固定大腿远端，另一手托住小腿远端。

方法：1 级肌力时治疗师给予助力帮助伸膝，2 ~3 级肌力时只帮助托起患侧小腿，不予伸膝关节助力。

2. 肌力 4 ~5 级

患者体位：坐位，下肢垂于床沿，大腿下方放一毛巾卷。

治疗师位置：面向患者站立，上方手放在膝关节上方，固定股骨，下方手握住小腿远端，并向后施加阻力。

抗阻力方法：患者抗阻力全范围伸膝。

（八） 踝背伸肌群

1. 肌力 1 ~3 级

患者体位：健侧卧位，患侧下肢伸直悬挂于训练吊带上。

治疗师位置：面向患者站立，一手固定小腿远端，另一手握住足背。

方法：患者注意力集中，努力作全范围的背伸踝动作。1 级肌力时治疗师给予助力帮助背伸踝关节，2 ~3 级肌力时只固定小腿远端，不予背伸踝关节助力。

2. 肌力 4 ~5 级

患者体位：仰卧位下稍屈膝（需下垫一枕头），踝中立位。

治疗师位置：面向患者站立，上方手放在小腿近端，固定胫骨，下方手置于足背远端，掌侧抵住足背，并向足底方向施加阻力。

抗阻力方法：患者抗阻力全范围背伸踝。

（九） 踝跖屈肌群

1. 肌力 1 ~3 级

患者体位：健侧卧位，患侧下肢伸直悬挂于训练吊带上。

治疗师位置：站于患侧，一手固定小腿远端，另一手握住足背。

方法：1 级肌力时治疗师给予助力帮助跖屈踝关节，2 ~3 级肌力时只固定小腿远端，不予跖屈踝关节助力。

2. 肌力 4 ~5 级

患者体位：仰卧位，稍屈膝，腘窝下垫一枕头，踝中立位。

治疗师位置：站于患侧，上方手放在小腿近端，固定胫骨，下方手握住足跟，前臂掌侧抵住足底，并向足背方向施加阻力。

抗阻力方法：患者抗阻力全范围跖屈踝。

注：跖屈肌群肌力训练也可以在站立位练习。患者单足站立，足跟抬起，保持片刻后放下，反复进行。

（十） 踝内翻或外翻肌群

1. 肌力 1 ~3 级

患者体位：仰卧位，踝关节中立位（内翻）或轻度跖屈（外翻）。

治疗师位置：站于患侧，一手握住小腿远端固定在床面，内翻时另一手握住足内侧缘，外翻时另一手握住足外侧缘。

方法：1 级肌力时给予助力帮助内翻或外翻踝，2 ~3 级肌力时只固定小腿远端，不予内翻或外翻踝助力。

2. 肌力 4 ~5 级

患者体位：坐位，小腿垂于床沿，足放在治疗者的大腿上。

治疗师位置：面向患者坐位，一手握住小腿远端，当增强内翻肌群肌力时，另一手握住足的内侧缘，并向下施加阻力；当增强外翻肌群肌力时，另一手握住足的外侧缘向下施加阻力。

抗阻力方法：患者抗阻力全范围内翻或外翻踝。

二、上 肢

（一） 肩前屈肌群

1. 肌力 1 ~3 级

患者体位：健侧卧位，上肢放在体侧，伸肘。

治疗师位置：站于患者身旁，一手托住患者的肘关节，另一手托住患者的前臂。

方法：在训练的过程中治疗师根据患者肌力情况决定给与助力大小，1 级肌力时给予助力帮助前屈肩关节，2 ~3 级肌力时只帮助托起患侧上肢，不给予前屈肩关节助力。

2. 肌力 4 ~5 级

患者体位：仰卧位，上肢放在体侧，伸肘。

治疗师位置：站于患侧，一手握住前臂远端，另一手放在肱骨的远端，向下施加阻力。

抗阻力方法：患者以肩部力量向正前方抗阻力屈曲肩关节至 90°，然后回复原位，重复进行。

（二） 肩外展肌群

1. 肌力 1 ~3 级

患者体位：仰卧位，患侧上肢前臂中立位置于身旁。

治疗师位置：站于患侧，一手托住患者的肘关节，另一手托住患者的前臂。

方法：1 级肌力时给予助力帮助外展肩关节，2 ~3 级肌力时只帮助托起患侧上肢，不予外展肩关节助力。

2. 肌力 4 ~5 级

患者体位：仰卧位，上肢放在体侧，屈肘 90°，前臂中立位。

治疗师位置：站于患侧，一手放在肱骨远端外侧向内施加阻力，另一手握住前臂远端掌侧，以保持稳定。

抗阻力方法：患者抗阻力全范围外展上肢。

（三） 肩后伸肌群

1. 肌力 1 ~3 级

患者体位：健侧卧位，患侧上肢自然置于体侧。

治疗师位置：站于患侧，一手托住患者的肘关节，另一手托住患者的前臂。

方法：1 级肌力时给予助力帮助后伸肩关节，2 ~3 级肌力时只帮助托起患侧上肢，不予后伸肩关节助力。

2. 肌力 4 ~5 级

患者体位：俯卧位，上肢放在体侧，伸肘。

治疗师位置：站于患侧，一手放在肩后面，固定肩胛骨，一手放在肱骨远端，并向下施加阻力。

抗阻力方法：患者抗阻力全范围后伸肩关节。

（四） 肩内收肌群

1. 肌力 1 ~3 级

患者体位：端坐位，健侧上肢自然下垂置于体侧。

治疗师位置：站于患侧，一手托住患者的肘关节，另一手托住患者的前臂，使患者患侧上肢外展90°，患侧前臂中立位。

方法：1级肌力时给予助力帮助内收肩关节，2~3级肌力时只帮助托起患侧上肢，不予内收肩关节助力。

2. 肌力4~5级

患者体位：仰卧位，上肢外展90°，前臂中立位。

治疗师位置：站于患侧，一手放在肩后面固定肩胛骨，一手放在肱骨远端内侧，并向外施加阻力。

抗阻力方法：患者抗阻力全范围内收上肢。

（五）肩内旋肌群

1. 肌力1~3级

患者体位：俯卧位，肩关节外展90°，上臂放在治疗床上。

治疗师位置：站于患侧，一手握住患者的肘关节，另一手握住患者的前臂，使前臂向后、上方摆动，以完成肩关节内旋。

方法：1级肌力时给予助力于前臂帮助内旋肩关节，2~3级肌力时只帮助固定患侧上肢，不予内旋肩关节助力。

2. 肌力4~5级

患者体位：同上。

治疗师位置：站于患侧，一手握住肘关节内侧，保持稳定，一手握住前臂尺侧远端，并施加阻力。

抗阻力方法：患者抗阻力全范围内旋肩关节。

（六）肩外旋肌群

1. 肌力1~3级

患者体位：俯卧位，肩外展90°，上臂放在治疗床上，前臂于床边自然下垂。

治疗师位置：站于患侧，一手握住患者的肘关节内侧，一手握住患者的前臂远端，使前臂向前、上方摆动以完成肩关节外旋。

方法：1级肌力时给予助力于前臂远端帮助外旋肩关节，2~3级肌力时只帮助固定患侧上肢，不予外旋肩关节助力。

2. 肌力4~5级

患者体位：同上。

治疗师位置：站于患侧，下方手握住肘关节内侧，保持稳定，上方手握住前臂远端背侧远端，并向足的方向施加阻力。

抗阻力方法：患者抗阻力全范围外旋肩关节。

（七）屈肘肌群

1. 肌力 1～3 级

患者体位：坐位，肩关节外展 30°，肘关节被动伸展位。

治疗师位置：站于患侧，一手托住患者的上臂远端，另一手握住患者的前臂远端。

方法：1 级肌力时给予助力于前臂远端帮助屈曲肘关节，2～3 级肌力时只帮助固定患侧上肢，不予屈曲肘关节助力。

2. 肌力 4～5 级

患者体位：仰卧位，上肢置于体侧，稍屈肘，前臂旋后。

治疗师位置：站于患侧，一手放在肩部，固定肱骨，一手握住前臂远端，并向下和向足的方向施加阻力。

抗阻力方法：患者抗阻力全范围屈肘。

（八）伸肘肌群

1. 肌力 1～3 级

患者体位：坐位，肩关节外展 90°，肘关节被动屈曲位。

治疗师位置：坐在患者侧后方，一手托住患者的上臂远端，另一手握住患者的前臂远端，使肘关节屈曲 90°，前臂水平位。

方法：1 级肌力时给予助力于前臂远端帮助伸直肘关节，2～3 级肌力时只帮助固定患侧上肢，不予伸直肘关节助力。

2. 肌力 4～5 级

患者体位：俯卧位，上肢外展 90°，肘下垫一毛巾卷，屈肘。

治疗师位置：面向患侧而坐，一手放在肱骨远端背侧，固定肱骨，一手握住前臂远端背侧，并向下施加阻力。

抗阻力方法：患者抗阻力全范围伸肘。

（九）前臂旋前或旋后肌群

1. 肌力 1～3 级

患者体位：坐位，上臂置于体侧，肘关节屈曲 90°，前臂旋后/旋前，手部放松。

治疗师位置：站于患侧，双手分别固定肘和前臂。

方法：1 级肌力时给予助力于前臂远端帮助前臂旋前/旋后，2～3 级肌力时只帮助固定患侧上肢，不予前臂旋前/旋后助力。

2. 肌力 4～5 级

患者体位：仰卧位，上肢稍外展，屈肘 90°，前臂中立位。

治疗师位置：站于患侧，双手分别固定肘和前臂。增加旋前肌群肌力时，上方手向掌侧施加阻力。增强旋后肌群肌力时，上方手向背侧施加阻力。

抗阻力方法：患者抗阻力全范围旋前或旋后。

（十） 屈腕肌群

1. 肌力 1 ~3 级

患者体位：坐位，前臂中立位，置于治疗床上，手放松伸直。

治疗师位置：站于患侧，一手固定腕关节近端，另一手扶住手的掌指关节。

方法：1 级肌力时治疗师给予助力于手的掌指关节帮助屈腕，2 ~3 级肌力时只帮助固定，不予屈腕助力。

2. 肌力 4 ~5 级

患者体位：坐在桌旁，前臂旋后放在桌上。

治疗师位置：站于患侧，一手放在前臂远端掌侧，固定前臂，一手握住手掌，并向桌面施加向下的阻力。

抗阻力方法：患者抗阻力全范围伸腕。

（十一） 伸腕肌群

1. 肌力 1 ~3 级

患者体位：坐在桌旁，前臂中立位，置于治疗床上，手放松伸直。

治疗师位置：面向患者而坐，一手固定前臂远端，另一手放在手的掌指关节。

方法：1 级肌力时治疗师给予助力于手的掌指关节帮助伸腕，2 ~3 级肌力时只帮助固定，不予伸腕助力。

2. 肌力 4 ~5 级

患者体位：坐在桌旁，前臂旋前放在桌上。

治疗师位置：面向患者，一手放在前臂远端背侧，固定前臂，一手握住手背，并向桌面施加向下的阻力。

抗阻力方法：患者抗阻力全范围屈腕。

（十二） 腕桡侧偏或尺侧偏肌群

1. 肌力 1 ~3 级

患者体位：坐在桌旁，前臂中立位放在桌上，手超出床沿自然下垂。

治疗师位置：站于患侧，一手放在前臂远端，固定前臂，另一手握住患侧手背。

方法：1 级肌力时给予助力于手背帮助腕关节桡侧偏或尺侧偏，2 ~3 级肌力时只帮助固定，不予腕关节桡侧偏或尺侧偏助力。

2. 肌力 4 ~5 级

患者体位：同上。

治疗师位置：站于患侧，一手放在前臂远端，固定前臂。当增强桡侧偏肌群肌力时，另一手放在第 1 掌骨桡侧，并向尺侧施加阻力；当增强尺侧偏肌群肌力时，另一手放在第 5 掌骨尺侧，并向桡侧施加阻力。

抗阻力方法：患者抗阻力全范围桡侧偏或尺侧偏。

（十三）手指屈肌群

1. 肌力 1 ~3 级

患者体位：坐在桌旁，前臂中立位，腕关节中立位。

治疗师位置：站于患侧，一手握住掌骨，固定手掌，另一手握住指骨掌侧。

方法：1 级肌力时治疗师给予助力于远节指骨帮助屈曲指间关节和掌指关节，2 ~3 级肌力时只帮助固定，不予屈曲指间关节和掌指关节的助力。

2. 肌力 4 ~5 级

患者体位：坐在桌旁，前臂旋后放在桌上，腕关节中立位，手指伸直。

治疗师位置：站于患侧，一手握住掌骨，固定手掌，一手放在远端指骨掌面，并向下施加阻力。

抗阻力方法：患者抗阻力全范围屈曲指间关节和掌指关节。

（十四）手指伸肌群

1. 肌力 1 ~3 级

患者体位：坐在桌旁，前臂中立位，腕关节中立位。

治疗师位置：站于患侧，一手握住掌骨，固定手掌，另一手握住指骨背侧。

抗阻力方法：1 级肌力时治疗师给予助力于节指骨帮助伸直指间关节和掌指关节，2 ~3 级肌力时只帮助固定，不予伸直指间关节和掌指关节的助力。

2. 肌力 4 ~5 级

患者体位：坐在桌旁，前臂旋前放在桌上，腕关节中立位，手指屈曲。

治疗师位置：站于患侧，一手握住掌骨，固定手掌，一手放在远端指骨背面，并向下施加阻力。

抗阻力方法：患者抗阻力全范围伸直指间关节和掌指关节。

（十五）对掌肌群

1. 肌力 1 ~3 级

患者体位：坐在桌旁，前臂旋后放在桌上。

治疗师位置：面向患者坐在桌旁，一手握住腕关节，固定上肢，另一手拇指和食指握住拇指或小指掌骨。

方法：1 级肌力时治疗师给予助力于掌骨帮助拇指或小指对掌，2 ~3 级肌力时只帮助固定，不予拇指或小指对掌的阻力。

2. 肌力 4 ~5 级

患者体位：坐在桌旁，前臂旋后放在桌上。

治疗师位置：面向患者坐在桌旁，双手分别握住拇指和小指掌侧，并向外侧施加阻力。

抗阻力方法：患者抗阻力对掌。

三、颈部与躯干

（一） 颈前屈肌群

1. 肌力 1～3 级

患者体位：侧卧位，头下垫枕使头部保持水平，肩部放松。

治疗师位置：坐在患者身后，一手托住患者头部，一手固定患者肩部。

抗阻力方法：1 级肌力时给予助力帮助颈前屈动作，2～3 级肌力时只固定肩部，不予颈前屈动作助力。

2. 肌力 4～5 级

患者体位：仰卧位，头下垫枕使头部保持水平，肩部放松。

治疗师位置：面向患者坐立在床边，一手固定患者肩部，一手置于患者头前额部。

抗阻力方法：抗加在头前额部的阻力做颈前屈动作。

（二） 颈后伸肌群

1. 肌力 1～3 级

患者体位：侧卧位，头下垫枕使头部保持水平，肩部放松。

治疗师位置：面向患者坐立，一手托住患者头部，一手固定患者肩部。

抗阻力方法：1 级肌力时给予助力帮助颈后伸动作，2～3 级肌力时只固定患者肩部，不予颈后伸动作助力。

2. 肌力 4～5 级

患者体位：俯卧位，肩部放松。

治疗师位置：面对患者背部站立，一手固定患者肩部，一手放在患者头枕部施加阻力。

抗阻力方法：抗加在头后枕部的阻力做颈后伸动作。

（三） 躯干前屈肌群

1. 肌力 1～3 级

患者体位：仰卧位，下肢被固定，上肢置于体侧。

治疗师位置：面向患者坐立，一手托住患者头部，一手固定患者骨盆。

抗阻力方法：1 级肌力时给予助力帮助作头、肩抬离床面动作，2～3 级肌力时只帮助固定骨盆，不予头、肩抬离床面动作的助力。

2. 肌力 4～5 级

患者体位：仰卧位，肩部放松。

治疗师位置：面向患者站立，双手固定患者双侧大腿。

抗阻力方法：抵抗自身重力，患者努力做双手向前平举坐起和双手抱头坐起训练。

（四）躯干后伸肌群

1. 肌力 1～3 级

患者体位：俯卧位，下肢被固定，上肢置于体侧。

治疗师位置：站于床边，一手压在臀部，一手托在患者的上胸部。

抗阻力方法：1 级肌力时给予助力帮助作头、胸抬离床面动作，2～3 级肌力时只帮助压住臀部，不予头、胸抬离床面动作的助力。

2. 肌力 4～5 级

患者体位：俯卧位，下肢被固定，上肢置于体侧，胸部以上在桌缘外。

治疗师位置：站于床边，一手压在臀部，一手放在患者的上背部施加不同大小的阻力。

抗阻力方法：抵抗自身重力，能抗较大阻力抬起上身。

（五）躯干旋转肌群

1. 肌力 1～3 级

患者体位：坐位，固定骨盆。

治疗师位置：坐在患者身后，双手扶在患者的双肩上。

抗阻力方法：1 级肌力时给予助力帮助作上身向左右旋转，2～3 级肌力时只提供保护防止失平衡，不予上身向左右旋转的助力。

2. 肌力 4～5 级

患者体位：患者仰卧位，固定下肢，上肢放置于体侧。

治疗师位置：坐在患者身体一侧，双手固定患者的下肢。

抗阻力方法：抵抗自身重力，患者努力做双手抱头坐起，并向一侧转体，重复进行。

第二节　渐进性抗阻训练

面授内容

一、渐进性抗阻训练的基础

渐进抗阻训练（Progressive Resistance Exercise）是一种逐渐增加阻力的肌力训练方法，肌肉的能力增强时负荷量也随之增加。最早由 DeLorme 于 1945 年提出，主要适用于大于 3 级时的肌力训练。美国运动医学学会的运动处方指南（American College Sports Medicine

2005）指出，通过较低强度的举持重物练习，以达到提高或维持肌肉力量效果的方法是可行的，这种肌力训练方法在日常生活中已被认可。PRT 是从较低力量负荷练习开始，逐级递增的渐进式抗阻负荷训练。此训练方式具有维持和提高肌力效果明显、对肌肉造成的运动伤害较小的特点，近年来这种方法在发展肌肉力量方面都得到了广泛的应用。渐进抗阻练习对肌力的良性作用可能由以下两方面的因素所致：一是由于肌肉的肥大而使练习者的肌力增加；二是神经的功能调节得以改善。渐进性抗阻训练对机体的影响主要有以下几个方面。

1. 可提高骨骼肌肌力与肌耐力，改变骨骼肌的形态与功能，进而间接或直接地影响人体整体健康水平。

2. 对人体骨密度具有良好的促进作用，可以改善人体骨质状况，提高骨质含量，增加骨密度，为保持成年阶段具有良好的骨质奠定基础，使身体组成成分之间达到相对合理的状态。

3. 可提高人体整个运动系统的功能，强健肌肉和韧带的力量和密度，进行抗阻运动者基础代谢率都较高，减少日常生活中出现的腰、颈、后背疼痛的现象。

4. 对心血管疾病的患者起着重要的作用，其对血脂代谢的改善能降低心血管疾病的死亡率。

针对个体的不同，在制定 PRT 方案时应考虑肌肉的承受负荷、动作的重复次数、项目的运动组数、间歇时间和肌肉的收缩方式及速度等。

二、渐进性抗阻训练的原则和方法

采用渐进抗阻法训练时，其方式一般有两种：一是每组训练后，采取逐渐增加重量的方法，这是在训练重量容易改变的情况下使用；二是可以在重量不变的情况下改变训练次数，这是在训练重量不易改变的情况下使用。

（一）渐进性抗阻训练的原则

1. 制定正确的训练

在训练过程中，制定正确的训练计划是关键，如计划不妥，则起不到增强肌力的作用，甚至可造成肌肉损伤。训练计划的制定是以肌力评定为依据，因此准确地测量肌力和训练强度是很重要的，因为只有每次训练保持适宜的高负荷才能调动更多的运动单位参与运动，这样才能更有效地提高肌力。肌力测量最好是在训练前进行，这样可以排除肌肉疲劳的干扰。

肌力测量时，患者应处于适合训练的舒适体位，以被动运动形式向患者演示所需的运动，告诉患者尽最大努力但在无痛范围内完成训练，训练过程不要憋气；治疗师只起指导、监督作用。

2. 保持正确的训练姿势

在训练时要注意采取正确的姿势，保持正确的姿势也是渐进抗阻练习法取得好的效果的重要因素之一。在确定要锻炼的肌肉之后，要防止代偿动作出现。例如，在训练股四头肌过程中，发现有的患者通过腰腹的力量来代偿，这样就会影响股四头肌的训练效果。

3. 功能受限的患者，训练前应评定其肌力和关节活动情况，明确功能受限程度，以确定适宜的抗阻运动形式和运动量。

4. 施加的阻力要适宜

提供的阻力应适合患者现有的肌力水平，初始为次最大阻力，以后逐渐增大阻力；训练中动作宜平稳，患者的最佳反应为无痛范围的最大用力。患者如不能全关节活动范围运动、或训练中有明显疼痛、收缩的肌肉发生震颤、发生代偿运动时，应改变施阻的方向或降低阻力强度。

5. 防止过度训练

渐进抗阻训练虽然是一种循序渐进的过程，但同样在训练过程中要防止过度训练。如果过度训练，有可能造成骨关节的损伤，发生疼痛和肌痉挛现象，出现这样的情况就会影响以后的训练，从而会对整体肌力训练造成不良的影响。训练过程中还要经常察看患者的练习情况，要保证计划正确实施，以提高疗效。在整个肌力训练期间，训练患侧的同时，也应注意健测的锻炼，以免由于忽略健侧的锻炼而造成健侧肌力和功能的下降。

6. 训练前要向患者说明治疗的目的、方法和注意事项，以充分取得患者的合作。

（二） 渐进性抗阻训练的方法

基本抗阻方法：（1）举哑铃、沙袋等；（2）通过滑轮及绳索提起重物；（3）拉长弹簧、橡皮条等弹性物；（4）利用自身体重进行训练，如俯卧撑、下蹲起立、仰卧起坐等练习。

具体实施方法：先测出待训练肌群连续 10 次等张收缩所能承受的最大负荷量，简称 10RM（10 Repetition Maximum，10RM）。

Delorme 法：取 10RM 为制定运动强度的参考量，每天的训练分 3 组进行，即第一组运动强度取最大负荷的 50%，重复 10 次；第二组运动强度取最大负荷的 75%，重复 10 次；第三组运动强度取最大负荷的 100%，重复 10 次。每组间各休息 1 分钟。一周后复试 10RM 量，如肌力有所进步，可按照新的 10RM 量进行下一周的训练。

Oxford 法：与 Delorme 法相同。负荷顺序相反。每组负荷量分别为 10RM 的 100%、75% 和 50%。

自学内容

器械抗阻训练原理与徒手抗阻训练基本相同，阻力可以采用沙袋、哑铃、拉力器、弹力橡胶、重锤等，阻力的方向均应与训练肌群的收缩方向相反，并保持其他关节稳定，避免代偿运动或其他肌群参与。

一、下肢器械抗阻训练

（一） 髋关节屈伸肌群

方法一：利用哑铃或沙袋：患者取站立位，膝关节伸直，在脚踝处固定哑铃或沙袋，进行髋关节的屈曲/伸展活动。

方法二：利用弹力带：患者取站立位，膝关节伸直，弹力带一端固定，另一端缠绕于脚踝，进行髋关节的屈曲/伸展活动。

方法三：利用滑轮、重锤。

（二） 髋关节内收/外展肌群

方法一：利用哑铃或沙袋：患者取站立位，膝关节伸直，在脚踝处固定哑铃或沙袋，进行髋关节的内收/外展活动；也可取卧位（仰卧/俯卧）进行。

方法二：利用弹力带：外展肌训练时，患者侧卧位，患侧在上，将环形弹力带套在双侧脚踝处或膝关节处，进行外展活动。内收肌训练时，患者侧卧位，患肢在下，弹力带一端固定，另一端缠绕于脚踝，进行髋关节内收活动。（图 6 –1、图 6 –2）

方法三：利用滑轮、重锤：滑轮一端固定于脚踝，进行外展练习时，患肢在上；进行内收练习时，患肢在下。

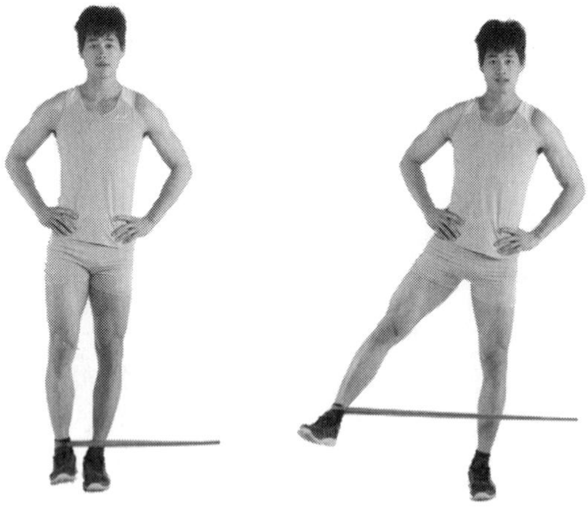

图 6 –1 髋关节内收肌群弹力带抗阻运动图

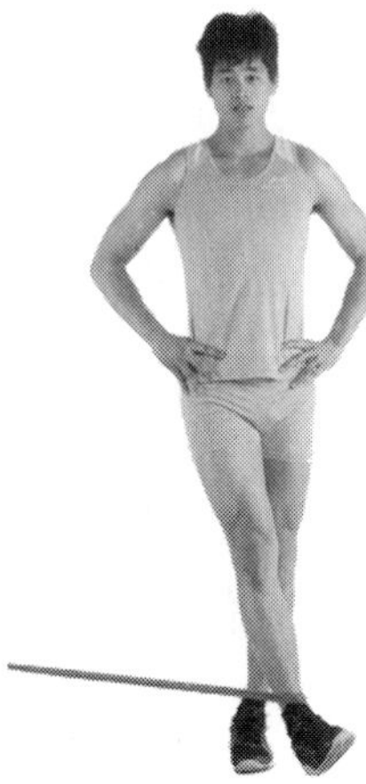

图 6 –2 髋关节外展肌群弹力带抗阻运动图

（三） 髋关节内旋/外旋肌群

患者取坐位，膝关节屈曲，脚踝处固定哑铃/沙袋/弹力带等进行髋关节内旋/外旋活动。

（四） 膝关节伸肌群

方法一：患者取坐位，脚踝处固定沙袋/弹力带/滑轮一端，从屈膝90°开始，进行膝关节伸展练习。

方法二：利用等速训练仪器。

（五） 膝关节屈曲肌群

方法一：患者取俯卧位，脚踝处固定沙袋/弹力带/滑轮一端，从伸膝位开始，进行膝关节屈曲练习。（图6-3）

方法二：利用等速训练仪器。

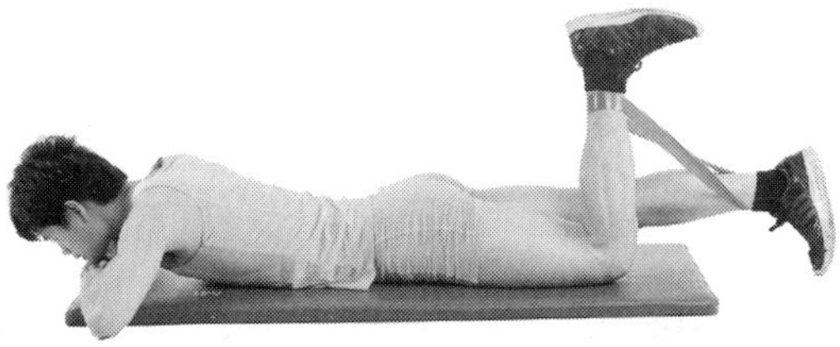

图6-3　膝关节屈曲肌群弹力带抗阻运动

（六） 足背屈跖屈内翻外翻肌群

方法一：利用弹力带：将弹力带一端缠绕于脚背，通过调整另一端的方向，进行踝关节的背屈/跖屈/内翻/外翻练习。（图6-4～图6-6）

方法二：利用重锤、滑轮。

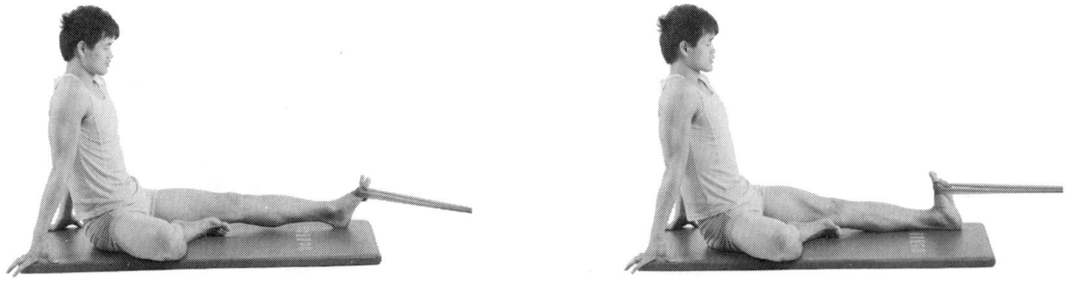

图6-4　足背屈肌群弹力带抗阻运动

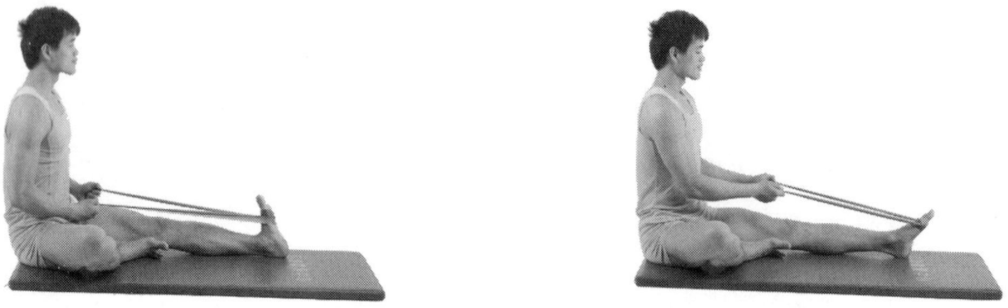

图6－5　足跖屈肌群弹力带抗阻运动

图6－6　足内翻肌群弹力带抗阻运动

（七）足趾屈伸内收外展肌群

方法一：用足趾转动圆棒。
方法二：两组平行放于毛巾上，用足趾抓毛巾。
方法三：用足趾夹玻璃球放进器皿里。

二、上肢器械抗阻训练

（一）肩部肌群

方法一：利用重锤与滑车，坐位、仰卧或侧卧均可，滑车一端悬吊适当重量的重锤，另一端持于手端，患者进行全范围的肩部屈曲/伸展/内收/外展内旋/外旋运动。

方法二：利用哑铃或杠铃，站立位，手持重物进行全范围的肩部屈曲、伸展、内收、外展、内旋、外旋运动。（图6－7）

方法三：利用可变阻力器。

方法四：水中抗阻力，运动池内使用水中阻力板进行肩关节全范围的屈曲/伸展/内收/外展内旋/外旋练习。

方法五：利用动力牵引装置做离心性等张运动。

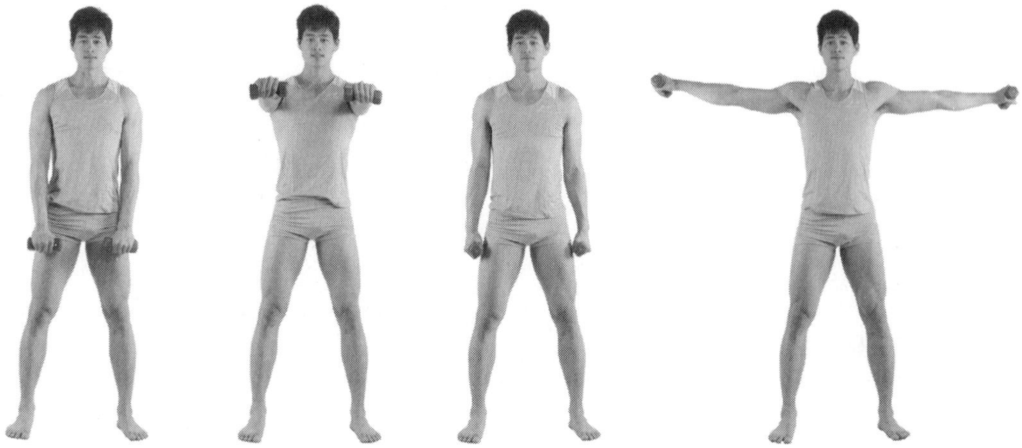

图 6－7　肩部肌群哑铃抗阻运动

（二）肘部肌群

1. 肘部屈伸肌群

方法一：利用重锤、滑轮进行：患者取仰卧位或坐位，手持滑轮一端进行抗阻力运动。

方法二：水中抗阻：用水中运动阻力板做肘关节屈伸运动；也可利用浮漂。

方法三：利用哑铃或沙袋：患者取仰卧位或坐位，手持哑铃或沙袋进行肘关节屈伸运动。(图 6－8)

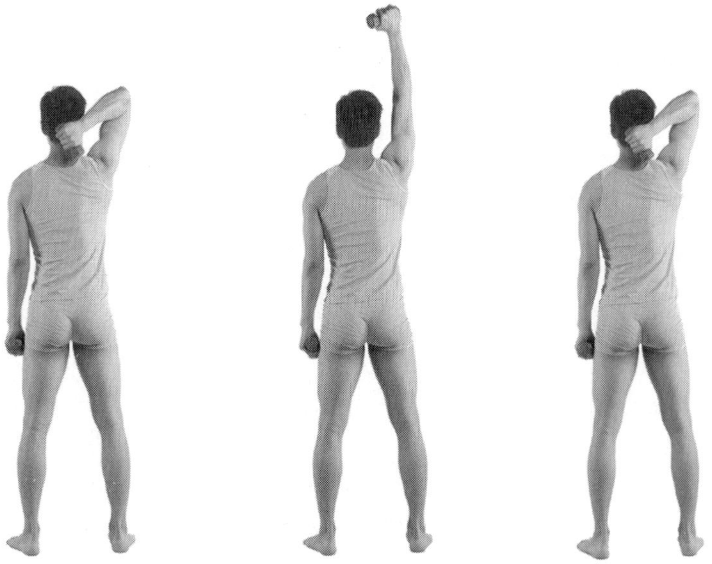

图 6－8　肘部屈/伸肌群哑铃抗阻运动

方法四：利用弹簧：双手各持弹簧两端，进行肘关节屈曲/伸展运动。

2. 前臂旋前、旋后肌群

方法一：利用哑铃：手持哑铃，肘关节屈曲将前臂置于平面上，进行前臂旋前/旋后运动。

方法二：利用滑轮和重锤：将滑轮一端系于木棍一端，手持木棍另一端，进行前臂旋前/旋后运动。

（三） 腕及手部肌群

1. 手的掌屈与背伸肌群

利用哑铃：手握哑铃做腕背伸和掌屈运动。

2. 手部肌群

方法一：手握海绵、泡沫橡胶、网球进行手部抓握练习。

方法二：利用反向屈指器，克服背侧橡胶带的阻力屈曲掌指关节，伸展时利用正向屈指器。

方法三：利用胶皮圈进行指伸屈、内收外展运动。

（四） 颈部与躯干

1. 颈后伸肌群

患者取坐位，将弹力带绕于头部，将弹力带两端于头部前方固定，进行颈部后伸练习。

2. 躯干伸肌群

利用滑车加重锤练习伸展：患者取坐位，滑轮一端固定于下腰部进行伸展练习。

3. 躯干屈肌群

仰卧位，手持哑铃或沙袋进行躯干屈曲抗阻运动。

思考题

1. 小李，男，24 岁，有一天晚上驾驶摩托车时不慎从车上摔了下来，致使右侧上肢臂丛神经损伤，检查没有发现骨折，可以上抬胳膊，但很费劲且不能抬很高，手能做轻微的对指动作，但不能抓握任何东西。现在小李感觉整个右侧上肢无力，感觉减退。他希望你能帮他恢复右侧上肢的功能。假如您是一名社区医生，请帮小李设计几个可以在家就能完成的肌力增强的方法。

2. 叮叮，今年 7 岁，一次生病打针后，她的脚就不能作任何运动了，而且总是下垂的。她的髋关节运动正常，膝关节可以伸展但不能屈曲，小腿感觉不好。现在她很不快乐，因为不能和其他小朋友一起玩了，不过医生告诉她，叮叮的脚可以恢复，但是要坚持训练。

现在您可以帮她想几个在社区完成的肌力训练吗?

3. 老张，48 岁，三个月前车祸致双下肢瘫。自从受伤后，就一直卧床在家。老王以前是坐办公室的，很少运动。现在医生告诉他必须学会生活自理，老张也希望自己可以做一些事情，如翻身、转移、从床上坐起等。考虑一下如果要达到老张的要求，他必须加强哪块肌肉的力量训练，帮他设计几个可以在床上就能完成的活动。

4. 李阿姨，55 岁，几个月前中风致右侧偏瘫，经过一段时间的康复治疗后，李阿姨已经可以下地行走了，只是仍感觉右侧下肢没有力量。现在，李阿姨想回家康复，来咨询您帮助她设计几个可以在家或社区就能做的增强下肢负重能力的训练。

5. 张先生，44 岁，前交叉韧带术后患者，术后 8 个月，患肢腿围仍小于健侧，请设计一个下肢肌群的肌力增强训练方案来提高患者的腿部力量。

第七章 核心区稳定性训练

本章教学提示

核心区稳定性训练是近年来在康复治疗和体能训练领域研究和讨论的热点之一，是一种有别于传统力量训练的全新的方法与训练理念，其主要应用于运动体能训练和运动损伤的预防与康复。核心稳定性训练能提高人体在非稳定状态下的控制能力，增强平衡能力，激活深层小肌肉群，协调大小肌群的力量输出，增强运动机能，预防运动损伤。本章将详细介绍核心区稳定性训练的概念、原理、常用的训练方法及在训练实践中的应用，帮助学生掌握常用的核心稳定性训练方法，并及时调整难度，达到最佳训练效果。

第一节　概　述

面授内容

一、核心区及核心稳定性的概念

在解剖学上，大部分研究将“核心”定义在腰椎—骨盆—髋关节，它们处于上下肢的结合部位，具有承上启下的枢纽作用。但也有一些研究认为，核心部位应包括胸廓和整个脊柱，将整个躯干视为人体的核心区域。

1992 年，Panjabi 提出“核心稳定性”的概念，认为人体的核心稳定是一种“稳定人体系统，以使椎间的中部区域保持在生理极限范围内的能力”。而 Kibler 将“核心稳定性”定义为“在运动中控制骨盆和躯干部位肌肉的稳定状态，使力量的产生、传递和控制达到最佳化的一种能力”。

在这个意义上，核心稳定性是指人体核心部位的稳定程度。身体核心部位在运动中有 3 个主要功能：产生力量、传递力量和控制力量。人体在运动中通过核心部位的“稳定”为四肢肌肉的发力建立“支点”，为上下肢力量的传递创造条件，为身体重心的稳定和移动提供力量的身体姿态。

二、核心区的稳定系统

Panjabi 提出了脊柱功能稳定的装置，认为脊柱稳定系统由 3 个子系统组成。

（一）被动稳定系统

包括椎体、椎间关节、关节囊、韧带、椎间盘及韧带的固有张力，它们在脊柱活动中起着支撑和感应应力的作用，并将应力的变化及时反馈至神经控制系统，在自然姿势下，给予了少部分的稳定功能。

此外，胸腰筋膜（Thoracolumbar Fascia）位于躯干的背部，是一条连接着腰椎肌肉且具有韧性的软组织。胸腰筋膜连接着腰椎、肋骨和髂骨，包覆着上下背部的深层肌群，把连接到肩膀的背阔肌、前锯肌等肌肉与深层的肌肉分开。依据位置分为前、中、后 3 个部分，其中后胸腰筋膜在维持腰椎和腹部肌群中，扮演着重要的角色，借助两侧腹肌的力量，维持脊椎的直立，且大部分腹横肌倚靠着中后胸腰筋膜。

（二）主动稳定系统

核心肌群是指位于腹部前后环绕着身躯、负责保护脊椎稳定的重要肌肉群，包括所有参与脊柱稳定的躯干肌群及肌腱，如腹横肌、骨盆底肌群及下背肌这一区域。无论脊柱是静止还是运动，它们都在神经系统的协调下共同维持着脊柱的稳定。关于核心肌群的位置和数量问题目前还没有定论。Bergmark 将“核心”部位比喻为一个“圆柱”，认为核心部位的顶部为膈肌，底部为骨盆底肌和髋关节肌。他将核心部位的肌肉以其功能不同分为两类：局部稳定肌（Local Muscles）和整体原动肌（Global Muscles）。

局部稳定肌主要是深层的肌肉，其特点是小、短、薄，它们直接连接到脊椎上，以个别或整体收缩的方式来维持脊椎的稳定度，并使腰椎维持在“中立位”（Neutral Zone），最主要的是腰部多裂肌、腹横肌，还包括膈肌、盆底肌、腰大肌后束、腰部的髂肋肌、最长肌及腰方肌的内侧束。

整体原动肌主要是浅层的肌肉，这些肌肉比较大、长，当它们收缩时，躯干就会产生前屈、后伸、左右旋转的动作，主要作用是控制脊柱的运动方向，并产生较大的动作力矩，对抗施加在躯干上的外来负荷。整体原动肌主要包括腹直肌、腹内斜肌、腹外斜肌、竖脊肌和腰方肌及臀部肌群等。

表 7－1　局部稳定肌与整体原动肌的比较

	深层稳定肌	表层运动肌
位置	深层	浅层
形状	羽状	梭状
肌纤维构成	以慢肌纤维为主	以快肌纤维为主
主要工作类型	静力性（肌肉长度不变）	动力性（肌肉长度改变）
收缩影响因子	不受动作方向影响	受动作方向影响
激活阻力	低阻力下激活（30%～40% MVC） 优先动员	高阻力下激活（大于 40% MVC） 动员慢于稳定肌
主要功能	主要参与稳定和耐力运动	主要参与快速运动

1. 腹横肌（Transversus Abdominis）

在腹横肌的中间位置系着一条胸腰筋膜，当腹横肌收缩时，透过拉紧胸腰筋膜，增加脊椎的稳定性。因为当胸腰筋膜被拉紧时，腹内压上升，同时增加脊椎稳定。在腰痛患者中，可发现腹横肌的等长收缩肌耐力不足。腹横肌有明显的“前馈”机制，即在腹部肌群收缩与下肢运动的关系，中枢神经会发出讯号，使腹横肌及多裂肌在下肢运动前先行反应。（图 7－1）

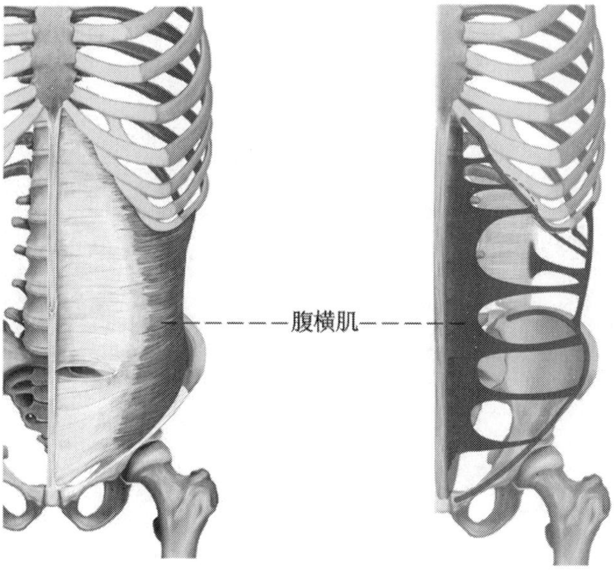

图 7－1　腹横肌

2. 腹内、外斜肌（Obloquus Externus/ Internus Abdominis）

腹横肌、腹内斜肌与腹外斜肌 3 条肌肉就像腹部的保护屏障，在增加腹内压的功能中扮演了极为重要的角色。腹内斜肌的肌肉纤维走向与腹横肌相似，腹外斜肌位于表层且肌纤维较粗大，可避免骨盆过度前倾，以及避免腰椎的过度伸展与扭转。（图 7－2、图 7－3）

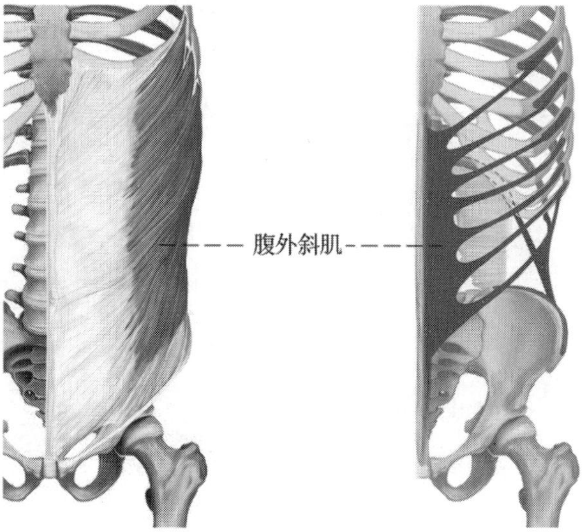

图 7－2　腹外斜肌

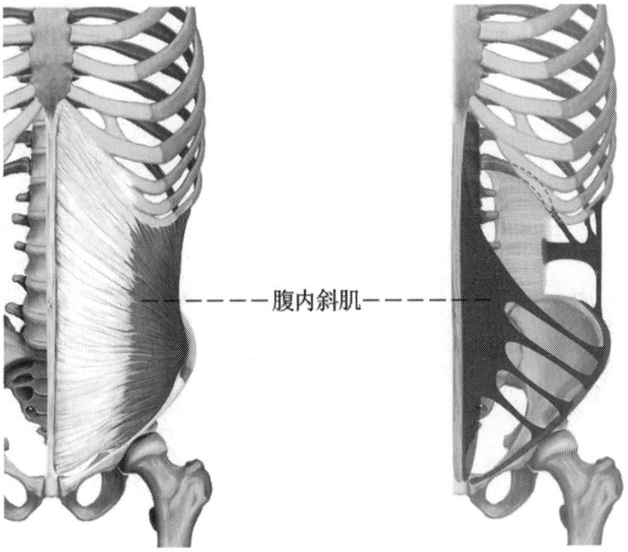

图 7－3　腹内斜肌

3. 横膈（Diaphragm）

横膈位于胸腔与腹腔之间，收缩时增加胸廓的容积，且与腹横肌共同收缩而拉紧胸腹筋膜，因而增加腹内压促使脊椎趋于稳定。（图 7－4）

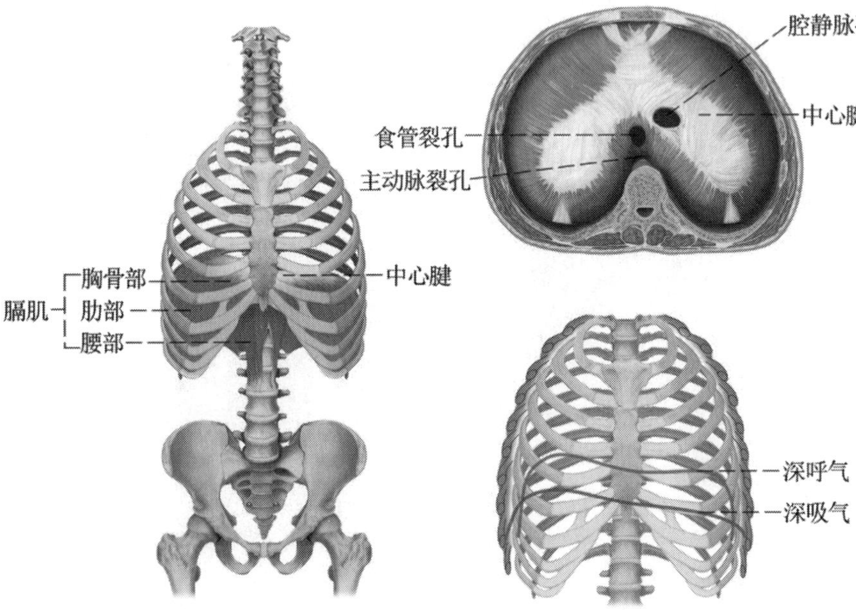

图 7－4　横膈

4. 骨盆底肌（Pelvic Floor）

骨盆的肌肉包含了提肛肌与尾骨肌。收缩时，使邻近的内脏筋膜和胸腰筋膜产生张力，进而提升腹内压。此外，骨盆底肌会与腹横肌产生共同收缩。（图 7-5）

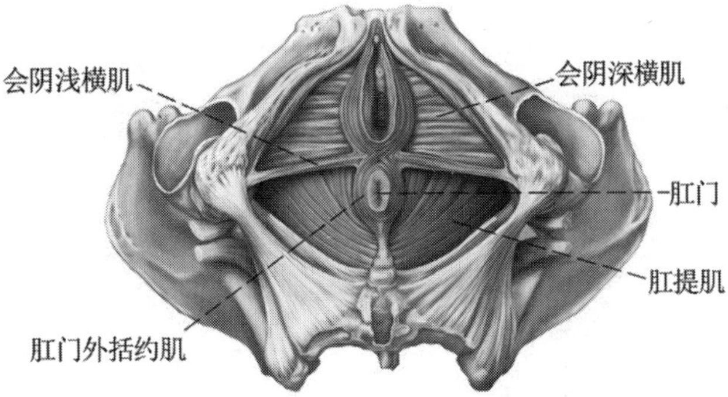

图 7-5 女性盆底肌

5. 腹直肌（Rectus Abdominis）

腹直肌在脊椎稳定上只有较小的贡献，其主要作用是完成躯干的屈曲，维持矢状面的动态平衡。有研究指出，腹部的肌肉在仰卧的姿势下是不活动的，在站立的姿势下腹肌呈现兴奋的状态；而在四肢开始活动前，健康者的腹直肌会先行收缩稳定躯干，但是腰痛患者却有延迟的现象。此外，上腹直肌和下腹直肌在收缩时，在时间上会有前后的差异，如仰卧起坐时，上腹直肌会有优先的肌电反应；但是却有学者认为，在做仰卧起坐、抬脚等动作时，上下腹直肌在收缩的时间上并不会有差异。（图 7-6）

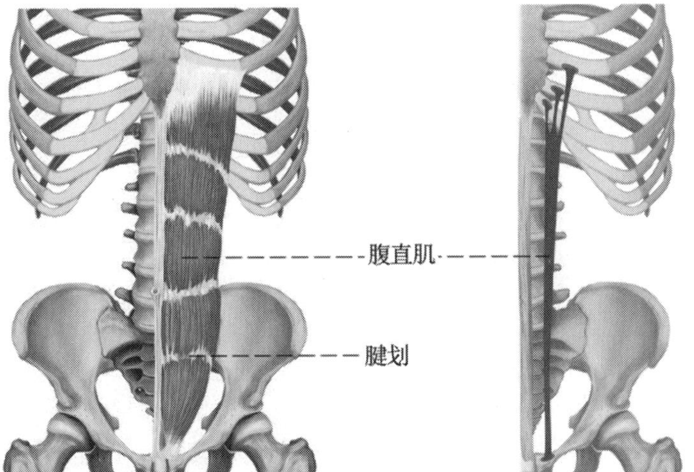

图 7-6 腹直肌

6. 腰方肌（Quadratus lumborum）

腰方肌位于脊椎的两侧连接髂骨，以等长收缩的方式来稳定脊椎，能在行走时将骨盆维持在正中的位置，避免不正常的骨盆倾斜。此外，腰方肌也负责脊椎侧屈的动作与单边抬骨盆，通常跟腹斜肌协同收缩，使骨盆向前倾斜。（图 7-7）

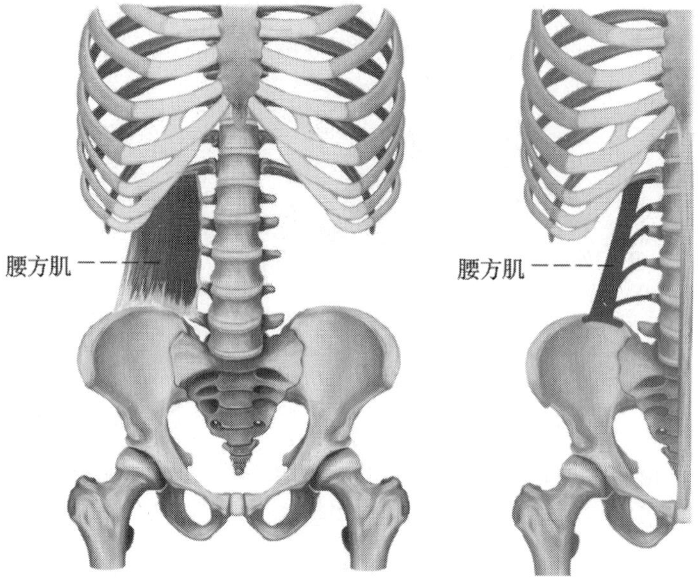

图 7-7　腰方肌

7. 竖脊肌（Erector Spinae）

竖脊肌由骶骨延伸至头颅的一群肌肉，包含外侧的髂肋肌、中间的最长肌和内侧的棘肌，相对于腹肌，其主要的功能是伸展躯干，使脊椎维持在稳定的状态。当躯干做屈曲运动时，竖脊肌担任缓冲的角色，利用离心收缩避免脊椎被突然地弯曲。（图 7-8）

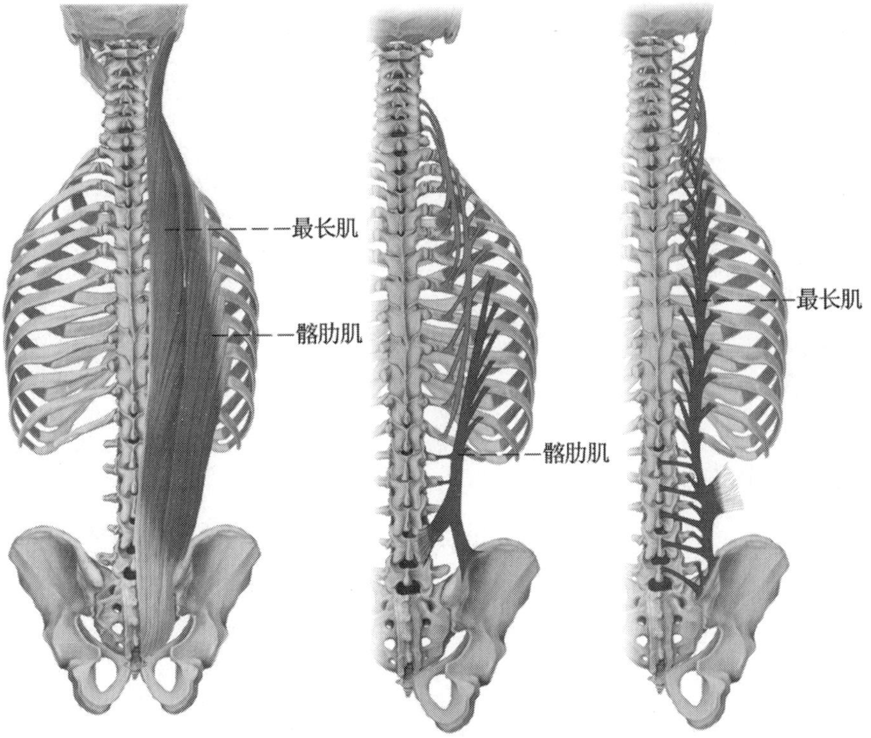

图7－8　竖脊肌

8. 多裂肌（Multifidus）

多裂肌起自横突，止于上两节椎体棘突。稳定腰椎的全部力量有2/3是来自多裂肌，深层的稳定肌肉虽然是小肌肉群，但是利用这微小的力量，以调整脊椎达到稳定的效果。

一侧多裂肌的横切面（Cross－Sectional Area，CSA）减少，也就是多裂肌的萎缩，会造成单侧的腰痛，并且造成反射的抑制。这样的情形很可能发生在忽略单边的训练或对侧的过强。只要对单侧做强化，就可以恢复应有的肌肉横切面大小，减少失能的情形产生。

9. 横突间肌、棘突间肌与回旋肌（Intertransversarii，Interspinales，Rotators）

横突间肌位于腰椎的横突之间，棘突间肌位于第二颈椎到腰椎棘突之间，回旋肌起自胸椎横突，止于上一节棘突。肌肉短但分布广，类似多裂肌，是脊椎与脊椎间的小肌肉，功能在于微调脊椎之间的位置。横突间肌和棘突间肌可以通过脊椎位置的移动提供反馈，进而维持脊椎的稳定。这些肌肉可以透过神经肌肉控制系统调整脊椎稳定，并且可细微地调整韧带达到稳定脊椎的效果。

10. 臀大肌（Gluteus Maximus）

主要负责髋关节伸展的动作，在一些较激烈的躯干伸展动作和下肢伸展、外展和外转动作中，都有明显的肌肉激发状态，但在站立姿势时，不负责静态的调节。（图 7-9）

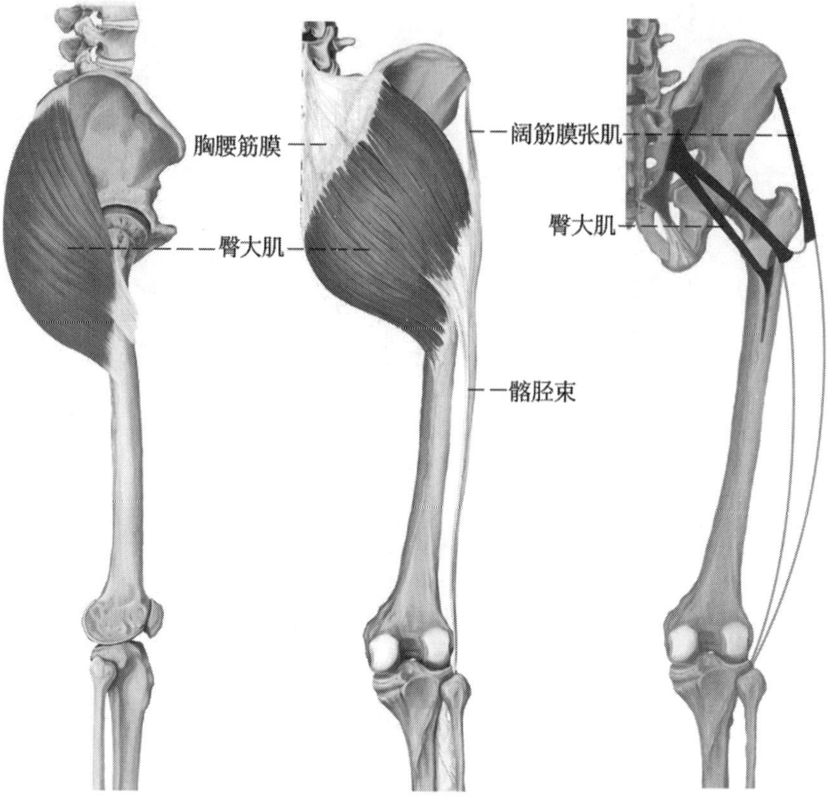

图 7-9　臀大肌

11. 股二头肌（Biceps Femoris）

股二头肌是位于大腿后侧的双关节肌肉，自骨盆的坐骨粗隆连接至胫骨外髁和腓骨头。如果是在站姿时，臀大肌会协同股二头肌将大腿向后伸展，做等长收缩，保持稳定。（图 7-10）

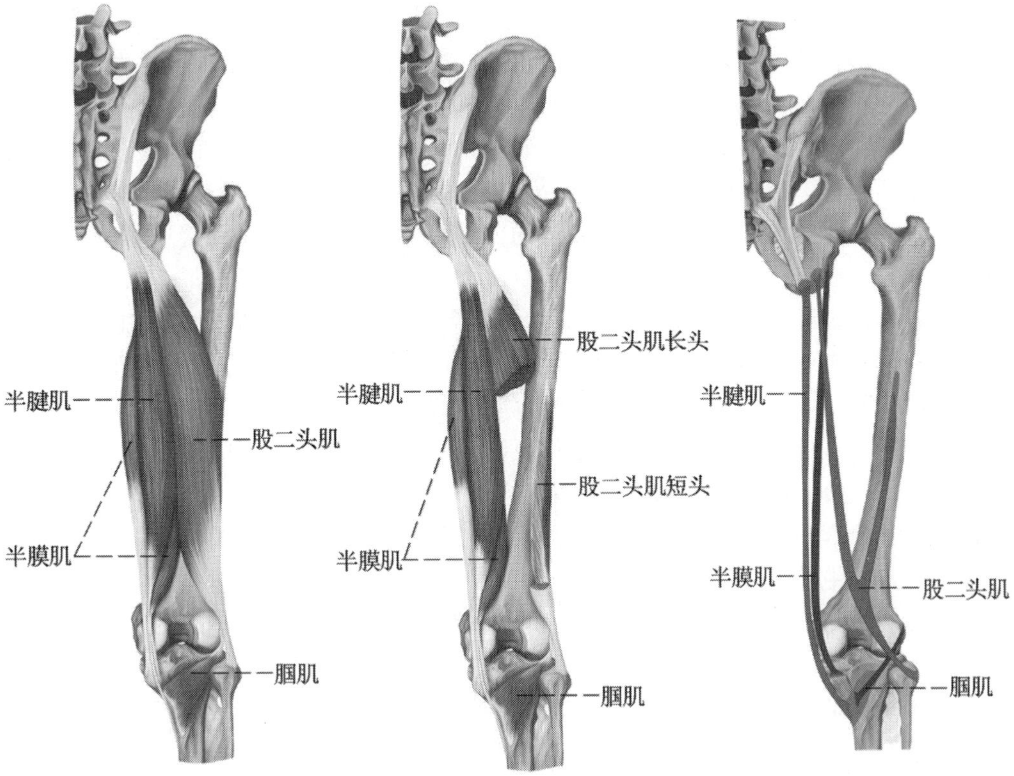

图 7－10　股二头肌

（三）神经控制系统

主要是位于肌肉、肌腱和韧带中的各种张力传感器，对外来信号做出反应，通过主动稳定系统来达到稳定脊柱的目的。

这 3 个子系统的功能相辅相成，为脊柱完成复杂、准确的运动提供保障，尤其是主动的骨骼肌肉系统在维持脊柱的稳定中起到了非常重要的作用。体外实验发现，若去除肌肉，只保留韧带的腰椎仅能承受 88N 的压力，十分不稳定，而活体腰椎则能承受 2600N 的压力，说明肌肉收缩产生的力及肌肉的紧张性起到了稳定腰椎的作用。

三、核心稳定性训练的基本原理

从脊柱稳定性生理学的角度，根据脊柱周围肌肉功能的不同，将附于脊柱的肌肉划分为局部稳定肌和整体原动肌两类。局部稳定肌通过离心收缩控制椎体活动，具有静态保持能力，控制脊柱的弯曲度和维持脊柱的机械稳定性，所以局部稳定性训练主要以深层肌的本体感受性反射活动为主。整体原动肌收缩通常可以产生较大的力量，通过向心收缩控制椎体的运动，这些大肌肉是控制脊柱运动的发力器，并且应付作用于脊柱的外力负荷，它们都在某种程度上参与脊柱运动和稳定性调节。

因此，核心训练应是兼顾深层的局部稳定肌和表层的整体原动肌在内的力量训练。作为稳定肌群之一的多裂肌，其首要功能是本体感受和运动感觉，高度不稳定支撑的状态下的力量训练成为激活、募集核心稳定肌的有效方式，所以核心稳定性训练成为核心力量训练的一个重要因素。但是传统的力量训练对表层的整体原动肌训练得较多，却忽视了深层稳定肌的训练，因此核心力量训练中增加的“不稳定因素”是其区别于传统力量训练的关键。

核心稳定性训练的目的就是为了建立一个强大的核心肌群。在运动过程中核心肌群可以像束腰一样稳定脊柱，并保证力量的有效传导。一个动作的完成通常是一个动力链的过程。在这个动态链中包括许多环节，躯干就是其中的一个重要环节。当肢体发力时，躯干核心肌群蓄积的能量从身体中心向运动的每一个环节传导。强有力的核心肌群对运动中的身体姿势、运动技能和专项技术动作起着稳定和支持作用。任何竞技项目的技术动作都不是依靠某单一肌群就能完成的，必须要动员许多肌肉群协调做功。核心肌群在所有需要力量、速度的运动中，都扮演了一个传导力量到肢体的重要角色。在此过程中担负着稳定重心、环节发力、传导力量等作用，同时也是整体发力的主要环节，对上下肢体的协同工作及整合用力起着承上启下的枢纽作用。

核心稳定性训练影响着动作控制。动作控制指与人执行技能性动作有关的一系列神经学、生理学和行为学机制，其主要决定了动作的速度、动作的幅度、产生动作的力量及动作的轨迹。在运动中涉及比较多的还是神经肌肉运动控制问题。核心稳定性训练可以充分地调动神经肌肉控制系统，通过不稳定的支撑面练习，提高核心肌群的力量，改善神经肌肉控制的效率，顺利地完成对运动的控制。

四、“核心稳定性”与“核心力量”的异同

“核心稳定性”与“核心力量”是两个不同的概念。核心稳定性的优劣取决于核心部位的肌肉、韧带和结缔组织的力量及它们之间的协作，即核心力量。核心力量是附着在人体核心部位的肌肉和韧带在神经支配下收缩所产生的力量，是一种以稳定人体核心部位、控制重心运动、传递上下肢力量为主要目的的力量能力。核心力量不仅是人体核心稳定性形成的主要能力，而且在运动中它还能够主动发力，是人体运动的一个重要“发力源”。因此，核心稳定是人体核心力量训练的结果，而核心力量是一种与上肢、下肢力量并列的，以人体解剖部位为分类标准的力量能力。

在竞技体育中，核心力量是一种新的力量能力。它与传统力量的主要区别在于以下几个方面：

1. 在解剖位置上，它不同于以往的躯干肌肉，躯干肌的界定主要是以脊柱周边的肌肉为标准，而核心肌群是指附着在腰椎—骨盆—髋关节周围的肌肉，一部分腰椎以上的躯干肌并不包含在核心肌肉之内，而一部分以往被定义为下肢肌的肌肉却属于核心肌肉的

范围。

2. 在生理功能上，核心力量更强调稳定和平衡，更强调深层小肌群的固定作用，更强调神经对肌肉的支配能力。

3. 在作用上，核心力量在几乎所有的运动项目上都不是直接的发力源，它主要是通过对核心部位稳定性的加强、稳定程度的调整和稳定与不稳定之间转换的控制，为力量的发力创建了支点，为力量的传递建立了通道。

提高核心力量，可以增加脊柱和骨盆的稳定性，改善控制力和平衡性，提高能量输出，提高肢体协调工作效率，降低能量消耗，预防运动损伤。

自学内容

一、核心稳定性训练的积极意义

（一） 建立了一种新的力量训练理念

核心力量训练本着运动链（动力链）理论，在完成技术动作过程中，将参与完成动作的肢体连成一个“链”，参与动作完成的身体的每一个部分则是链上的一个环节，技术动作的完成是依靠动量在各个环节间的传递实现的，核心力量就是和动量在动力链的传递过程中发挥着“核心”作用，在上下肢的动量传递过程中起承上启下的枢纽作用。坚固稳定的核心稳定性可以将来自地面的力量有效传递至上肢，以达到对上肢或所持器械的最大加速或减速的作用，也可以将上肢动量传递给下肢，调整下肢肌群对地面的作用力度，从而提高上下肢或技术动作间的协调工作效率，所以核心力量训练突出了提高力量的传递、协调组合和控制肌肉能力的特点，体现了全身整体性的、多肌群在多个维度内同时参与运动的新理念。

（二） 弥补了传统力量训练在提高协调、 灵敏、 平衡能力上的不足

维持人体稳定性的生理机制是神经系统不断接受来自前庭、视觉中枢和集中在肌肉、肌腱、韧带、关节囊、皮肤中的本体感受器传来的信号后，通过激活、控制维持肢体稳定性的肌肉来调节人体平衡，这种调动机制加强了深层肌的募集和兴奋能力，有利于提高肌肉间的协调、灵敏和平衡能力，这对传统力量训练在提高爆发力量、速度力量、力量耐力等方面做出了补充。

此外，在运动过程中，核心稳定性训练还可以提高动作质量，改善身体姿态，保证较好的能量传递，产生较大速度、力量，改善肌肉协调和平衡，增强本体感受功能，增加变向能力，很好地控制冲力，从而降低受伤概率。

（三） 创新了力量训练的方法与手段

目前国内力量训练有负重抗阻练习、克服弹性物体的练习、克服外部环境阻力等七种主要训练手段，这些力量练习手段存在一个共同的特点，那就是在力量训练的过程中身体重心都是处于相对平衡状态下完成的。在实际运动过程中身体的不稳定状态破坏了我们在稳定状态下培养的力量发挥的条件，使这种力量练习在实际运动中表现不出来。由于力量训练中不稳定因素的加入，出现了悬吊训练和震动训练两种主要的核心力量训练方法。如悬吊训练是通过吊索将身体部分或全部悬吊起来，由于悬吊带形成的支撑反作用力不断处于变动之中，迫使身体不断调整不稳定的身体状态而达到提高神经—肌肉本体感受性功能。同样，震动训练通过机械振动进一步激活、募集更多的肌纤维参与肌肉收缩，即肌肉肌腱的振动刺激可以引起肌肉本体感受器的收缩。在核心力量训练中常用的、辅助性的练习器械有气垫、健身球、平衡板、半球型滚筒、弹力棒、小蹦床、稳定球、滑板、充气垫等，在这些器械上完成专项需要的练习动作。（表 7－2）

表 7－2　传统力量训练与核心力量训练的比较

传统力量训练重点	核心力量训练重点
重量增加	重量减轻，关节减速
单关节，单一化的练习动作	多关节，多维化的练习动作
稳定的外部支撑	不稳定的外部支撑，调动更多的控制平衡的肌肉参与
重点放在肌肉发达训练的手段上	促进动作技能和神经肌肉适应
对身体动力链关注不够	强化身体动力链
缺乏神经肌肉系统的效率	增加神经肌肉系统的本体感觉
缺乏核心力量	增强核心力量

二、适应证与禁忌证

（一） 适应证

所有参加各种运动的运动员和运动参与者，由于疼痛及卧床休息导致的腰痛及腰部肌肉萎缩、稳定性差的患者，偏瘫患者。

（二） 禁忌证

腰部肿瘤患者，腰椎不稳定骨折患者，其他不适应运动疗法的患者。

三、注意事项

1. 核心稳定性训练在每个练习动作中都必须严格控制身体姿势，强调神经系统的参与，关注锻炼者完成的质量，而不是完成的数量。

2. 锻炼者都应维持节律性呼吸，使呼吸配合动作。

3. 核心稳定性训练初始阶段的练习动作都是静力性等长收缩的动作，通过这种练习方式使锻炼者体会核心的位置。在动作开始前，锻炼者先通过骨盆的前倾和后倾调整确定发力时的正确位置，在运动过程中腰背部保持平直，通过这种训练形式体会核心肌群收缩特点。在掌握核心肌群收缩后，核心稳定性训练的中后期练习都是核心肌群控制下的躯干运动。

4. 随着锻炼者能力的提高逐渐加大训练的难度。

第二节　核心区稳定性训练的操作方法

面授内容

一、桥式运动

“桥式运动”是核心稳定性训练最为基础的训练方法，因姿势像“桥”而得名。背桥、腹桥和侧桥运动，可以激活核心区的稳定肌，帮助维持脊柱的稳定性。

（一）背　桥

动作目的：募集腹横肌、臀大肌。

主要参与肌肉：腹横肌、臀大肌、腘绳肌、竖脊肌。

动作要点：患者取仰卧位，膝关节屈曲 90°，双足底平踏在床面上，臀大肌收紧向上抬起臀部，动作过程中肚脐拉向脊柱；膝、髋、肩呈一条直线，维持一段时间后，还原重复动作。注意动作与呼吸配合，抬起时呼气，下放时吸气。如果患者不能主动完成，治疗师可以用一只手掌放于患侧膝关节的稍上方，在向下按压膝部的同时向足前方牵拉大腿；另一只手帮助臀部始起。随着患者的进步，治疗师可在逐渐减少帮助的同时，要求患者学会自己控制活动，不能让患侧膝关节伸展或向侧方倾倒。（图 7－11）

背桥动作能帮助病人增加躯干的运动，一旦病人能熟练地完成，就可以随意地抬起臀部而使其处于舒适的位置，进而减少褥疮的发生，增加够关节的控制能力，为今后的坐和站打下基础，防止今后步行时伸髋困难而引起行走不便。急性期也可用此姿势放置便盆和更换衣服。

增加难度：伸直一侧膝关节，大腿不动，增加对支撑侧的训练难度。在双脚或肩下放置平衡气囊，增加不稳定性。

降低难度：治疗师在抬髋过程中给予帮助，辅助下肢和骨盆稳定。

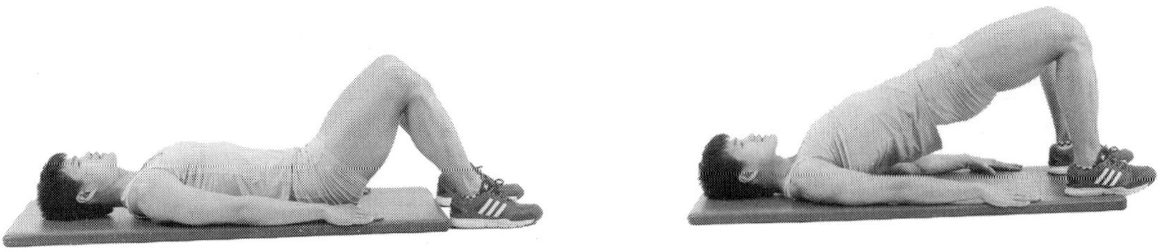

图 7-11 背桥的基本动作

（二）腹 桥

动作目的：核心部位在矢状面的稳定性。

主要参与肌肉：腹横肌、腹直肌、腹内斜肌、腹外斜肌、臀大肌等。

动作要点：双肘分开与肩同宽，肘关节屈 90°，用前臂撑地，全身拉直，脚尖撑地，肚脐拉向脊柱，坚持到身体极限停止；然后放松俯卧地面，重复动作。这种运动可以经常性地随时随地进行。随着患者水平提高逐渐延长时间。值得注意的是，在整个动作过程中，头、肩、髋、踝呈一条直线，骨盆中立位，后背不弓起，屁股不上翘。（图 7-12）

增加难度：将一侧手臂或脚抬起，但躯干保持不变，以减少支撑面积。在前臂或脚上放置平衡气囊，以增加不稳定性。

降低难度：将双脚支撑改为双膝支持，减少阻力臂的长度。治疗师在髋部上抬过程中给予帮助，帮助患者将腰部和骨盆维持在中立位。

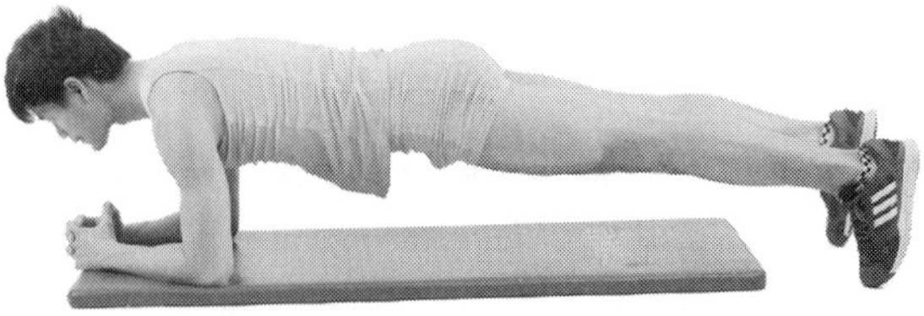

图 7-12 腹桥的基本动作

（三）侧　桥

动作目的：核心部位冠状面内稳定性。

主要参与肌肉：髋外展肌群、腹部侧面肌群等。

动作要点：以右侧桥为例。右侧卧于地板上，肩外展，前臂着地。左脚放在右脚上，臀部和腰部用力，使身体上撑，身体与地板呈一个完美的三角形。左肩不要前后摆动。身体保持平直，髋部关节保持中立位，不能挺肚子或向后突出，尽量长时间地保持姿势；然后换另一侧，重复动作。注意动作与呼吸配合，放松还原，抬起时呼气，并将肚脐拉向脊柱，下放髋关节时吸气。动作保持过程中注意呼吸，不能憋气。可随患者水平提高逐渐延长时间。（图 7－13）

增加难度：将上方的手臂或脚抬起，但躯干保持不变，或在前臂或脚上放置平衡气囊，以增加不稳定性。

降低难度：将双脚支撑改为双膝支持，减少阻力臂的长度。治疗师在髋部上抬过程中给予帮助，帮助患者将腰部和骨盆维持在中立位。

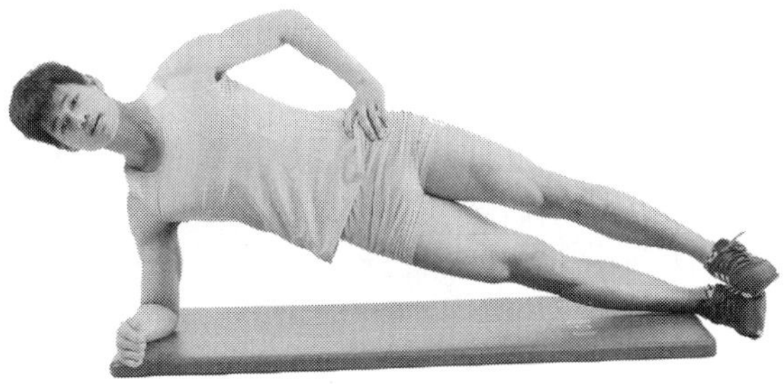

图 7－13　侧桥基本动作

二、核心区徒手训练

（一）腹横肌训练

动作目的：募集腹横肌。

主要参与肌肉：腹横肌。

动作要点：

动作一：患者仰卧位，屈髋屈膝，双脚支持地面，骨盆中立位；在正常呼吸、呼气同时，将肚脐拉向脊柱，停留 3～5 秒，然后还原，重复动作。

动作二：双手双膝四点支撑跪位，下颌微收，脊柱和骨盆处于中立位；在正常呼吸、呼气同时，将肚脐拉向脊柱，停留 3～5 秒，然后还原，重复动作。可将一侧手臂或下肢抬起，以增加难度。（图 7－14）

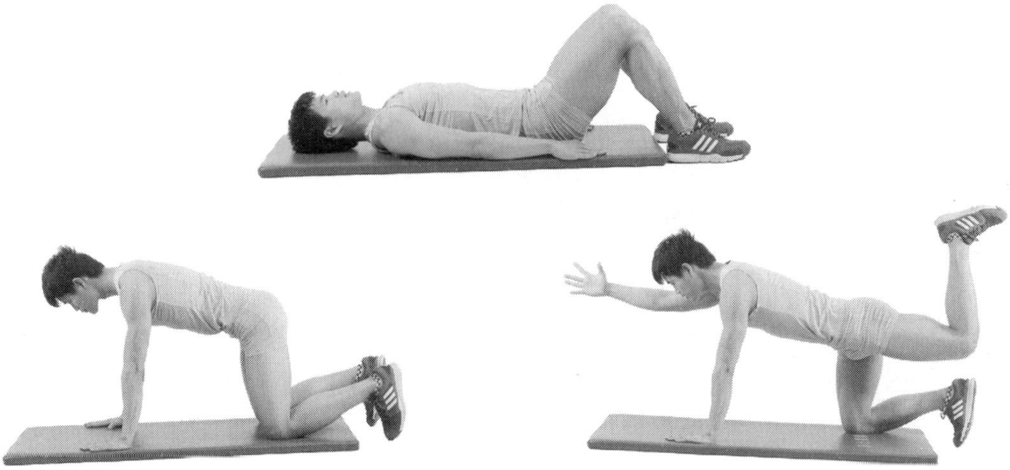

图 7－14　腹横肌训练动作

（二）背肌训练

动作目的：募集臀大肌、脊柱深层稳定肌。

主要参与肌肉：臀大肌、脊柱深层肌肉、竖脊肌、腹横肌。

动作要点：患者俯卧位，臀大肌收紧，后背肌群收紧，将胸部和双腿抬离地面；抬起时，肚脐拉向脊柱，维持动作 3～5 秒，然后还原，重复动作。注意脊柱伸展幅度不要太大。保持正常呼吸，抬起时呼气，还原时吸气。（图 7－15）

（三）旋转肌训练

动作目的：提高核心部位斜向旋转稳定性。

主要参与肌肉：腹横肌、腹外斜肌等。

动作要点：患者仰卧，屈髋屈膝，双脚支撑；双手相握，一侧肩部抬起同时，卷曲脊柱，手伸向对侧腿，同时腹肌用力将肚脐拉向脊柱，维持动作 3～5 秒，然后还原，重复对侧动作。随着患者水平提高，逐渐延长保持时间。（图 7－16）

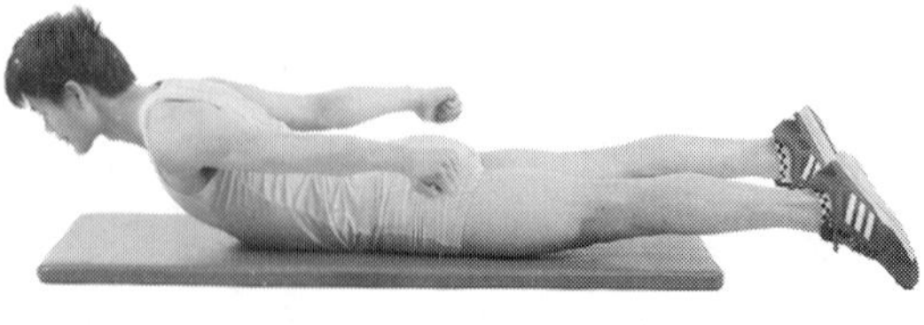

图 7－15　背肌训练

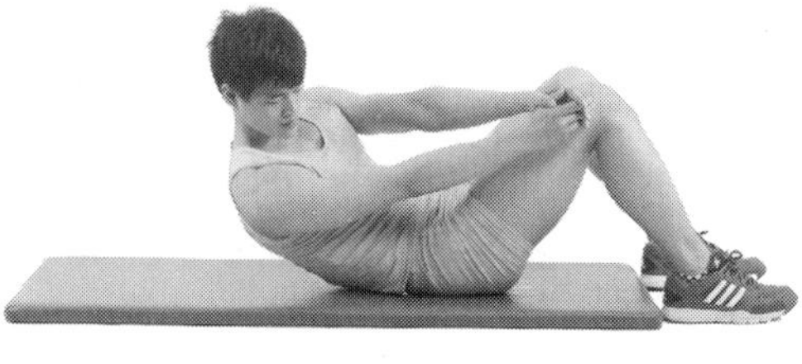

图 7－16　旋转肌训练

三、瑞士球核心稳定性训练

（一）瑞士球使用原则

瑞士球是常用的不稳定支撑平面，也是核心稳定性训练中常用的器械之一。初学者在训练时有一定的难度和危险性，因此，在使用过程中，需要注意以下几点。

1. 训练动作由易到难

由于瑞士球具备不稳定的特点，所以在练习时，应选择简单的动作。例如，从多点支撑（双手双脚）逐步过渡到单点支撑（单手单脚）和无辅助支撑。

2. 训练方式先静力练习，后动力练习

训练初期，以静力平衡动作为主，最少能完成30秒以上，强调动作的准确性和肌肉的动员与激活；然后再逐渐增加动力性练习，每个练习至少完成2至3组，每组15次以上。

3. 训练强度先稳定后力量：即先徒手后负重

稳定优先于力量训练，在增加额外阻力和抗阻之前，应先保质保量地完成徒手动作，然后逐步过渡到抗阻练习。

4. 训练安排循序渐进，负荷逐渐递进

抗阻练习要求在能够完成规定的次数和组数后，适时增加负荷，结合自身实际情况和专项特点进行针对性练习。训练应因人而异，并非每一种训练均适合于任何训练者。训练时不应产生疼痛。

5. 瑞士球使用的个体化

瑞士球的使用方法较为灵活，可以根据运动员或患者的实际情况，设计多种动作或将不同动作进行组合，达到多种不同难度组合，以达到不同的训练和治疗目的。因此，在使用瑞士球进行治疗和训练的过程中，需要结合实际来安排和设计整体的训练或治疗计划。

（二）常用训练动作及要求举例

1. 俯卧伸展训练

动作目的：强化核心部位矢状面及水平面内稳定性。

参与肌肉：臀大肌、脊柱深层肌群等。

动作要点：俯卧于健身球上，臀部收紧，腹部收紧，背部收紧。尽可能长时间地维持此动作，保持正常呼吸。（图7－17）

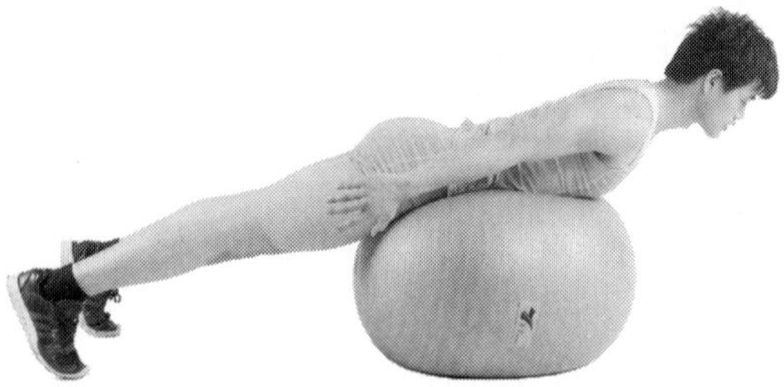

图 7－17　俯卧伸展训练

2. 侧卧臂支撑训练

动作目的：提高核心部位冠状面内稳定性。

参与肌肉：腹斜肌、髋外展肌肉等。

动作要点：侧卧以前臂支撑，双脚放于健身球上。踝、髋、肩位于一条直线，骨盆中立位。身体保持平直，尽可能长时间地维持此动作，保持正常呼吸。（图 7－18）

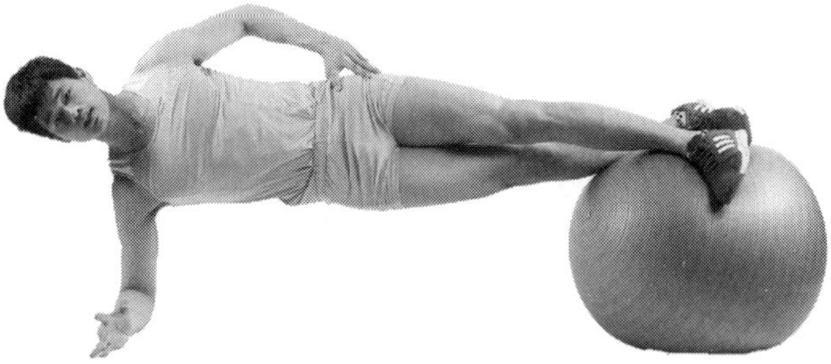

图 7－18　侧卧臂支撑训练

3. 仰卧位蹬球训练

动作目的：提高核心部位在矢状面内稳定性及力量，提高膝、踝关节稳定性。

参与肌肉：背肌、臀大肌、腘绳肌等。

动作要点：仰卧，双臂置于体侧，双脚并拢放于健身球上；收紧臀大肌，抬起臀部离开地面，使膝、髋、肩于一条直线；收紧腹部，肚脐拉向脊柱，保持 3～5 秒；然后还原，重复动作。注意动作中保持正常呼吸。（图 7－19）

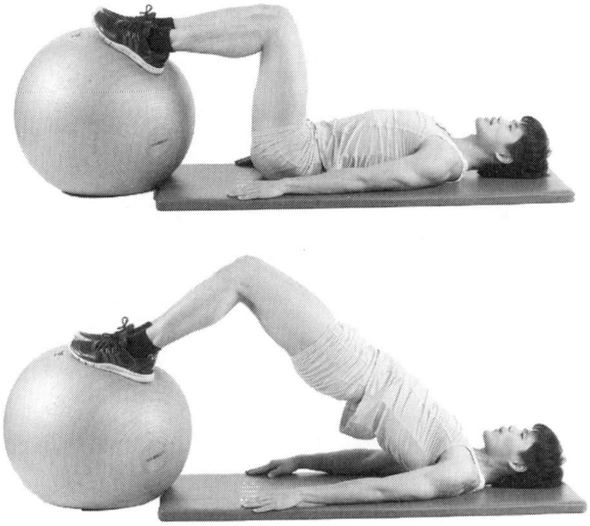

图 7－19　仰卧位蹬球训练

4. 俯卧训练球外滚（Roll Out）训练

动作目的：募集腹部肌肉及髋关节周围稳定肌。

主要参与肌肉：腹横肌、腹直肌、臀大肌、股四头肌、肩带稳定肌等。

动作要点：跪姿，训练球位于前臂下，保持骨盆与颈部中立位；将训练球置于肩部下方，向前滚动，滚动时髋部前移，身体成一条直线，然后缓慢返回原位。（图 7－20）

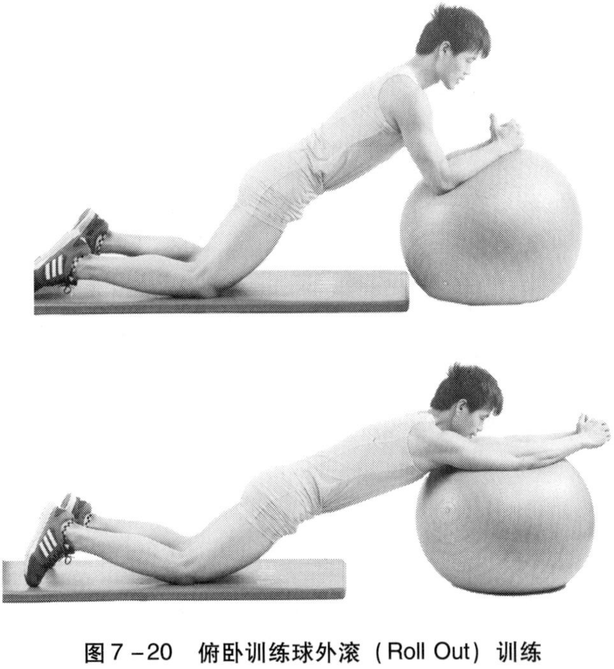

图 7－20　俯卧训练球外滚（Roll Out）训练

5. 训练球俯卧下肢回弯（TUCK）训练

动作目的：募集腹肌与背肌，提高坐位稳定性。

主要参与肌肉：腹横肌、腹直肌、竖脊肌、臀肌。

动作要点：手部支撑身体，呈俯卧撑姿势，训练球置于膝部下方或踝部；通过屈髋，降低腹部，向前滚动训练球，保持 3 ~ 5 秒，并缓慢返回。（图 7 – 21）

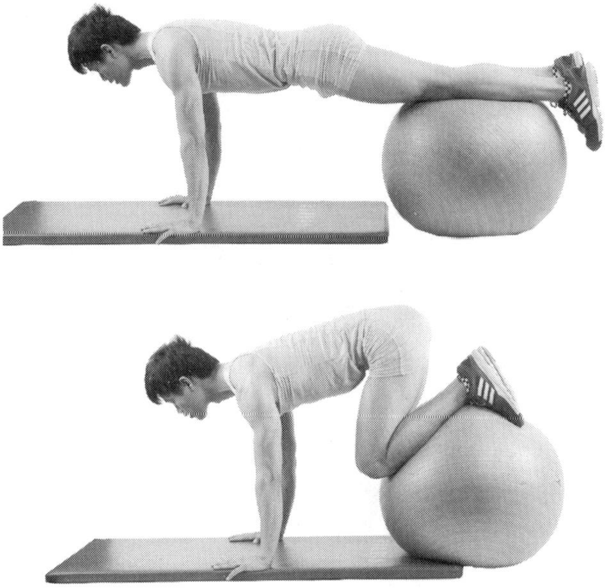

图 7 – 21　训练球俯卧下肢回弯（TUCK）训练

6. 训练球腹部卷曲（Curl Up）训练

动作目的：募集腹部肌肉。

主要参与肌肉：腹横肌、腹直肌、臀大肌。

动作要点：训练者将训练球置于腰部生理弯曲处，呈架桥姿势，膝部弯曲呈 90°，双脚分开与肩同宽，膝、髋、肩在一条直线上。训练时躯干上抬，收紧腹部，同时保持骨盆中立位，将肚脐拉向脊柱。（图 7 – 22）

注意：训练时保持训练球静止，同时保持正常呼吸。

增加难度：可通过改变手部放置位置增加训练难度，也可将双脚并拢以减少支撑面。

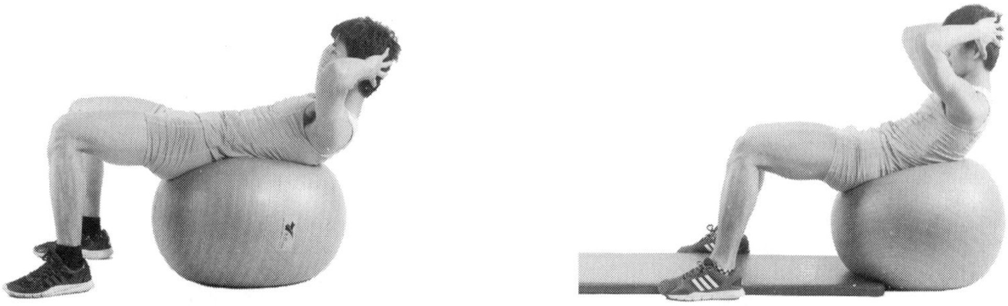

图7-22　训练球腹部卷曲（Curl Up）训练

7. 架桥姿势下的球上腹部斜向卷曲（Curl Up）训练

动作目的：募集腹部肌肉。

主要参与肌肉：腹横肌、腹直肌、同侧的腹内斜肌和对侧的腹外斜肌。

动作要点：训练者双脚着地，借助训练球完成架桥姿势，训练球应位于下背部生理弯曲处，膝部保持90°弯曲，髋部伸展，手臂在前胸处交叉放置。训练时单肩向上挺起躯干，使腹部紧张，训练时应保持背部与训练球接触，保持3～5秒，并缓慢返回。（图7-23）

注意：训练时不应让球来回移动。

增加难度：可通过将手部置于头后，来增加训练难度。

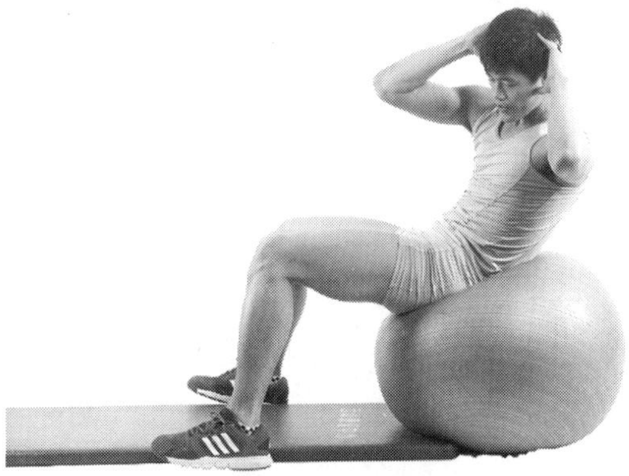

图7-23　架桥姿势下的球上腹部斜向卷曲（Curl Up）训练

8. 坐姿训练球腹部斜拉（Obliques）训练

动作目的：募集腹肌与背肌，提高坐位稳定性。

主要参与肌肉：腹横肌、腹直肌、竖脊肌、臀肌。

动作要点：患者端坐于训练球之上，踮脚。身体后倾，背部弯曲，保持腹部紧张；单臂向外、向后伸展，躯干挺直，保持3～5秒，并缓慢收回手臂，另侧手重复上述动作。完成动作时训练球不应移动。（图7-24）

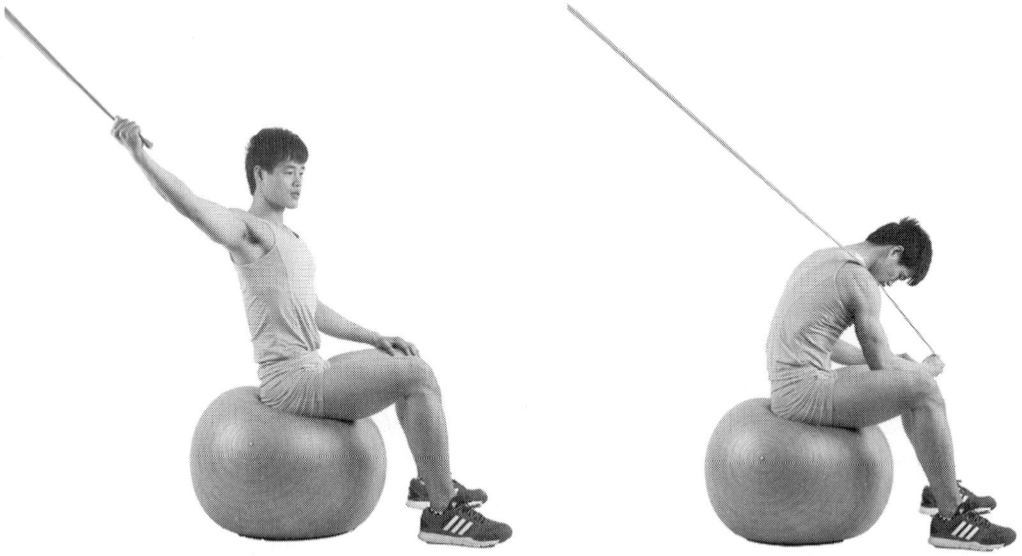

图 7－24　坐姿训练球腹部斜拉（Obliques）训练

9. 仰卧训练球腹部卷曲（Curl Up）训练

动作目的：激活腹部肌肉。

主要参与肌肉：腹横肌、腹直肌。

动作要点：训练者仰卧于地板之上，训练球置于脚踝部生理弯曲下，保持膝部呈 90°弯曲，手臂于前胸处交叉；腹部用力，向上抬起躯干，直至肩胛骨离开地面；在动作结束位置保持 3～5 秒，并缓慢返回。（图 7－25）

注意：训练时不应让球来回移动。

增加难度：将手部置于头后，可增加训练难度。

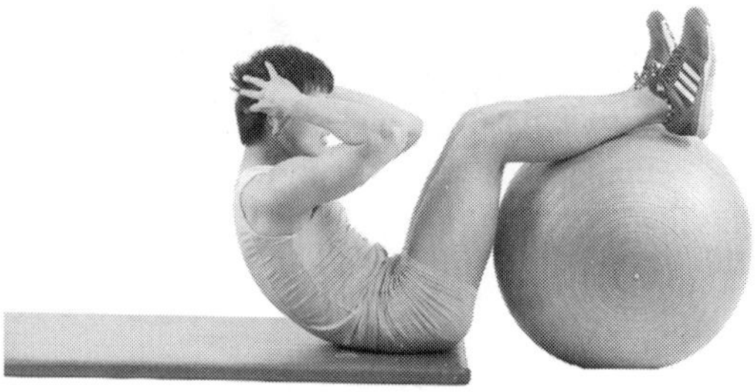

图 7－25　仰卧训练球腹部卷曲（Curl Up）训练

10. 仰卧腹部斜向卷曲训练（Oblique Curl Up）训练

动作目的：募集腹部肌肉。

主要参与肌肉：腹横肌、腹直肌、同侧的腹内斜肌和对侧的腹外斜肌。

动作要点：训练者仰卧于地板之上，训练球置于脚踝部生理弯曲下，保持膝部呈90°弯曲，手臂于前胸处交叉；腹肌用力，单侧肩部带动躯干向上抬起，使躯干发生轻微扭转；在动作结束位置保持3～5秒，并缓慢返回。（图7－26）

注意：完成动作时瑞士球应保持静止。

增加难度：将手部置于头后，可增加训练难度。

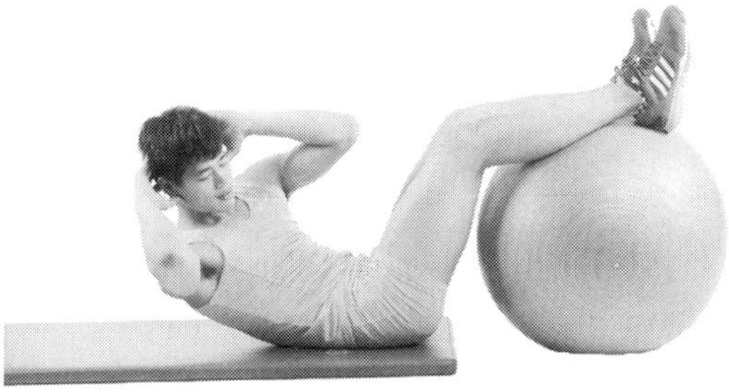

图7－26 仰卧腹部斜向卷曲训练（Oblique Curl Up）训练

11. 训练球下躯干（Lower Trunk）旋转训练

动作目的：募集腹部肌肉。

主要参与肌肉：腹横肌、腹直肌、同侧的腹内斜肌和对侧的腹外斜肌。

动作要点：训练者仰卧，训练球置于膝部之下，身体上部与训练垫保持接触；向一侧轻微旋转髋部、腿部，同时带动膝部与脚部；在动作结束位置保持一段时间，缓慢返回。向反方向重复上述动作。（图7－27）

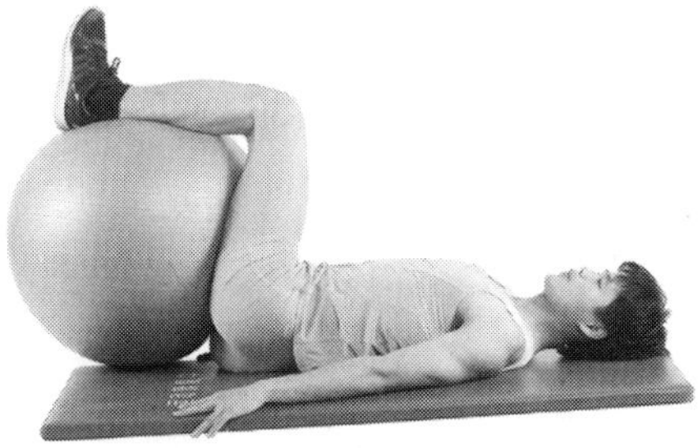

图7－27 训练球下躯干（Lower Trunk）旋转训练

12. 仰卧直腿夹球训练

动作目的：募集腹肌、髂腰肌。

主要参与肌肉：锻炼腹直肌下部、腹内斜肌、腹外斜肌、髂腰肌。

动作要点：训练者仰卧，双膝轻微分开，两腿伸直，将训练球夹于小腿下方，两手置于肩侧保持平衡；保持腹部紧张，保持固定，眼睛目视正上方，头不动；两脚夹起瑞士球，直至大腿与地面垂直；在动作结束位置保持3～5秒，并缓慢返回。（图7－28）

注意：瑞士球在双腿之间被夹紧，不能来回移动。

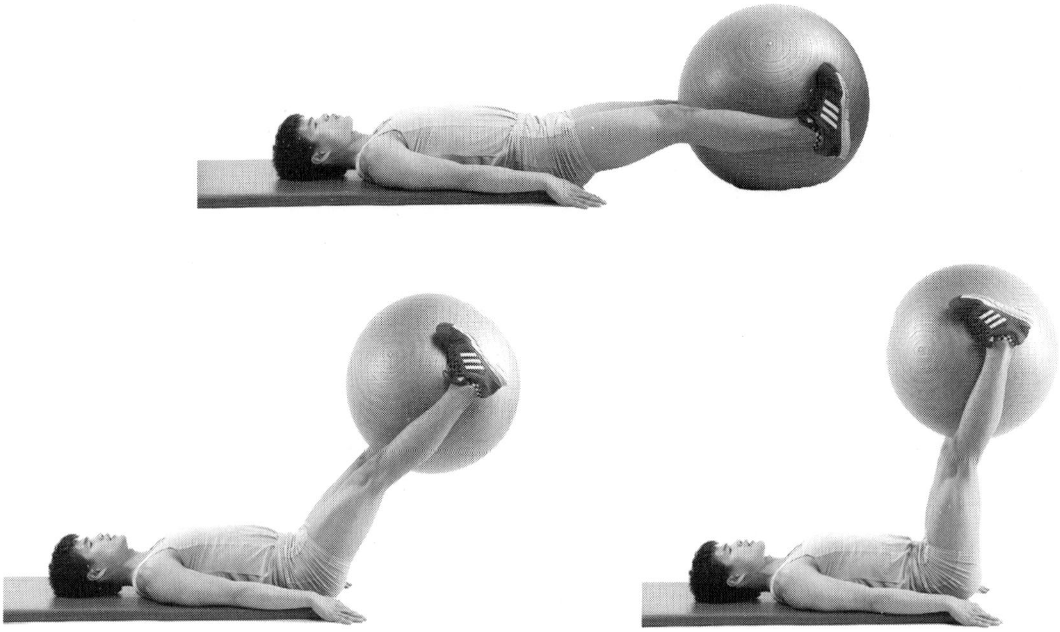

图 7－28　仰卧直腿夹球训练

自学内容

一、悬吊训练（Sling Exercise Therapy，SET）

（一） SET 的起源

吊带用于治疗和训练患者已有很长时间。“二战”之前由德国巴德洪堡的 Thomsen 教授发明的 Schlingentisch（吊带桌），在“二战”期间被用来治疗受伤的战士，战后被用来治疗大面积瘫痪的病人。20 世纪 40 年代末期 Ludwig Halter 把吊带桌和游泳池结合起来使用，开创了一种治疗脊髓灰质炎患者的新方法，是这种治疗方法的主要推进者。

SET 系统是基于前人科研成果的基础上，由挪威的康复理疗师和医生与其他国家的专家合作研发，目前有 18 年实际应用的经验。相关设备体现了人性化的设计理念，在悬吊系统的帮助下，身体的某部分或整个身体都可以悬挂在器械上，治疗和训练时通过这种方式就可以摆脱或利用身体重力的影响。它最初用于骨科术后和骨骼、肌肉系统慢性疾病康复，现在也已成功用于脑卒中及其他神经疾病的临床治疗中，还可用于儿童早期干预、康复训练及健体运动等项目。2000 年之后 SET 逐步用于运动员的体能训练。在针对功能性力量训练和核心力量训练的众多方法中，SET 是突出了运动感觉的综合训练方法，是目前应用于训练康复人群和运动员比较成熟的理论与研究成果，能够较完善地体现运动损伤预防和康复训练的新理念。SET 在我国高水平运动员的训练、康复中已有较广泛的应用。

SET 是以持久改善肌肉骨骼疾病为目的，应用主动治疗和训练的一个总的概念集合，包括诊断及治疗两大系统。前者通过逐渐增加开链和闭链运动的负荷来进行肌肉耐力测定，并结合肌肉骨骼疾病的常规检查；后者包括肌肉放松、增加关节活动范围、牵引、训练稳定肌肉系统、感觉运动协调训练、开链运动和闭链运动、活动肌动力训练、健体运动、小组训练、伴有长期随访的个体化家庭训练及用来制定和修改运动计划的计算机软件等。

（二） SET 的基本要素

1. 开链和闭链运动

开链运动是指肢体远端不固定且不承受身体重量所进行的运动，原动肌和协同肌兴奋，但拮抗肌不同时收缩；闭链运动是指肢体远端固定，并承受身体重量所进行的运动，原动肌、协同肌和拮抗肌同时兴奋。

SET 既使用开链运动，也使用闭链运动。开链运动是在悬吊系统上做肌肉放松运动及使用外来的重量和滑轮系统进行肌力训练。闭链运动则使用悬吊系统通过调节杠杆、改变力矩等方式来实现逐级增加运动负荷。闭链运动对关节的稳定性提出了更高的要求，与其他运动比较，其肌肉更需要协同收缩，所以非常适于进行日常生活活动能力练习及运动训练。（图 7－29、图 7－30）

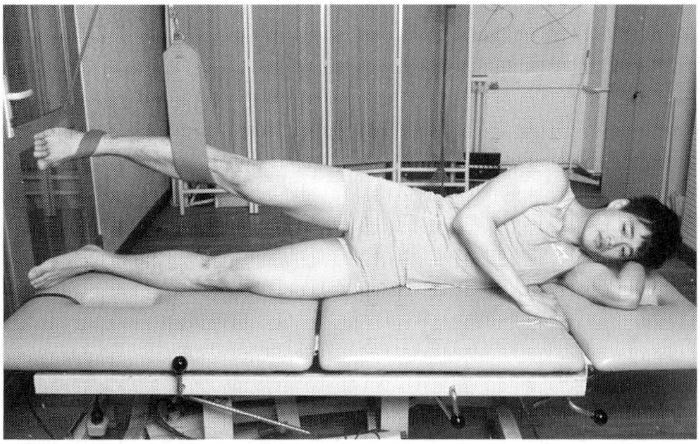

图 7－29 开链动作

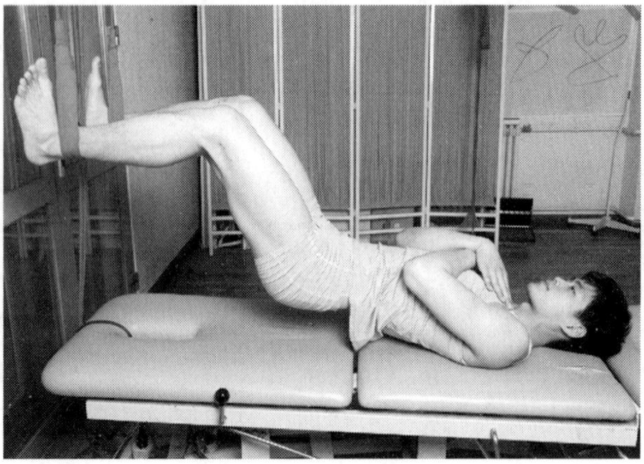

图7－30　闭链动作

2. 开链和闭链运动的诊断系统

根据SET概念开发出一个独立的诊断系统，用来判断身体运动功能的“薄弱环节”（Weak Links）。所谓薄弱环节是指在某一个动作中，当多块肌肉协同工作时，由于某部分肌肉力量太弱而不能完成应有的那部分作用。方法是让被检者进行渐进式闭链运动，在运动中逐渐增大负荷至患者不能正确做出此运动或者感到疼痛为止，或者左、右两侧的运动有明显差别，如果在负荷较低时就发生上述情况或者左、右两侧的运动有明显差别时，就表明被检者存在一处或多处“薄弱环节”。接着用开链运动检测各肌肉以确定具体薄弱处。当用闭链运动进行检测时，要求治疗师密切观察，因为机体会尽量让其他肌肉去代偿“薄弱环节”。虽然目前尚未见到关于测定此诊断系统可重复性的研究报道，但这种方法对运动员功能性力量评价有一定的实际意义。

以腹桥动作为例，观察患者在负荷加大的哪一环节出现不良反应，以诊断薄弱环节。

3. 稳定肌的训练

最近的研究表明，某些位于关节附近的肌肉由大量的张力性纤维来保持关节稳定性，对执行正确动作的功能具有非常重要的意义，这些肌肉被称作“局部稳定肌”（Local Muscles）。而运动则由“整体肌”（Global Muscles）实施。人体参与外周关节稳定性的肌肉主要包括肩关节回旋肌、膝关节股内侧斜肌和髋关节臀中肌后部等。腰椎最重要的稳定肌是腹横肌和多裂肌，颈椎的稳定肌则有颈长肌、头长肌、多裂肌及半棘肌。有研究发现，对分娩后骨盆疼痛的患者进行专门的稳定性训练，其疗效明显优于以往的常规治疗。在训练稳定肌时，强调使用低负荷的等长收缩（30%～40%的最大收缩阻力），训练时间逐渐延长而不是负荷重量增加。研究证实，对腰背痛患者的腹横肌进行低负荷的训练是有效的。SET能够很好地实现稳定肌的分级训练。（图7－31、图7－32）

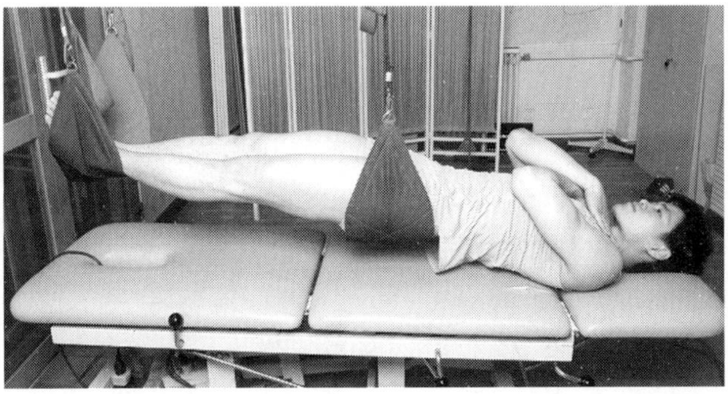

图7－31　背桥分级训练（简单难度）

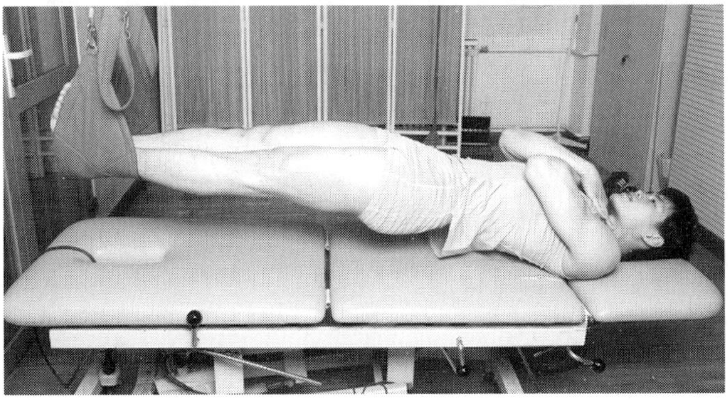

图7－32　背桥分级训练（较高难度）

4. 感觉运动功能的训练

感觉运动控制能力对维持正常的运动功能非常重要。研究表明，慢性背痛与感觉运动功能减退有关，同样的情况也见于慢性颈痛和肩痛患者。另有临床研究发现，踝和膝慢性疾病患者的感觉运动控制功能有所下降，而对这些患者采取包括感觉运动协调训练在内的治疗方案后，临床疗效显著。少数研究表明，对患有慢性背痛和慢性颈部疾病的病人进行感觉和运动协调的训练是有效的。

感觉运动训练是 SET 中的重要部分，训练强调在不稳定的平面上进行闭链运动，以达到对感觉运动器官的最佳诱发效果。通过采用悬吊装置和配合使用海绵橡胶垫、平衡板及气枕来强化感觉运动刺激，达到治疗和训练的目的。（图7－33）

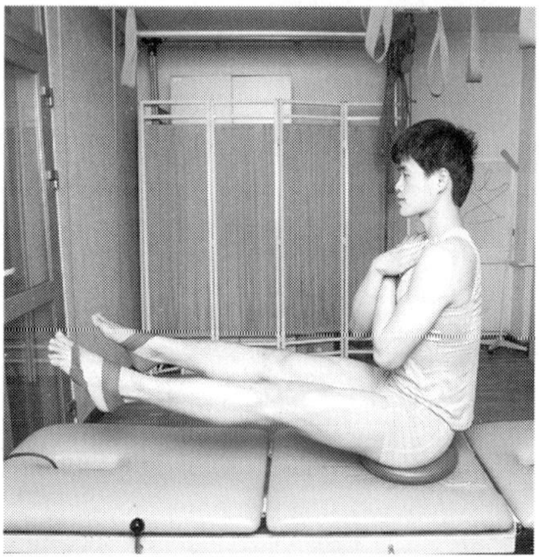
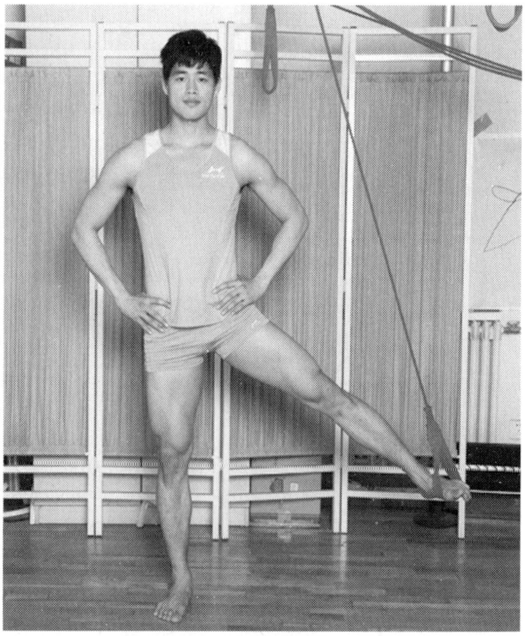

图 7-33　运动感觉训练

5. 活动肌的动力训练

研究表明，大负荷的运动训练可达到改善肌肉耐力的目的。SET 通过开链运动和闭链运动实现活动肌肌力的训练。（图 7-34）

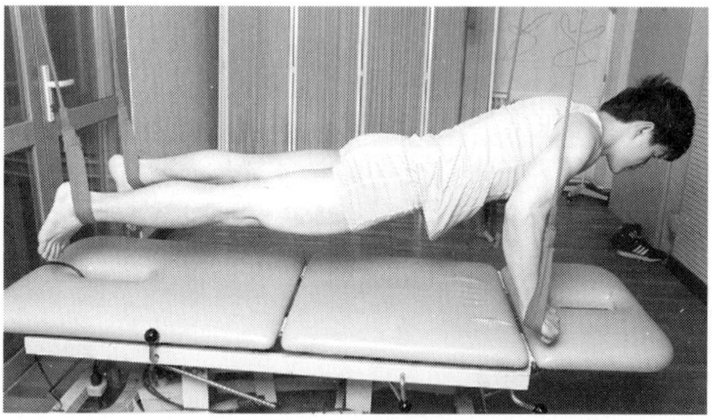

图 7-34　活动肌肌力训练

6. 渐进式阶梯运动的分级

SET 遵循渐进式的开链运动及闭链运动运动阶梯系统。当处于最低水平时，患者一般在吊带的帮助下降低运动难度，如使用弹力绳、滑轮系统来减少重力的影响；当处于渐进式阶梯系统中较高水平时，通常利用高力矩的闭链运动来完成训练。SET 能实现各种级别要求的训练难度。（图 7-35）

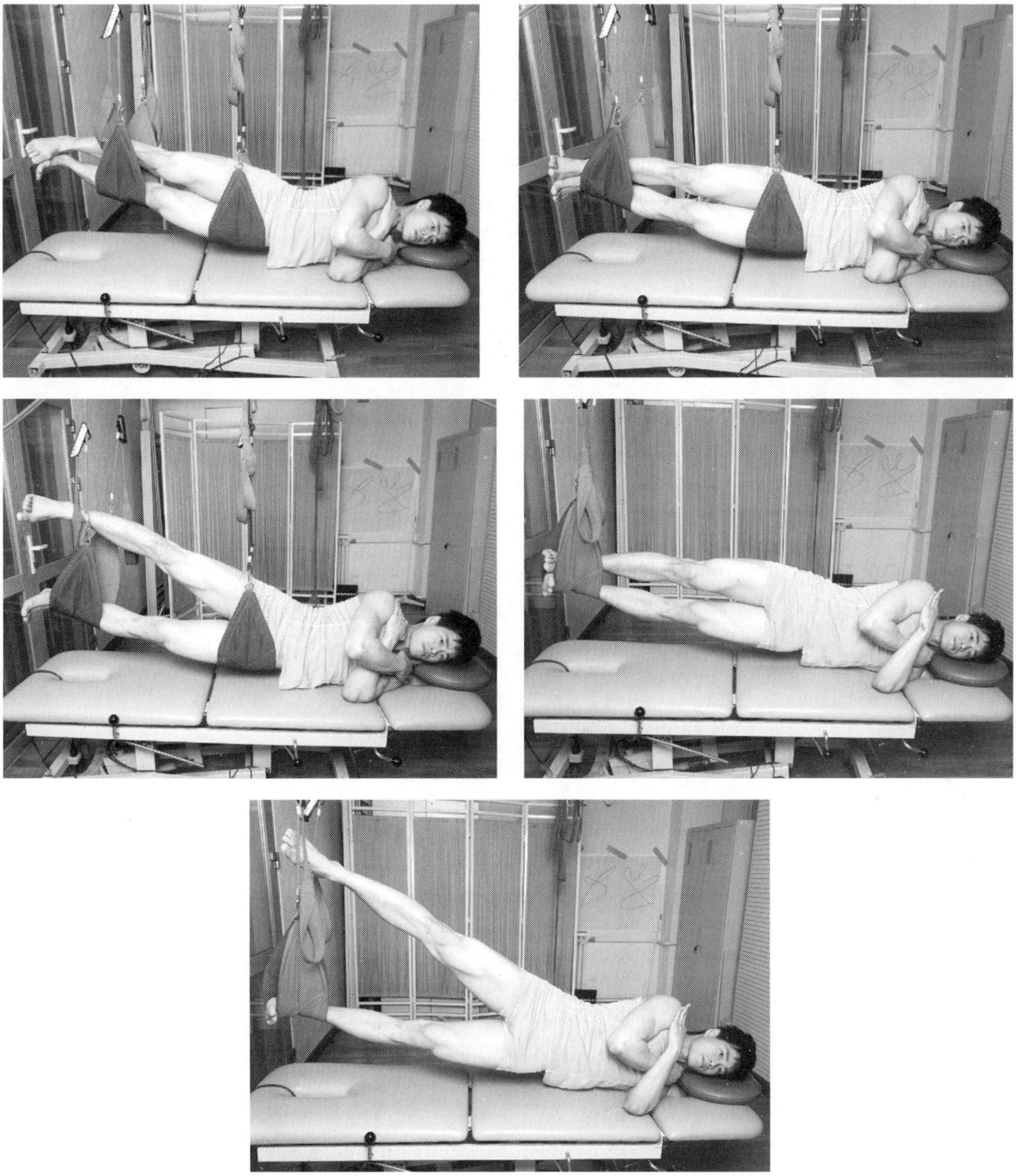

图 7－35　侧桥动作的难度进级

7. 解放双手的辅助工具

康复训练和实施治疗情况下，在悬吊系统的帮助下，身体的某部分或整个身体都可以悬挂在器械上，重力的影响已基本消除，患者能感到他们能有效控制运动且受到全面保护。在肌肉放松、改善关节活动度、牵引等临床治疗中解放了治疗师的双手，对治疗效果有较大的帮助。挪威超过 90% 的物理治疗科已采用 SET 系统。在日本也成立了一个叫作

“日本悬吊运动治疗”（JSET）的研究组织。

（三） SET在竞技体育中的应用

1. 理念的启示

SET方法及其中包含、融合的理念最初主要应用于骨骼、肌肉系统慢性疾病康复，也用于中风患者及其他神经方面患者的康复，还用来促进儿童身体发展。虽然目前并没有足够的科学依据来验证其治疗和训练的机理，但SET在临床上已取得不容忽视的积极效果。SET相关的理念是我们研究和探讨、应用的核心内容，其机理和理论依据及在运动员康复、体能训练中如何充分借鉴和应用这些理念、方法是值得我们研究的课题。

2. 运动康复和损伤预防的新工具、新技术

SET作为一种新的康复技术和工具，在运动康复和体能训练应用中的细节、规范及理论依据还需要进一步研究。但就其在临床治疗像慢性背痛、颈痛、骨盆痛和肩关节疾病等情况临床效果的研究及目前国内外针对高水平运动员应用的案例来看，SET模式对改善关节活动度、肌力降低、耐力减小及感觉和运动的控制失调等骨骼肌疾病有一定的潜力。应用SET开链和闭链运动的诊断系统对不同项目运动员的薄弱环节进行判断，在运动康复乃至体能训练中有较强的实际应用价值。运用SET等手段，对运动员进行运动损伤风险评估和针对性训练，可以将之前更多被应用于康复环节的训练方法前移，作为损伤预防的手段，达到主动预防损伤的目的。同时，作为一种新的训练工具，其训练设施具备简易便携的特点，符合运动队流动性较强的特点。

3. 运动训练新方法、新思路

SET在应用于某些项目（足球、高尔夫、滑雪等）的运动员时取得的效果获得了广泛的认可，并有着一定的研究基础。SET可以提高运动员的专项成绩：为期8周、每周2次的SET后，足球运动员一步起脚踢球速度提高了3.3千米/小时，而主导侧的瞬时晃动速度平均降低18%，非主导侧平均降低45%，两侧趋于平衡。在另一项针对青少年高尔夫球运动员的研究中，每周2次、持续9周的SET训练后，运动员击球速度提高了3.6%，而标准力量训练组提高了1.2%，两组之间有显著性差异。这两个研究都证明了核心稳定性训练能够提高运动员的专项能力。但在更多不同项目中应用效果的研究尚不足，且未见针对不同项目运动员的训练方法和内容及训练量的控制等方面的研究，缺乏SET应用于运动员康复和体能训练指导的理论依据。目前国内使用SET训练的高水平运动队包括田径、赛艇、皮划艇、花样滑冰、游泳、花样游泳、艺术体操、射击射箭、高尔夫、曲棍球等项目，尚未见应用效果和机制的研究报告。

SET的优势在于这个模式所包含的综合性的方法，就其包含的训练方式、内容及在高水平运动员干预训练中的表现来看，SET可以加强躯干、骨盆和髋部深层肌肉力量，改善躯干肌肉和身体各大肌群的本体感觉，增加感觉和运动的协调功能；SET通过强化躯干深层肌肉及非主导侧肢体的运动能力，加强神经和肌群之间的反馈、整合功能来提高身体在运动中的平衡控制能力和稳定状态，增加核心区的力量，并加强力量在运动链上的传导；在悬吊器械上进行训练时，也常用到海绵橡胶垫、平衡板及气枕等，以增加支撑点的不稳

定性来激发神经肌肉的协调功能。SET 是多肌肉群、多关节共同参与的力量训练，主要应用于提高核心稳定性、核心力量、神经肌肉控制能力、协调性、平衡能力、三维空间感觉和用于专项能力训练，是目前运动员康复训练和体能训练的新途径和新方法。

第三节　核心区稳定性训练的应用

面授内容

一、核心肌肉力量与稳定性的评价

核心稳定性的评价方法有许多种，多以在某一特定姿势下保持时间的长短为判断标准。但目前缺乏较为一致的标准姿势，姿势难度不一，测试结果也没有一致的评价标准。

现介绍一种简便易行的核心肌肉力量与稳定性的测试方法，所需器材为秒表和训练垫。起始姿势如图 7－36 所示，双肘支撑，身体保持平直，核心区处于中立位。将秒表置于面前易于看到的地方。

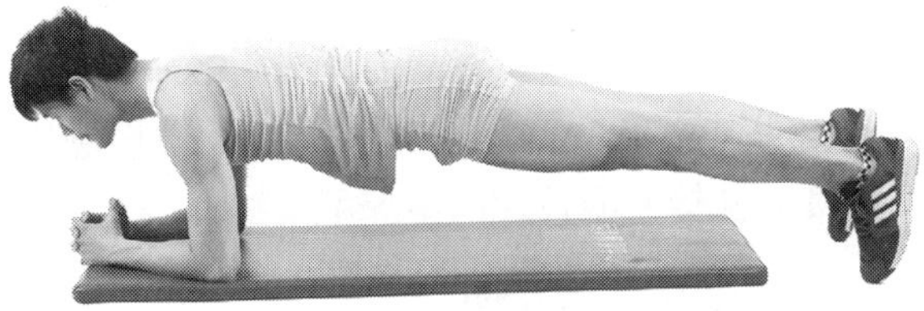

图 7－36　核心肌肉力量与稳定性测试的起始姿势

具体步骤和评分方法如表 7－3。

手臂抬起时，要求肘关节伸直，与肩同高；脚抬起时，要求与身体同高；整个测试过程躯干始终处于中立位。

以上各步骤连续进行，如果测试中的某一步未能达到动作要求，则测试结束，得到已完成步骤的分数。此测试满分为 100 分，得分越高，说明核心肌力和稳定性越好，在运动中躯干的工作效率越高。

表 7-3　核心肌肉力量与稳定性测试步骤及评分方法

测试步骤	动作要求	完成此步骤的得分	总计得分
第 1 步	起始姿势，保持 60 秒	1	1
第 2 步	抬起右臂，保持 15 秒	3	4
第 3 步	将右臂放回，抬起左臂，保持 15 秒	5	9
第 4 步	将左臂放回，抬起右脚，保持 15 秒	6	15
第 5 步	将右脚放回，抬起左脚，保持 15 秒	10	25
第 6 步	将左脚和右臂抬起，保持 15 秒	15	40
第 7 步	将左脚和右臂放回，抬起右脚和左臂，保持 15 秒	25	65
第 8 步	返回到起始姿势，保持 30 秒	35	100

二、调整训练难度的方法

核心稳定性训练整体上遵循由易到难、循序渐进的原则，但在训练的细节上，通常是由稳定到不稳定、由静态到动态、由徒手到负重，每个阶段只改变一个方面，缓慢增加动作难度。当增加强度后，锻炼者不能很好地完成标准动作，说明此动作强度太大，应适当降低难度，以使锻炼者能完成标准的动作。经过一段时间的训练，再增加难度。通常情况下，当轻松一次做起 20 次或 90 秒，即可增加难度。

（一）负重由自身重力到外加阻力

训练时自身重力是相对恒定的，当锻炼者的能力提高之后，就不能满足对训练强度的需要，可以通过增加外加阻力来继续提高训练难度。如开始训练时，可以在平衡盘上蹲起，之后可以增加不同重量的杠铃或哑铃，以增加难度。

（二）外加阻力由固定到变阻，由已知到未知

增加外界环境的干扰，以增加身体对抗不稳定干扰的能力，从而增加动作难度。杠铃或哑铃等训练器械提供的阻力是相对恒定的，而瑞士球、弹力带提供的阻力是不固定的。如俯卧位时单腿拉伸瑞士球，或是训练时在踝关节增加弹力带，提供不稳定的阻力形式，也可以增加动作难度。此外，在各种桥式运动时，治疗师向各个方向推动锻炼者的髋部，仍然要求锻炼者保持原来位置不动，需要核心部位有较强的抗干扰能力才能完成。

（三）力臂由短到长，运动关节由单关节到多关节

当肢体的位置发生改变时，发力肌肉的力臂和力矩也随之改变，因此可以调整增加难度。通常当肢体靠近躯干时，力臂减少，动作简单；而肢体远离躯干时，力臂增加，动作难度增加。如在使用悬吊训练时，吊点的位置可以由近到远，身体由跪撑到双脚尖直体

撑，都可以增加核心部位的力臂长度，以增加动作难度。

（四）改变支撑面的大小和质地

增加核心稳定性训练的难度，减少支持面的面积，如将双侧支撑改为单侧支撑，将四点支撑改为三点支撑；也可以改变支撑面的质地，将坚硬的、稳定的支撑面改为柔软的、不稳定的支撑面，如使用瑞士球、平衡板、弹力棒、小蹦床、泡沫轴、平衡气垫、实心球及采用悬吊训练等。

（五）运动面由单一到多元

开始训练时，可以采用单一平面或单一方向上的训练动作，动作相对简单，可以帮助锻炼者掌握训练的发力感觉和技巧；后续可以变换成复合动作，在提高难度的同时，还可以满足实际运动的需要。如在瑞士球上，从单一的屈伸动作，过渡到旋转加屈伸，对核心区的稳定和控制提出了更高的要求。

（六）收缩形式由等长到等张

当静态动作变为动态动作时，难度增加。

（七）动作幅度和范围由小到大

开始是在无痛的、动作标准的范围内进行小幅度的动作；随着锻炼者自身能力的提高，可以加大动作幅度，逐渐扩大到全关节活动范围。如由在不稳定平面上的半蹲动作，扩大到深蹲。由小范围内的动态练习，扩大到全范围的动态练习等。

（八）信息反馈机制由多到少

开始时可给予详细、精准的语言提示，允许视觉反馈存在。之后逐渐减少语言提示，要求锻炼者闭眼以减少视觉刺激，增加核心区本体感觉的刺激，进而增加训练难度。

自学内容

一、基本的核心稳定性

在稳定条件下姿态保持，姿态保持的同时肢体做可控动作。通常以简单的徒手动作为主，适用于核心力量练习的初始阶段，目的是使锻炼者深刻体会核心肌群的用力感觉和有效地控制身体，重视核心肌肉的激活，强调动作的稳定性和准确性。这种类型的练习被认为是最基础的核心练习手段。(图 7 – 37)

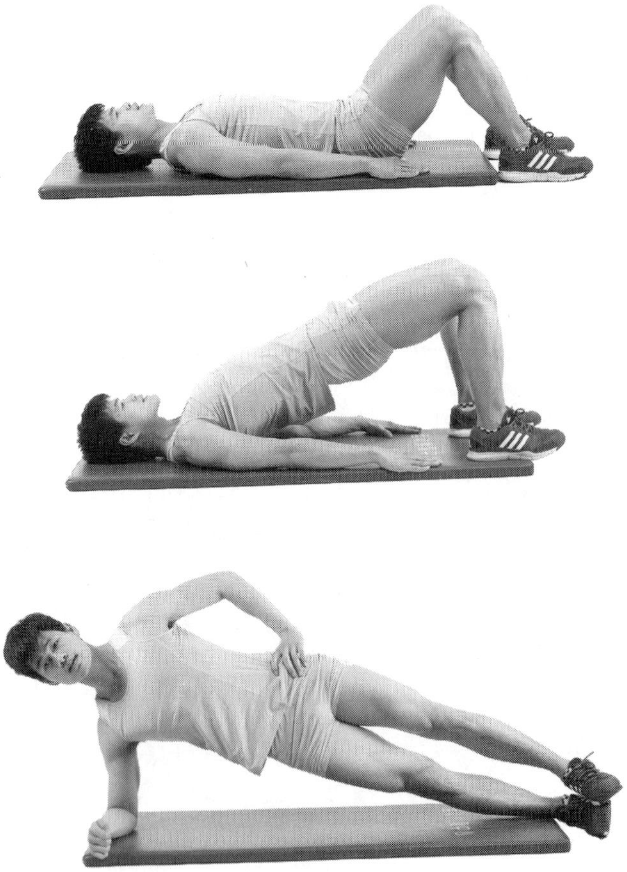

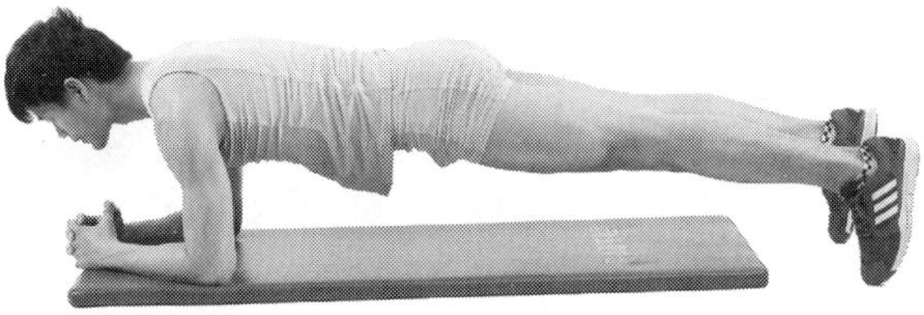

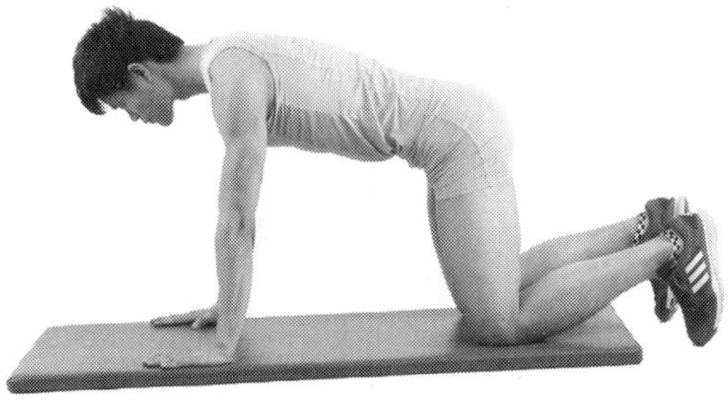

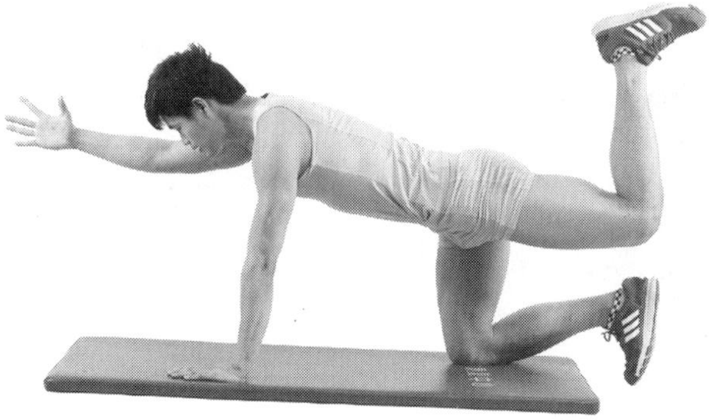

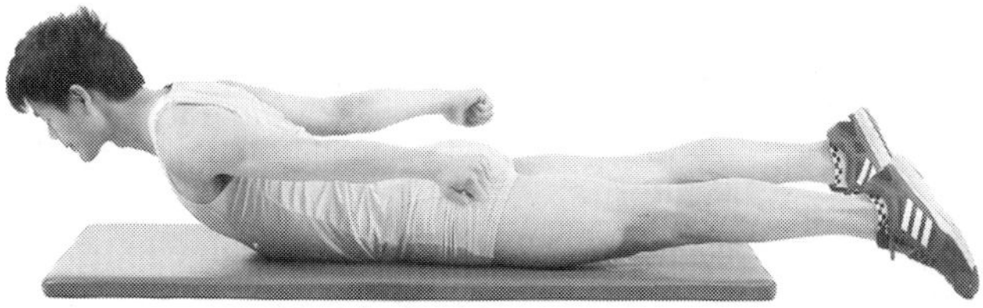

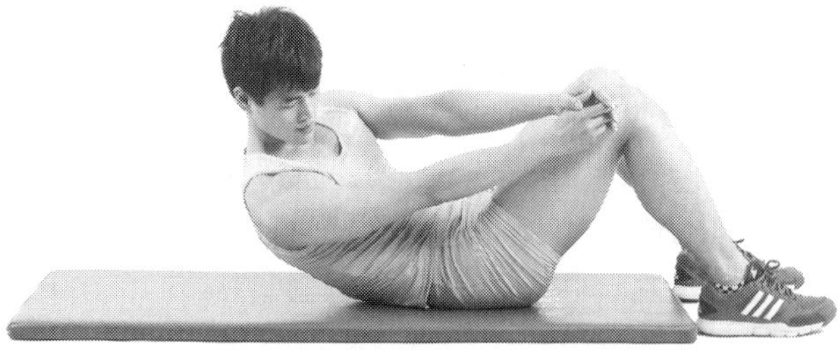

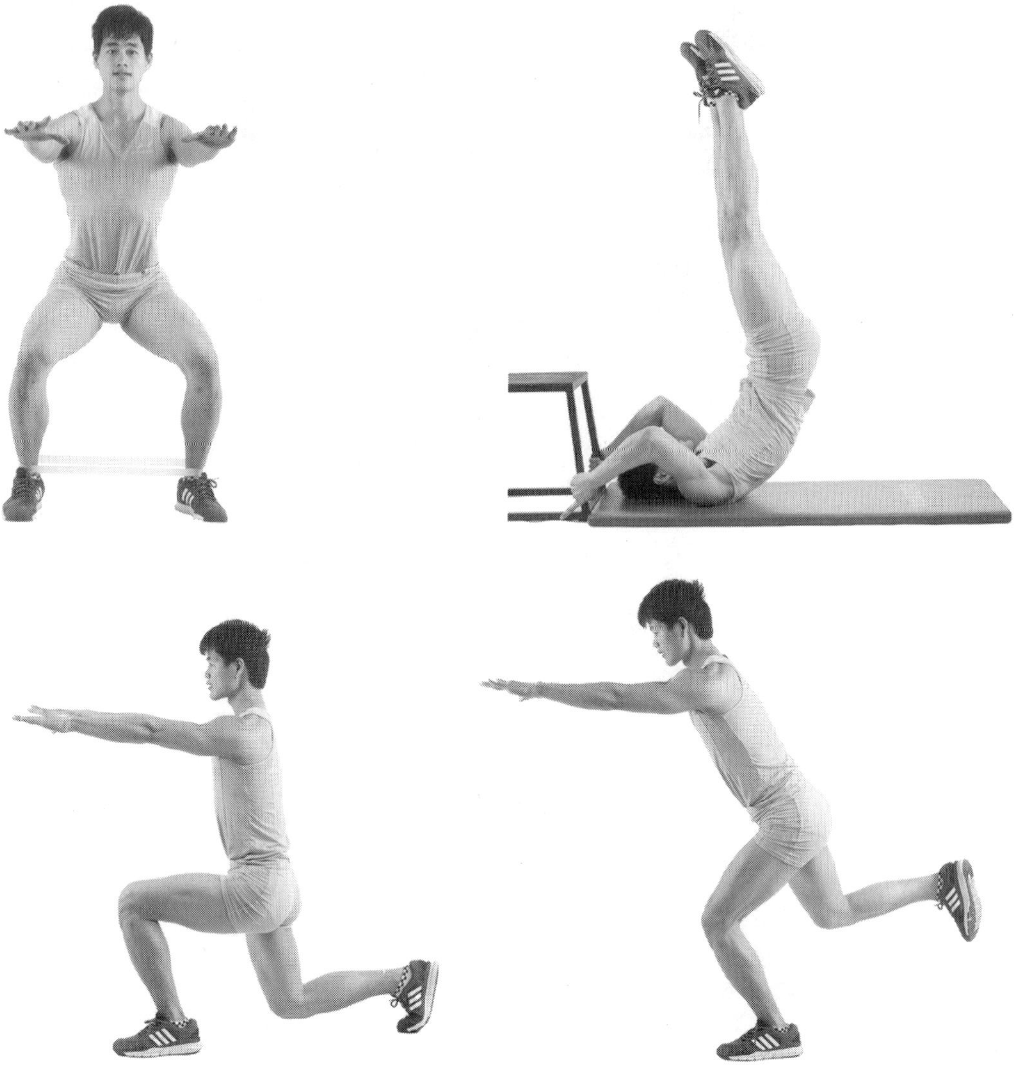

图 7－37　基本的核心稳定性训练

二、核心稳定性训练合并力量训练

运用单一器械进行稳定性和力量的组合训练，如瑞士球、平衡板、弹力带、垫上、力量练习器械等，其中运用最多的是瑞士球、平衡板等这些不稳定的器械和自由重量器械。锻炼者运用这些器械在非稳定条件下进行核心静力保持或在稳定状态下做核心动力性动作，这一类型的练习可以有效地使动员躯干深层肌肉参与运动，并在动作过程中控制躯体始终保持正确的运动姿态，从而摒弃了传统力量训练中借助外力来支撑躯体的弊端。（图 7－38）

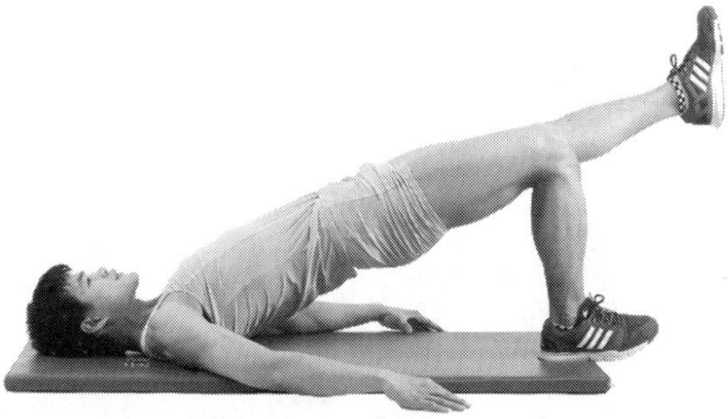

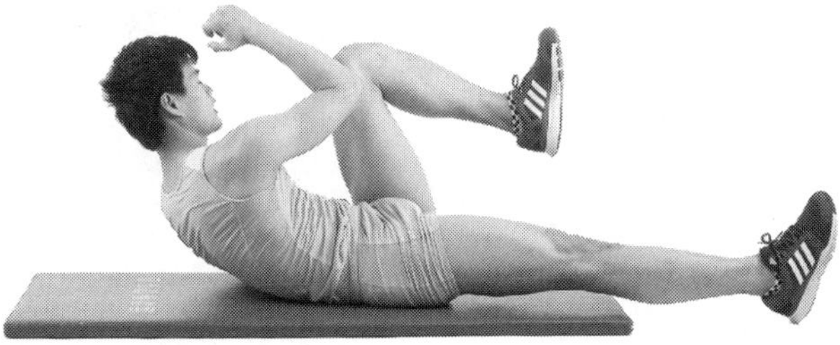

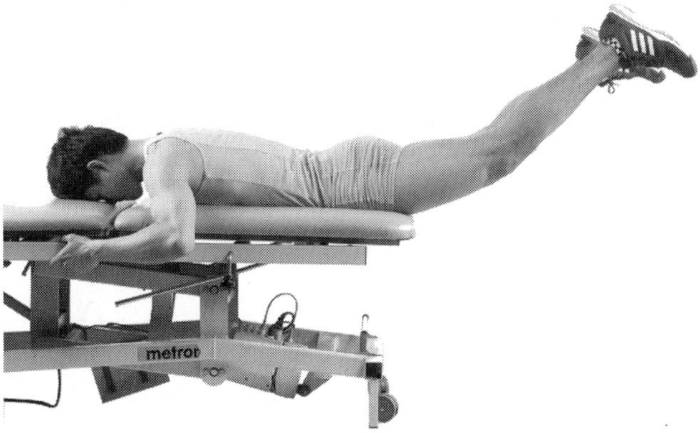

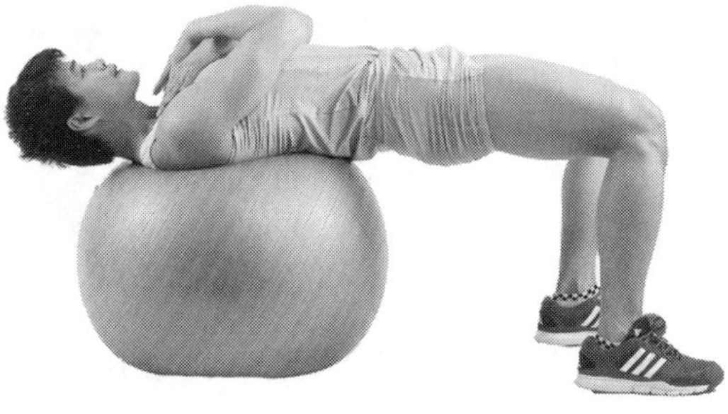

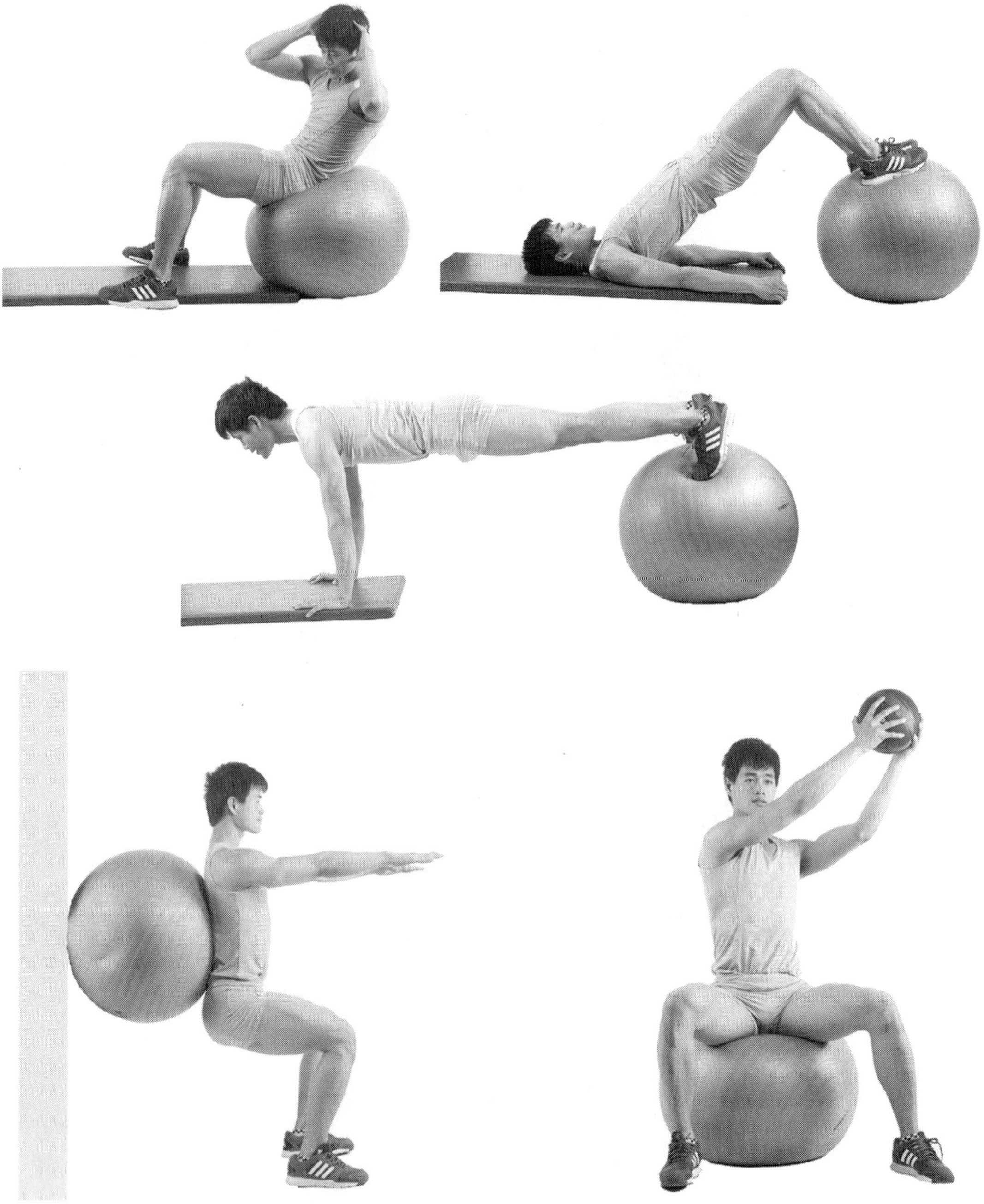

图7-38　核心稳定性训练合并力量训练

三、整合核心稳定性训练

这一类型的训练主要是非稳定条件下的徒手和抗阻训练，如单足或双足站在平衡球上做各种上肢持轻器械举、推、拉、下蹲、躯干旋转等多种形式的动作，坐在瑞士球上做各种形式的练习等。锻炼者在躯干处于不平衡、不稳定的状态下进行各种动作练习，或者锻炼者需要依靠自身的能力去控制不稳定的器械。（图 7－39）

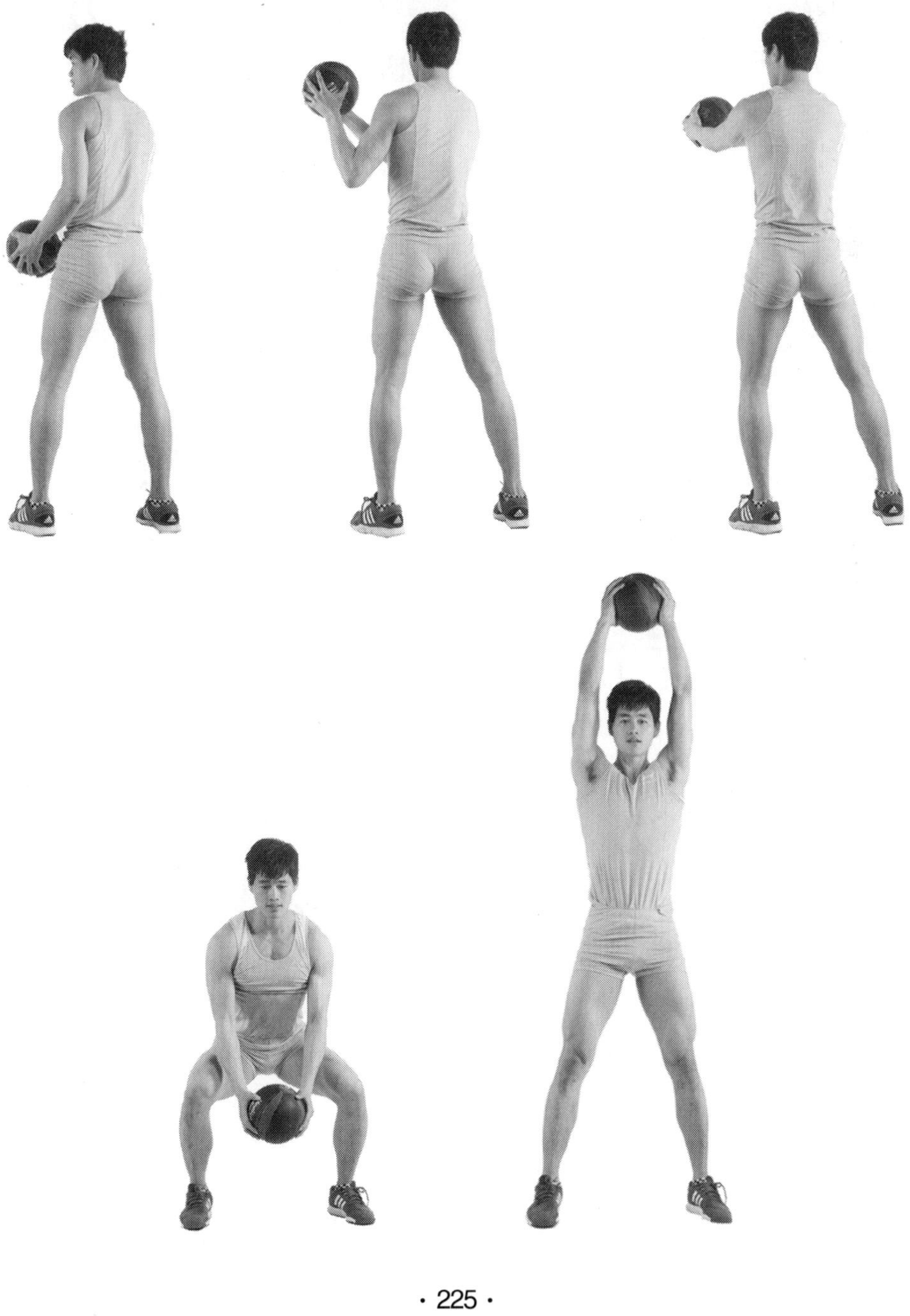

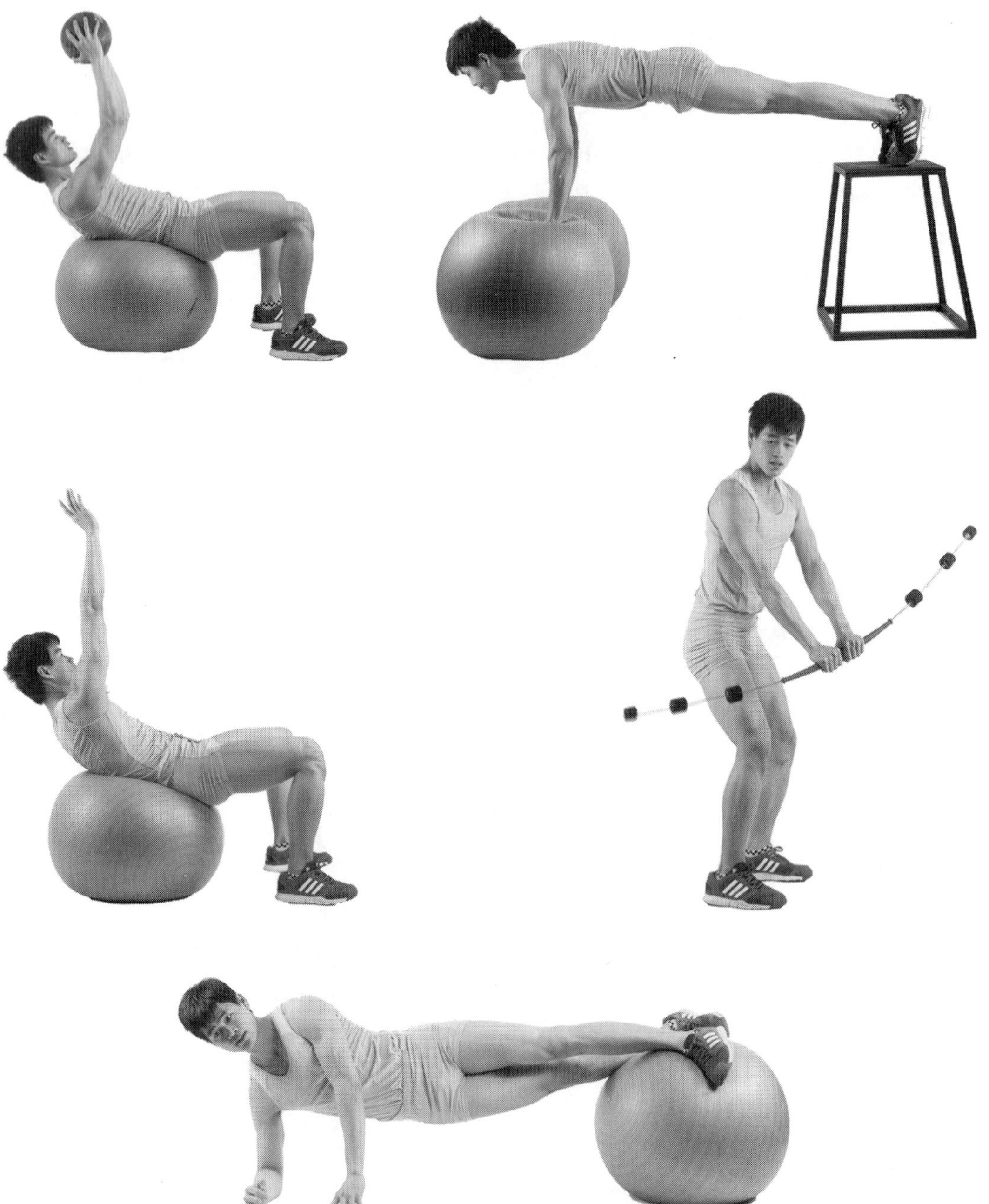

图7-39　整合核心稳定性训练

四、核心爆发稳定性

锻炼者在不稳定、不平衡的运动器械上进行自由力量训练，并且与其功能性活动及运动项目相结合，通过自身调整不稳定的身体状态，达到训练神经—肌肉系统的平衡和控制能力及本体感觉的目的。关注锻炼者在实际运动表现中的核心区的功能性要求和爆发力，结合运动项目的需要来安排各种与功能性和爆发力有关的核心训练内容。(图 7－40)

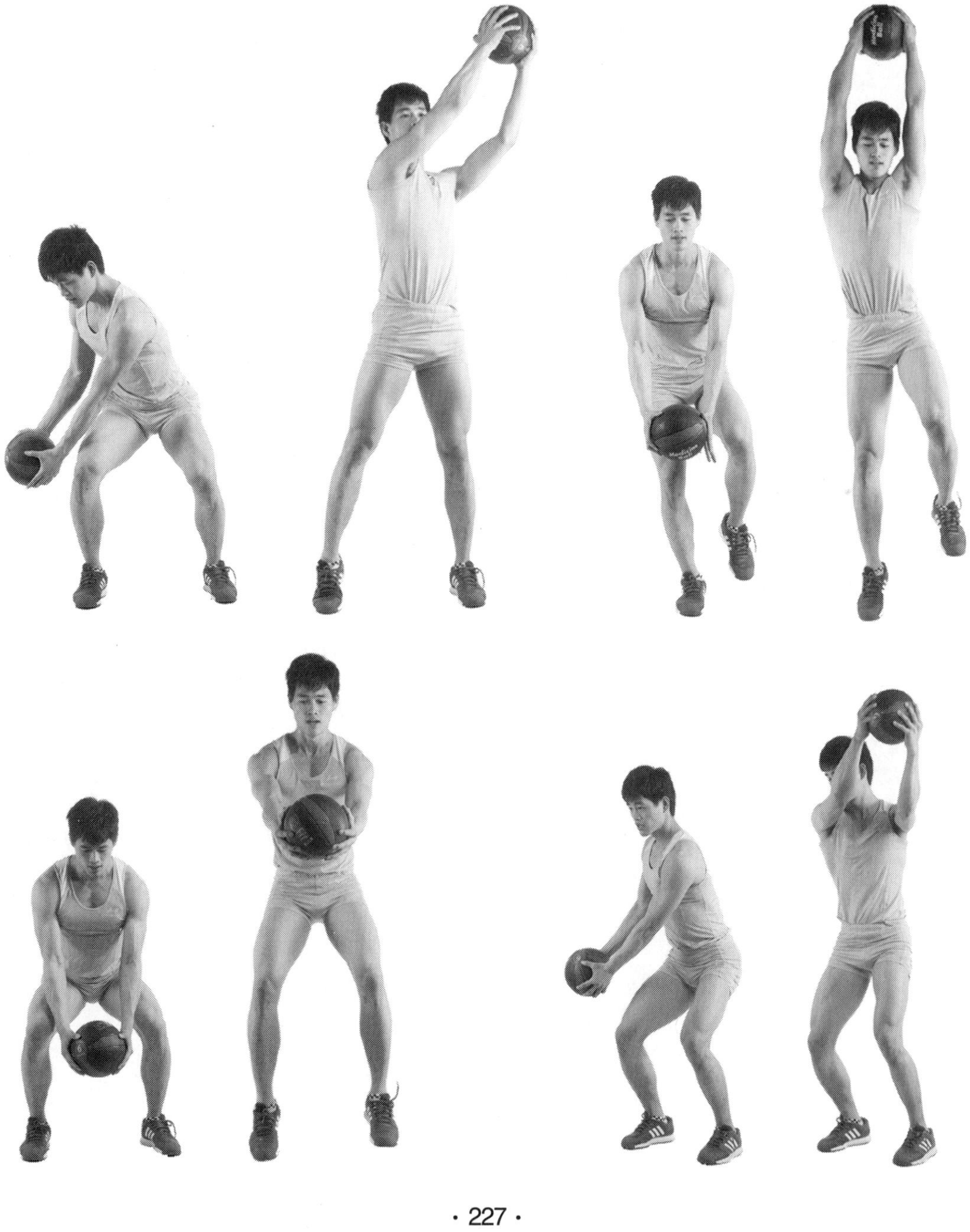

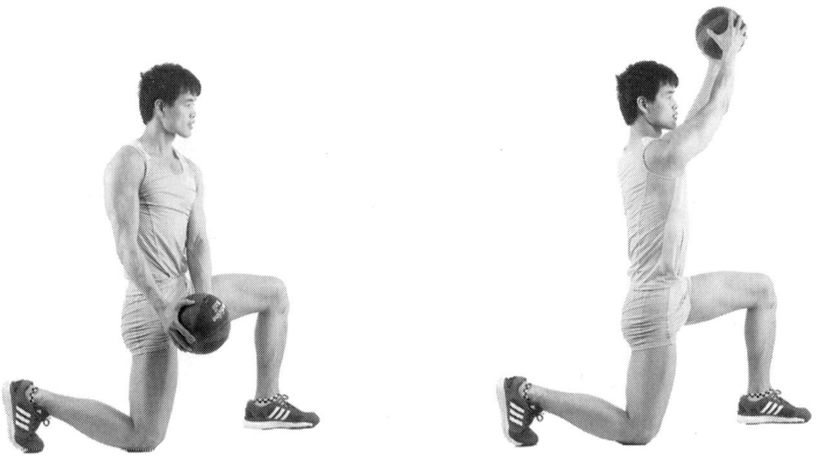

图7－40　核心爆发稳定性

思考题

1. 什么是核心，什么是核心稳定性?
2. 核心稳定性在运动中有哪些重要作用?
3. 核心稳定性训练与传统训练的区别和联系有哪些?
4. 核心稳定性训练的基本动作特点是什么?
5. 如何调整核心稳定性训练的难度?
6. 设计一个艺术体操运动员核心稳定性训练的计划。
7. 设计一个具有慢性腰痛症状的篮球运动员核心稳定性训练的计划。

参考文献

[1] Craig Liebenson. Functional Training Handbook: Flexibility, Core Stability and Athletic Performance [M]. U. S. :Springhouse Publishing Co,2014.

[2] John Morgan. Modern Principles of Core Training[M]. Lulu. com,2010.

[3] Hollis Lance Liebman. 肌肉训练完全图解:核心稳定性训练[M]. 杨溪,译. 北京:人民邮电出版社,2015.

第八章　平衡功能训练

本章教学提示

平衡功能的训练是康复训练中的重要组成部分，平衡功能的好坏直接或间接地影响患者身体控制能力和日后的生活自理能力。本章介绍了平衡功能的基本概念、影响因素、功能障碍、适应证及禁忌证，阐述了静态平衡训练、动态平衡训练及其在偏瘫患者、截瘫患者和运动员平衡功能训练的具体操作方法，使学生通过对具体操作方法的学习和实践，理解和掌握平衡功能训练的基本原则、训练要点和注意事项。

第一节　平衡康复基础训练

平衡功能是人类运动的基础之一，良好的平衡功能可使人体维持稳定姿态，精确完成动作。平衡功能训练是康复训练中的重要组成部分，平衡功能的好坏直接或间接地影响患者身体控制能力和日后的生活自理能力。

面授内容

一、平衡的基础

（一）平衡的基本概念

平衡是指人体所处的一种稳定状态，以及不论处在何种位置、运动或受到外力作用时，能自动地调整并维持姿势的能力。平衡反应指当平衡状态改变时，机体恢复原有平衡或建立新平衡的过程，包括反应时间和运动时间。反应时间是指从平衡状态的改变到出现可见运动的时间；运动时间是指从出现可见运动到动作完成、建立新平衡的时间。

（二）平衡的分类

平衡可分为静态平衡和动态平衡两种，动态平衡又分为自动平衡和他动平衡。

1. 静态平衡

指人体在无外力的作用下，保持某一静态姿势，自身能控制及调整自身平衡的能力，主要依赖肌肉的等长收缩及关节两侧肌肉协同收缩来完成。

2. 动态平衡

（1）自动态平衡：指人体在进行各种自主运动，如坐站、坐卧等姿势间的转换运动时，能重新获得稳定状态的能力；

（2）他动态平衡：指人体在受到外界干扰，如推、拉等产生反应，并恢复稳定状态的能力。

（三）平衡维持的机制

人体能在各种自身及外环境变化的情况下保持平衡，有赖于以下几方面：

1. 感觉输入

（1）躯体感觉系统的作用。平衡的躯体感觉输入包括皮肤感觉（触、压觉）输入和本体感觉输入。皮肤触觉、压力觉感受器向大脑皮质传递有关体重分布情况和身体重心位置的信息；分布于肌梭、关节的本体感受器则向大脑皮质输入随支持面变化，如面积、硬度、稳定性及表面平整度等，出现的有关身体各部位的空间定位和运动方向的信息。这些感受器在人体支持面受到轻微干扰时能够迅速做出反应。因此，皮肤感觉输入和本体感觉输入及其反馈，对姿态、运动起到重要的作用。

（2）视觉系统的作用。通过视觉能够看到某一物体在特定环境中的位置，判断自身与物体之间的距离，同时也知道物体是静止的还是运动的。视觉信息准确与否影响站立时身体的稳定性。当身体的平衡因躯体感觉受到干扰或破坏时，视觉系统在维持平衡中发挥重要作用，通过颈部肌肉收缩使头保持向上直立位和保持水平视线，使身体保持或恢复到原来的直立位，从而获得新的平衡。

（3）前庭系统的作用。头部的旋转刺激了前庭系统中两个感受器：其一是前、后、外3个半规管内壶腹嵴的运动位置感受器，感受头部在三维空间中的运动角加速减速变化而引起的刺激；其二是前庭迷路内的椭圆囊斑和球囊斑，感受静止时的地心引力和直线加速减速的变化引起的刺激。无论体位如何变化，通过头的立直反射改变颈部肌肉张力来保持头的直立位置是椭圆囊斑和球囊斑的主要功能。躯体感觉和视觉系统正常时，前庭冲动对控制人体重心位置的作用很小。当躯体感觉和视觉信息输入受阻时，前庭系统的感觉输入在维持平衡中变得至关重要。

2. 中枢系统的整合

当体位或姿态变化时，中枢神经系统将三种感觉信息进行整合，迅速判断，从中选择准确定位信息的感觉输入，放弃错误的感觉输入。中枢神经系统整合感觉信息的这个过程被称为感觉组织。正常情况下，人体以躯体感觉输入为主保持身体的直立姿势，如果躯体感觉受阻，视觉成为中枢神经系统判断和利用的主要来源，当躯体和视觉均被干扰时，前庭系统发挥调节平衡的作用。

3. 运动控制（输出）

中枢神经系统在对多种感觉信息进行分析整合后下达运动指令，运动系统以不同的协同运动模式控制姿势变化，将身体重心调整回到原来的范围内或重新建立新的平衡。

当平衡发生变化时，人体可以通过3种调节机制或姿势性协同运动模式来应变，包括踝调节、髋调节及跨步调节机制。

（1）踝调节（Ankle Strategy）：是指人体站在一个比较坚固和较大的支持面上，受到一个较小的外界干扰（如较小的推力）时，身体重心以踝关节为轴进行前后转动或摆动（类似钟摆运动），以调整重心，保持身体的稳定性。

（2）髋调节（Hip Strategy）：正常人站立在较小的支持面上（小于双足面积），受到一个较大的外界干扰时，稳定性明显降低，身体前后摆动幅度增大。为了减少身体摆动使重心重新回到双足的范围内，人体通过髋关节的屈伸活动来调整身体重心和保持平衡。

（3）跨步调节（Stepping Strategy）：当外力干扰过大，使身体的摇动进一步增加，重心超出其稳定极限，髋调节机制不能应答平衡的变化时，人体启动跨步调节机制。

4. 支撑面

支撑面的改变直接影响维持平衡的能力。支撑面大，体位稳定性好，则容易维持平衡；随着支撑面的变小、身体重心的提高，体位的稳定就需要较强的平衡能力来维持。不同体位下支撑面的改变对人体维持平衡力的影响不同。

（四）平衡障碍的原因

平衡需要一系列条件，无论哪一条件受到损害，都会影响平衡的维持。包括：①缺少视觉信息输入；②前庭功能紊乱；③缺乏本体感受；④触觉的输入和敏感度，尤其是手部和足部的感觉；⑤中枢神经系统损伤；⑥肢体缺失；⑦主动肌、拮抗肌的协调动作；⑧肌力与耐力；⑨关节的灵活度和软组织的柔韧度。

二、平衡障碍的评定

平衡障碍的评定包括主观评定和客观评定两方面。主观评定主要以观察和量表为主，客观评定主要是指平衡测定仪评定。

（一）观察法

如单脚闭目站立。三级评定法：

1. Ⅰ级平衡，即静态平衡。
2. Ⅱ级平衡，即自动态平衡。
3. Ⅲ级平衡，即他动态平衡。

（二）量表法

如 Berg 平衡量表（Berg Balance Scale，BBS）、Fugl－Meyer 平衡量表等。

（三）平衡测试仪

平衡测试仪是近年来国际上发展较快的定量评定平衡能力的一种测试方法，其种类包括 Balance Performance Monitor、Balance Master、Smart Balance、Equitest 等。平衡测试仪能精确地测量人体重心位置、移动的面积和形态，评定平衡功能障碍或病变的部位和程度，其结果可以保存，不仅可以定量评定平衡功能，还可以明确平衡功能损害的程度和类型，有助于制定治疗和康复措施，评价治疗和康复效果。同时，平衡测试仪本身也可以用作平衡训练。

三、平衡功能康复训练

当人体重心垂线偏离稳定的支持面时，能立即通过主动的或反射性的活动使重心垂线返回稳定的支持面内，这种功能就称为平衡功能。恢复平衡功能的训练是指为提高患者维持身体平衡能力所采取的各种训练措施。通过这种训练能激发姿势反射，加强前庭器官的稳定性，改善平衡功能。平衡功能的训练是康复训练中的一项重要内容，平衡训练要求患者在训练后达到能下意识自动维持平衡。

（一）平衡训练的基本原则

1. 支撑面积由大变小

通过身体在运动中的支撑面积由大逐渐变小来进行训练，即在训练中从最稳定的体位逐步进展至最不稳定的体位。患者在进行平衡训练时，初始阶段应选择支撑面较大、辅助器具较多的体位开始进行训练，当患者的平衡稳定性提高之后，支撑面积要逐渐变小，辅助器具也逐渐减少。例如，先让患者在仰卧位进行训练，然后转至侧卧位进行训练，或从仰卧位至坐位再到站立位，或从双足站立位到单足站立位再到足尖站立位等，逐步加大平衡训练的难度。

2. 从静态平衡到动态平衡

平衡训练应首先从维持稳定、静态的姿势开始，之后逐步过渡到动态的平衡。在这种原则指导下，患者有可能在坐位或立位的姿势下灵活自如地完成日常的生活动作。例如，开始时只是在安静状态下要求保持平衡，继而要求患者在动态运动中也能保持平衡，以逐步加大平衡难度，可进行破坏性的站立平衡训练和平衡板上训练，以诱发患者的平衡反应。训练方法要领包括逐步缩减人体支撑面积和提高身体重心；在保持稳定性训练前提下，增加头颈和躯干运动；从睁眼训练逐步过渡到闭眼训练。

3. 身体重心逐步由低到高

治疗师可通过改变患者的训练体位来变换身体重心的高度，初期平衡训练可在仰卧位进行，逐步进展至坐位、手膝位、双膝跪位，再进展至站立位。身体的重心随着训练体位的改变而逐渐提高，平衡训练的难度将逐步加强。

4. 从维持平衡到平衡被破坏时的姿态维持

在初始阶段，只是要求患者在不同的支撑面大小、不同的重心高度等条件下维持身体的平衡。在逐步提升平衡功能后，治疗师在患者平衡训练中加以干扰，以破坏患者的平衡状态。患者需要在平衡被破坏时控制身体，重新找回平衡状态，维持姿态稳定。在施加干扰时，治疗师要注意，干扰方式要适当和及时进行保护，防止跌倒等情况的发生，避免二次伤害。

5. 在注意力集中下保持平衡和在不注意下保持平衡的训练

在训练的早期阶段，治疗师可以先告诉患者在推动时要求其保持平衡，随着训练的发展，在不告知患者、患者不注意的情况下突然发力推动患者，要求患者继续保持平衡。

6. 视觉屏蔽

在训练的初始阶段，患者正常进行平衡功能的训练；然后逐步在训练中由睁眼过渡到闭眼，屏蔽视觉的影响。

7. 破坏前庭器官的平衡来保持身体的平衡

这一方法可进一步提高患者的平衡能力，常常用来治疗晕车、晕船等。例如，要求患者在转动身体后继续保持平衡，或迅速由卧位到站立时保持平衡（可在睁眼或闭眼情况下进行训练），或让患者在大转轮中进行训练等。这些训练应在严密保护下进行。

（二）平衡训练的顺序

1. 根据功能体位系统进行

从坐位平衡到手膝位平衡、双膝跪位平衡，最终是要恢复站立位平衡。

2. 从易到难，渐进增加难度

从最稳定体位到最不稳定体位，从大支撑面到小支撑面，从低身体重心到高身体重心，从静态平衡训练到动态平衡训练，从睁眼训练到闭眼训练，从无头颈参与活动到有头颈参与活动。

四、平衡康复训练的适应证和禁忌证

适应证：主要适用于因神经系统或前庭器官病变引起的平衡功能障碍患者。

禁忌证：中枢性瘫痪伴有重度痉挛者；精神紧张导致痉挛加重者；对伴有高血压、冠心病的患者要在治疗师的监督下进行。

五、注意事项

1. 平衡功能训练适用于具有平衡功能障碍的患者，也适用于正常人群。

2. 训练时，对患者要通过镜子进行姿势矫正。

3. 患者姿势发生改变时，治疗师需要应用口令指导矫正。

4. 患者姿势向一侧倾斜时，治疗师不要立即施加保护，可以轻轻向倾斜方向推患者，以诱发姿势反射而使患者直立。

5. 训练坐位平衡时，如果患者躯干不能直立，治疗师应推其两肩或使头部向下，给予抵抗，与此相对应，患者的躯干则伸展。

6. 部分患者进行长坐位训练时，由于屈髋运动受限或腘绳肌缩短，易倒向后方。此类患者应首先进行髋、膝关节的伸展训练，然后再进行长坐位平衡训练。

自学内容

一、平衡功能训练

平衡训练时，一般先从卧位开始。因为卧位的支撑面最大，最稳定，患者比较容易掌握平衡技巧。逐渐过渡到最不稳定的体位（如站立位）。训练顺序为仰卧位→前臂支撑下的俯卧位→肘膝跪位→双膝跪位→半跪位→坐位→站立位。不论在什么体位下训练，首先需要控制头部的稳定，其次是颈部和躯干肌肉的协同收缩来保持躯干的稳定性。

平衡训练方法按患者的体位可以分为卧位、前臂支撑下的俯卧位训练、肘膝跪位训练、双膝跪位训练、半跪位训练、坐位训练、站立位训练。具体训练方法按体位顺序叙述如下。

（一） 仰卧位

此种体位下的平衡训练主要适合于偏瘫患者。平衡训练的主要内容是躯干的平衡训练，所采用的训练方法是桥式运动。（图 8－1）

桥式运动的目的：训练腰背肌和提高骨盆的控制能力，诱发下肢分离运动，缓解躯干及下肢的痉挛，提高躯干肌肌力和平衡能力。故应鼓励病人于病情稳定后尽早进行桥式运动。

桥式运动的方法：病人仰卧位，双手放于体侧，或双手交叉十指相握，胸前上举，注意患手大拇指放在最上面，以对抗拇指的内收和屈曲，下肢屈曲支撑于床面，患者将臀部抬离床面，尽量抬高，即完成伸髋、屈膝、足平踏于床面的动作。因完成此动作时，人体呈拱桥状，故而得名“桥式运动”。双侧下肢同时完成此动作为双桥运动，单侧下肢完成此动作为单桥运动。

桥式运动的训练方法：当病人不能主动完成抬臀动作时，可给予适当的帮助。治疗师可将一只手放在患者的患膝上，然后向前下方拉压膝关节，另一只手拍打患侧臀部，刺激臀肌收缩，帮助患髋伸展。在进行桥式运动时，病人两足间的距离越大，伸髋时保持屈膝所需的分离性运动成分就越多。随着病人控制能力的改善，可逐渐调整桥式运动的难度，如由双桥运动过渡到单桥运动。

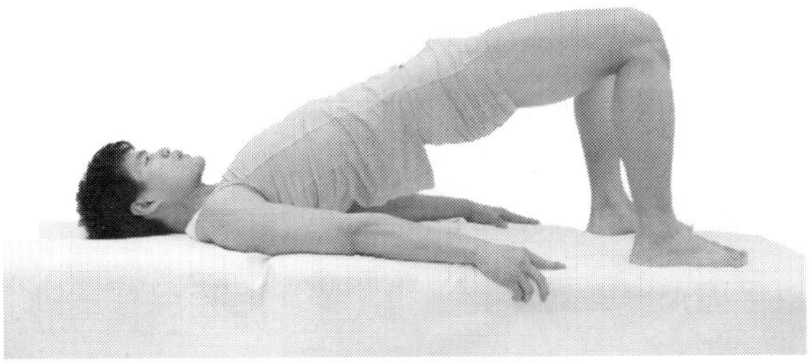

图 8－1 偏瘫患者的双桥运动

（一） 前臂支撑下的俯卧位

此种训练体位主要适合截瘫患者，是上肢和肩部的强化训练及持拐步行前的准备训练。

1. 静态平衡训练

患者取俯卧位，前臂支撑上肢体重，保持静态平衡。开始时保持的时间较短，随着平衡功能的逐渐改善，保持时间达到 30 分钟后，则可以再进行动态平衡训练。

2. 自动平衡训练

患者取俯卧位，前臂支撑上肢体重，自己向各个方向活动，并保持平衡。

3. 他动平衡训练

患者取俯卧位，前臂支撑上肢体重，治疗师向各个方向推动患者的肩部。训练开始时推动的力要小，使患者失去静态平衡的状态，又能够在干扰后恢复到平衡的状态，然后逐渐增加推动的力度和范围。

（三） 肘膝跪位

此种训练体位主要适合截瘫患者，也适用于运动失调症和帕金森综合症等具有运动功能障碍的患者。

1. 静态平衡训练

患者取肘膝跪位，由肘部和膝部作为体重支撑点，在此体位下保持平衡。保持时间如果达到30分钟，再进行动态平衡训练。

2. 自动平衡训练

（1）整体活动：患者自己向前、后、左、右各个方向活动身体，并保持平衡，也可上、下活动躯干，并保持平衡。

（2）肢体活动：然后可指示患者将一侧上肢或下肢抬起，并保持平衡，随着稳定性的增强，再将一侧上肢和另一侧下肢同时抬起，并保持平衡，如此逐渐增加训练的难度和复杂性。

3. 他动平衡训练

患者取肘膝跪位，治疗师向各个方向推动患者，推动的力度和幅度逐渐由小到大。

（四） 双膝跪位和半跪位

这两种训练体位主要适合于截瘫患者。双膝跪位平衡掌握后，再进行半跪位平衡训练。

1. 静态平衡训练

患者取双膝跪位或半跪位，然后保持平衡。静态平衡保持达到30分钟后，可进行动态平衡训练。

2. 自动平衡训练

患者取双膝跪位或半跪位，患者自己向各个方向活动身体，然后保持平衡。

3. 他动平衡训练

患者取双膝跪位或半跪位。

（1）治疗床上训练：患者跪于治疗床上，治疗师向各个方向推动患者。

（2）平衡板上训练：患者跪于平衡板上，治疗师向各个方向推动患者。由于平衡板会随着患者身体的倾斜而出现翘动，从而提供了一个活动的支持面，增加了训练的难度。

（3）抛接球训练：治疗师在患者的各个方向向患者抛球，患者接到球后，再抛给治疗师，如此反复。抛球的距离和力度可逐渐加大，以增加训练难度。无论是患者自己活动，还是抛接球训练，都可以先在治疗床上进行，然后在平衡板上进行，逐渐增加训练的复杂性。

（五）坐　位

对截瘫的患者在进行平衡训练时应由前臂支撑下的俯卧位、肘膝跪位、双膝跪位、半跪位逐渐到坐位和站位。而对偏瘫患者则主要是进行坐位和站位的平衡训练。

偏瘫患者早期多由于不能保持躯干的直立而不能保持坐位平衡，截瘫的患者如果躯干肌肉瘫痪或无力也难以保持坐位平衡，还有许多其他疾患（如帕金森病等）也会引起坐位平衡障碍，这些情况均需要进行坐位平衡训练。坐位平衡训练主要包括长坐位平衡训练和端坐位平衡训练，前者多适用于截瘫患者，后者多适用于偏瘫患者。

1. 长坐位平衡训练

临床中患者会根据自身的残疾情况而选用最舒适的坐姿。一般来说截瘫患者多采用长坐位进行平衡功能训练。

（1）静态平衡训练：患者取长坐位，前方放一面镜子，治疗师于患者的后方，首先辅助患者保持静态平衡，逐渐减少辅助力量，待患者能够独立保持静态平衡30分钟后，再进行动态平衡训练。（图8－2、图8－3）

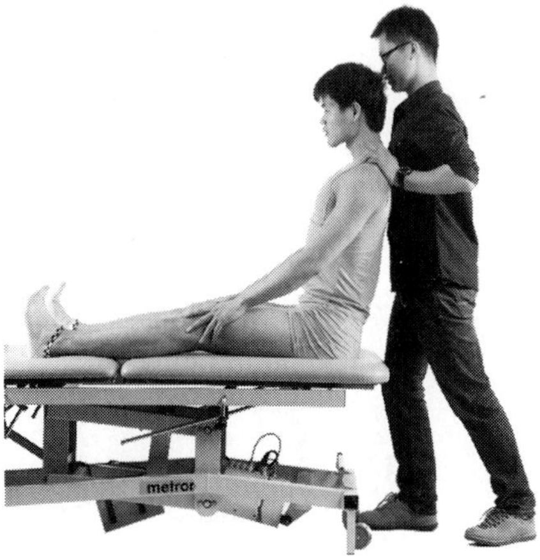

图8－2　患者长坐位，治疗师施加保护

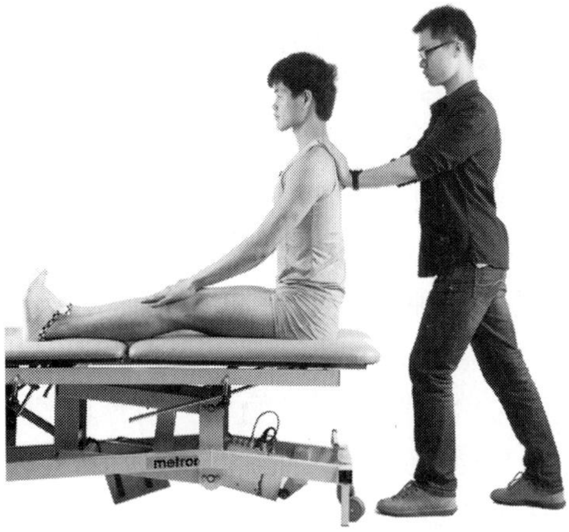

图8－3　患者长坐位，治疗师逐步减少辅助力量

（2）自动平衡训练：患者取长坐位。

向各个方向活动：可指示患者向左右或前后等各个方向倾斜，躯干向左右侧屈或旋转，或上肢从前方或侧方抬起至水平位，或举至头顶，并保持长坐位平衡。当患者能够保持一定时间的平衡，就可以进行下面的训练。

触碰治疗师手中的物体：治疗师位于患者的对面，手拿物体放于患者的正前方、侧前方、正上方、侧上方、正下方、侧下方等不同的方向，让患者来触碰治疗师手中的物体。

（3）他动平衡训练：患者取长坐位。

治疗床上训练：患者坐于治疗床上，治疗师向侧方或前、后方推动患者，使患者离开原来的起始位，开始时推动的幅度要小，待患者能够恢复平衡，再加大推动的幅度。

平衡板训练：患者坐于平衡板上，治疗师向各个方向推动患者。

抛接球训练：抛球、接球训练可进一步增加患者的平衡能力，也可增加患者上肢和腹背肌的肌力和耐力。在进行抛接球训练时要注意从不同的角度向患者抛球，同时可逐渐增加抛球的距离和力度来增加训练的难度。

2. 端坐位平衡训练

偏瘫患者多采用端坐位平衡训练。患者能很好的保持端坐位平衡，才能进行站立位的平衡训练，为步行做好准备。

由于脑卒中的偏瘫患者大多年老体弱，突然从卧位坐起，很容易发生体位性低血压，患者出现头晕、恶心、血压下降、面色苍白、出冷汗、心动过速、脉搏变弱等，严重的甚至休克。为预防突然体位变化造成的反应，可先进行坐起适应性训练。先将床头摇起 30°，开始坐起训练，并维持 15 ~30 分钟，观察患者的反应，2 ~3 天未有明显异常反应者即可增加摇起的角度，一般每次增加 15°，如此反复，逐渐将床摇至 90°。如病人在坐起时感觉头晕、心率加快、面色苍白等应立即将床摇平，以防止体位性低血压。对一般情况良好的患者，可直接利用直立床，调整起立的角度，帮助患者达到站立状态。

当患者经过坐起适应性训练后，则可以进行下面的训练。

（1）静态平衡训练：患者取端坐位，开始时可辅助患者保持静态平衡，待患者能够独立保持静态平衡一定时间后，再进行动态平衡训练。（图 8 -4）

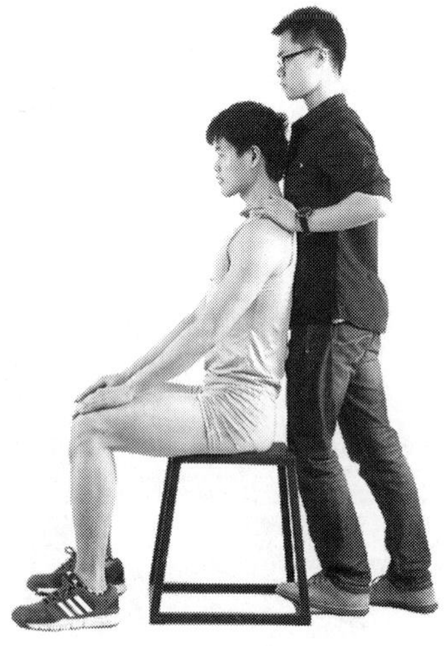

图 8 -4　端坐位静态平衡训练

（2）自动平衡训练：患者取端坐位。

向各个方向活动：可指示患者向各个方向活动，侧屈或旋转躯干，或活动上肢的同时保持端坐位平衡。

触碰治疗师手中的物体：治疗师位于患者的对面，手拿物体放于患者的各个方向，让患者来触碰治疗师手中的物体。

（3）他动平衡训练：患者取端坐位。

治疗床上训练：患者坐于治疗床上，治疗师向各个方向推动患者，推动的力度逐渐加大，患者能够恢复平衡和维持端坐位。（图 8 -5）

平衡板上训练：患者坐于治疗板上，治疗师向各个方向推动患者。

训练球上训练：患者坐于训练球上，治疗师向各个方向推动患者。因为治疗球支撑体重，是一个活动的而且较软的支撑面，更难保持平衡，从而增加了训练的难度。

抛接球训练：治疗师要注意从不同的角度向患者抛球，并逐渐增加抛球的距离和力度。可以让患者先在治疗床上自己活动，触碰治疗师手中的物体或和治疗师抛接球，平衡功能改善后，再坐在平衡板或治疗球上，在活动的支撑面上训练，增加训练难度，这样有利于平衡功能的进一步改善。

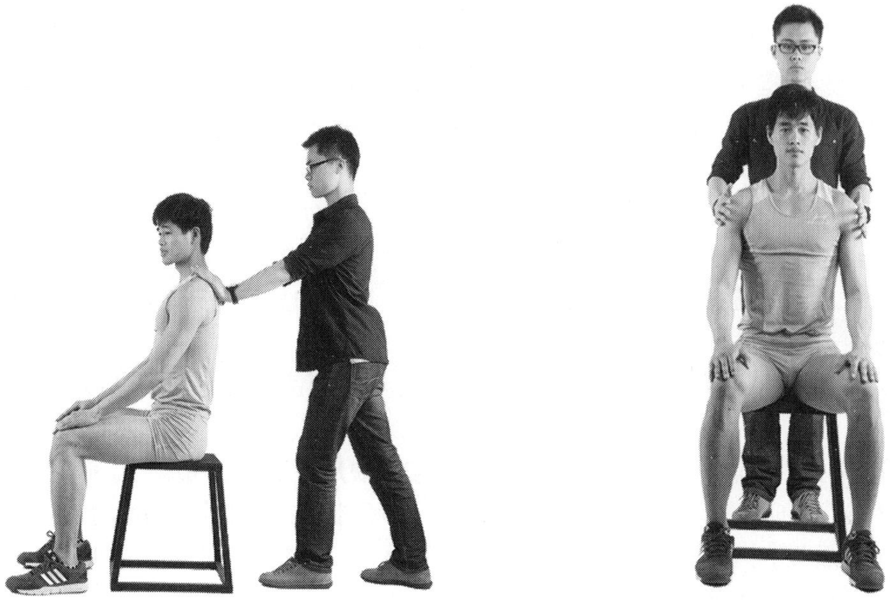

图8－5 端坐位，治疗师前后、左右推动患者独立平衡

（六）站立位

患者的坐位平衡改善后，就可以进行站立位平衡训练。无论是偏瘫、截瘫还是其他情况引起的平衡功能障碍，进行站立位的平衡训练，都是为步行做好准备，并最终达到步行的目的。

1. 静态平衡训练

先进行辅助站立训练，然后进行独立站立训练。

（1）辅助站立训练：在患者尚不能独立站立时，需首先进行辅助站立训练。

可以由治疗师辅助患者，也可以由患者自己扶住肋木、助行架、手杖或腋杖等，或者患者站于平行杠内扶助步行。

当患者的静态平衡稍微改善后，则可以减少辅助的程度，如由两位治疗师辅助减少为一位治疗师，或由扶助行架改为扶助四脚拐，由四脚拐再改为三脚拐，再改为单脚拐。

当平衡功能进一步改善，不需要辅助站立后，则开始进行独立站立平衡训练。

（2）独立站立训练：患者面对镜子保持独立站立位，这样在训练时可以提供视觉反馈，协助调整不正确的姿势。独立站立并可保持平衡达到一定的时间，就可以进行他动态站立平衡训练。

2. 自动平衡训练

患者面对镜子站立，治疗师站于患者旁边。自动平衡训练方法较多，具体如下。

（1）向各个方向活动：站立时足保持不动，身体交替向侧方、前方或后方倾斜，并保持平衡；身体交替向左右转动，并保持平衡。

（2）左右侧下肢交替负重：左右侧下肢交替支撑体重，每次保持5～10秒，治疗师需特别注意监护患者，以免发生跌倒，也需注意矫正不正确的姿势。

（3）太极拳运手式训练：可以采用太极拳的运手式进行平衡训练。运手式是身体重心一个连续的前后左右的转移过程，同时又伴随上肢的运动，因而是一个训练平衡的实用方法。

（4）触碰治疗师手中的物体：治疗师手拿物体，放于患者的正前方、侧前方、正上方、侧上方、正下方、侧下方等各个方向，让患者来触碰物体。

（5）抛接球训练：在进行抛接球训练时可以从不同的角度向患者抛球，同时可逐渐增加抛球的距离和力度来增加训练的难度。

（6）伸手拿物：拿一物体放于地面上距离患者不同的地方，鼓励患者弯腰伸手去拿物体。

（7）平衡仪训练：平衡测试仪除了可以用来客观地评定平衡功能，还可以用于平衡功能的训练。训练时，患者双足放在测试仪的测力平台上，在仪器的显示屏上通过不同的图标来显示双足所承担的体重。正常人每侧足承受体重的50%，通过有意识地将体重转移到一侧下肢，可以提高对自动态平衡能力的训练。

3. 他动平衡训练

患者面对镜子保持独立站立位。

（1）硬而大的支撑面上训练：患者站在平地上，双足分开较大的距离，有较大的支撑面，利于保持平衡。治疗师站于患者旁边，向不同方向推动患者，可以逐渐增加推动的力度和幅度，增加训练的难度。

（2）软而小的支撑面上训练：随着平衡功能的改善，可以由硬的支撑面改为较软的支撑面，如站在气垫上或软的床垫上等；也可以缩小支撑面，并足站立，或单足站立；然后治疗师向各个方向推动患者，使其失衡后再恢复平衡。

（3）活动的支撑面上训练：可以提供活动的支撑面给患者站立，如平衡板，进一步增加训练的难度；然后治疗师向各个方向推动患者。

在进行站立位平衡训练时，要注意随时纠正患者的站立姿势，防止患膝过伸等异常姿势。

第二节　平衡功能训练及其应用

随着对平衡功能和动作控制研究的深入、运动康复设备器材的更新，平衡功能的康复训练越来越受到重视，训练方法手段也日渐增多。

面授内容

平衡功能训练是一种加强运动员前庭感受及本体感受性的训练，是体能训练的重要组成部分，也是所有运动的基础素质训练。在那些强调保持身体姿势和动作协调的项目中，较强的平衡能力是运动员发挥训练水平、完成技术动作的根本要求，如射击、体操、柔道、速滑、田径三级跳和舞蹈等。较强的平衡能力也是运动员预防各种技术动作失败的基础要素支持，而技术动作的成功率和运动损伤的风险是有关联的。运动员平衡功能的训练应与专项要求相结合，设评出更符合某一专项的训练方法。

一、运动员平衡功能的测试

运动员平衡能力测试对运动员提高平衡能力有一定的意义，能够真实地、快速地提供运动反馈信息。主要方法有站立提踵（s）、强化 Romberg 征测试时间（s）、闭眼单足站立测试时间（s）、闭目原地踏步试验测试时间（s）、平衡木行走时间测试法、前庭步测验法、“起立－走”时间测试法、BIODEX 平衡功能测试、足底压力分布测量系统、Good Balance 平衡测试等。根据对以上多种测试结果的分析，可以直观地看出对运动员平衡能力的评价，并依据评价标准制定出相应的训练方法，改进自身动作和技术的不足，为更高效的训练提供理论依据。

二、运动员静态平衡功能的训练

静态平衡是动态平衡的基础，没有静态平衡的稳定，就没有动态平衡的发展。

（一）不借助任何器械的静态平衡能力训练

人体在静止不动时能够将自己的重心与当时所维持的姿势保持一致且处于相对静止时的能力称为静态的平衡能力。静态姿势是指人在站立时尽量保持不动，但事实上人在静止站立时身体重心始终绕自己的平衡点不停地晃动，它是自我意识无法控制的，这叫做生理性姿势动摇。可以适当增加难度来进行训练，如延长动作的时间、睁眼和闭眼交替进行、减小身体的支撑面积、调整支撑物与地面的高度、变化身体重心到支撑平面的距离等。

（二）借助器械的静态平衡能力训练

运用器械进行静态平衡能力训练多是为了增加支撑面的不稳定性，不稳定支撑面器械包括瑞士球、平衡球、平衡板、平衡垫等。除了平衡板一类硬质的平衡训练器材，许多软质的训练器材在站立位平衡训练中也有大量的应用，其中包括平衡气垫、BOSU 球、迷你蹦床等。器材应用的主要目的是对前庭功能、本体感受、中枢神经系统的功能、主动肌与拮抗肌的协调动作、肌力与耐力、关节的灵活度和软组织的柔韧度等方面提出更高的要求，增大站立位平衡训练的难度，更有效地改善和提高站立位平衡功能。（图 8 -6 ~ 图 8 -9）

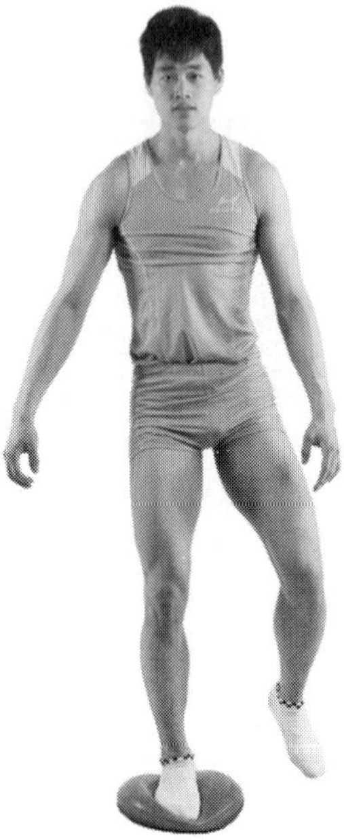

图 8 -6　平衡气垫上单脚站立训练

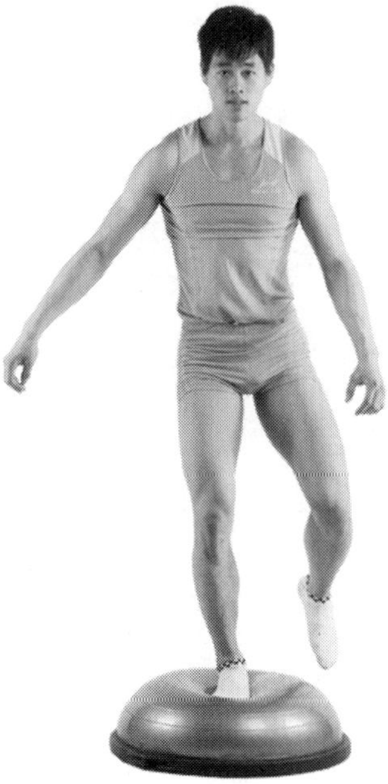

图 8 -7　BOSU 球上单脚站立训练

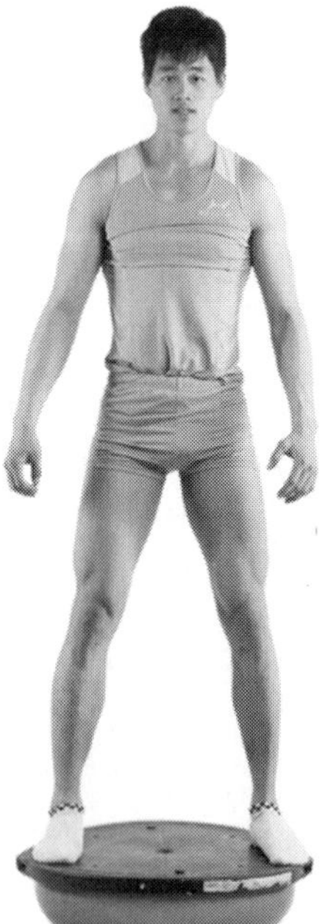

图 8 -8　BOSU 球上双脚站立训练

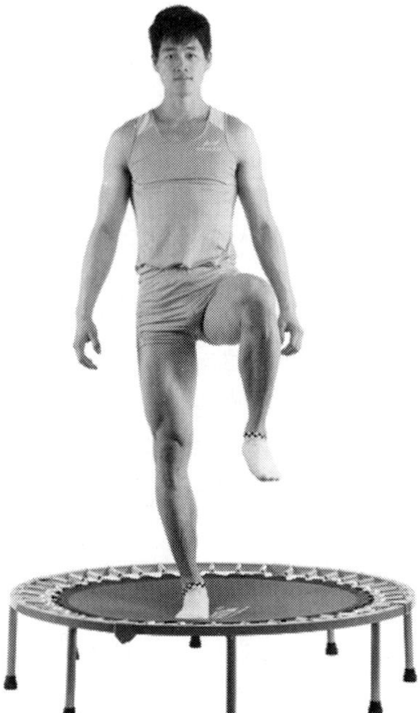

图 8 -9　迷你蹦床上单脚站立训练

三、运动员动态平衡功能的训练

运动员的身体姿势是随着运动始终变化的，要在不断变化的运动过程中做到很好地维持，并控制自身的平衡，这样才能保证稳定的完成技术动作。

站立位的动态平衡训练通常也被认为是协调功能训练，是在挑战平衡的基础上完成一定的动作任务。例如，在站立位进行接球和抛球，在单脚站立的条件下对侧下肢完成不同方位触碰标志碗的练习。同样，在完成这些训练时，也可加入部分平衡器材增加难度。例如，单脚站立于迷你蹦床上进行接球与抛球，单脚站立于平衡垫上进行不同方位触碰标志碗的练习。（图 8－10～图 8－12）

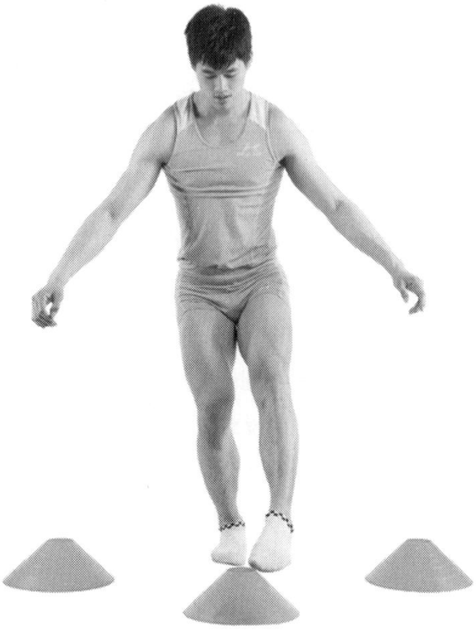

图 8－10　单脚站立位，对侧脚触碰标志碗

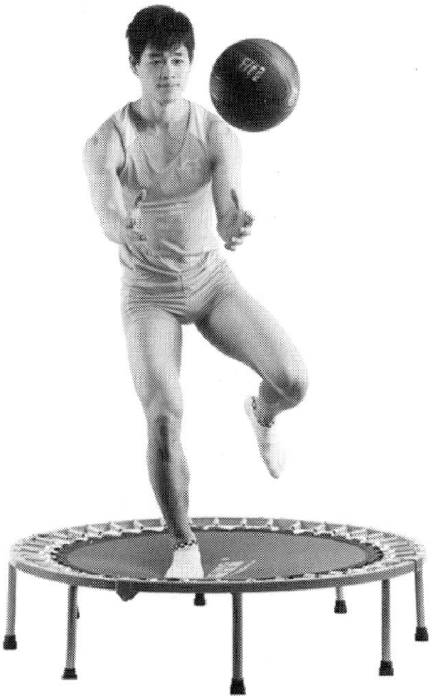

图 8－11　单脚站立于迷你蹦床上，接球

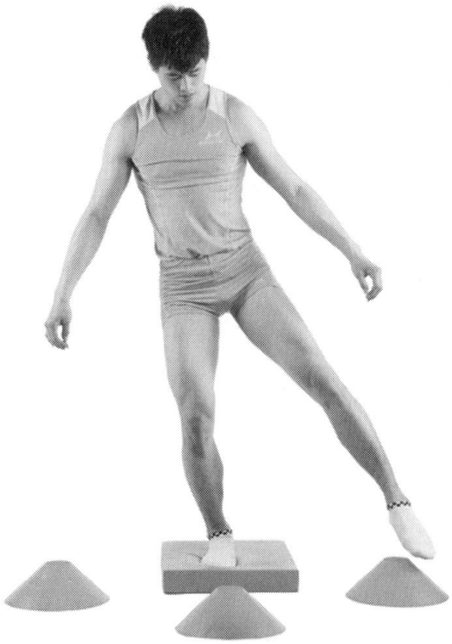

图 8－12　单脚站立于平衡垫上，对侧脚触碰标志碗

自学内容

一、Frenkel 平衡体操训练

Frenkel 平衡体操训练是中枢神经系统再学习的训练技术。其训练的主要原则为先简单后复杂、先粗后细、先快后慢、从平衡较好一侧开始的系统有序的训练。患者通过视、听、触的代偿强化反馈机制，反复学习和训练基本动作，熟练掌握后再逐渐学习复杂动作，以不同的协调运动模式，控制重心变化，建立新的平衡。其训练方法如下。

（一）卧　位

患者平卧于治疗床上，头略高能看到下肢的运动。双下肢轮流伸展、屈曲、上抬及保持平衡悬空位。

（二）坐　位

患者坐在椅子上，两手握住前面的肋木，两足后移，上身前屈，重心移到足上，起立、坐下、轮流用脚尖点击地面上所画的点等。

（三）立　位

患者两足分开再靠拢；身体左右、前后晃动；交替单足站立，并保持平衡；平衡杆内双手抓握或不抓握扶杆，左右晃动身体保持平衡。

（四）步　行

患者立位，练习重心移动横走、前进、后退、原地转及双足轮流跨越障碍，走横 8 字训练等。

（五）手运动

指导患者依次从大到小、有节律地用手来指桌上粉笔画的球、拔木钉、抓球等训练。

（六）负　重

用沙袋做重物或用弹力绷带固定四肢近端关节，以产生阻力感，也可以与其他训练同时进行。

二、前庭功能训练

前庭主要是感受人体运动时的加速度或减速度。对前庭功能障碍的患者，平衡功能的训练方法有其独特性。双侧前庭功能完全丧失的患者或前庭功能障碍合并视觉或本体感觉障碍时，疗效较差。但对部分功能损伤的患者则可以通过训练得到改善。

1992 年 Susan 等设计了一套提高前庭适应性和在平衡中诱发视觉和本体感觉参与的提高平衡功能的训练，具体方法为：

（1）患者双足尽可能靠拢，必要时双手或单手扶墙保持平衡，然后左右转头，再单手或双手不扶墙站立，时间逐渐延长，并保持平衡，双足再靠拢些。

（2）患者步行，必要时他人给予帮助。

（3）患者练习在行走中转头。

（4）患者双足与肩同宽站立，直视前方目标，逐渐使支撑面变窄，即双足间距离缩短至 1/2 足长。在进行训练时，双眼先断续闭拢，然后闭眼时间逐渐延长，同时，前臂先伸展，然后放置体侧，再交叉于胸前，在进行下一个难度训练之前，每一体位至少保持 15 秒，训练时间总共为 5 ~ 15 分钟。

（5）患者站立于软垫上，可从站立于硬地板开始，逐渐过渡到在薄地毯、薄枕头或沙发垫上站立。

（6）患者在行走中转圈练习，从转大圈开始，逐渐变得越来越小，两个方向均应练习。

此外，还可以让患者坐在可以转动的椅子上（如电动轮椅）进行前庭旋转训练，具体方法如下：

（1）患者坐在可折叠的椅子上，头直立轻靠在椅背上，脚放在踏板上身体放松，并加 3 条安全绑带，分别绑住患者的胸部、下腰部和脚踝部。通过治疗师控制旋转的速度，使患者被动感受加速度的变化。

（2）患者睁眼平躺于转椅上，转椅逆时针加速至 180°/秒，按治疗师口令进行左右主动转头运动，5 分钟头部运动后，转椅减速停止，休息 5 分钟后，患者闭眼，顺时针加速至 180°/秒，再次做头部左右转动运动，5 分钟后，转移减速停止。

（3）患者睁眼坐于转椅上，头与躯干呈 90°，转椅逆时针加速至 180°/秒，按治疗师口令作头前倾运动，共 6 次，轮椅减速停止，休息 5 分钟后，闭眼顺时针加速至 180°/秒，再作头前倾运动 6 次，然后轮椅减速停止。

三、本体感觉训练

本体感觉主要感受关节的位置。具体训练方法如下。

（一）下肢开链运动

不能站立的患者，可在卧位进行双下肢交替屈曲、伸展练习，内收、外展练习等。

（二）下肢闭链运动

背部靠墙而立，双足肩宽，保持不动，进行下蹲、站起训练，速度可由慢逐渐加快。

（三）平衡板训练

患者站立于平衡板上，进行重心转移训练，速度快慢交替。

（四）棉垫上训练

在棉垫上进行重心转移、外力干扰训练、抛接球训练和行走等。棉垫是软的支撑面，因而在棉垫上进行训练平衡，有助于改善本体感觉。

（五）复杂行走

练习前进、后退、侧向走、8 字走及 S 型走，绕过障碍物行走、上下楼梯等。速度需快慢交替。

（六）复杂地面上行走

在行走的路线上放置高矮不同的台阶，或硬度不同的小棉垫，或台阶和棉垫交替放置，让患者在上面行走。

思考题

1. 平衡功能的定义是什么?
2. 维持平衡功能的因素有哪些? 平衡功能如何分类?
3. 平衡功能康复训练的适应证和禁忌证都有哪些?
4. 如何设计静态平衡和动态平衡训练?
5. 偏瘫患者和截瘫患者的平衡能力如何提高?
6. 以足球为例，结合专项特点如何设计足球运动员的平衡功能训练内容?

参考文献

[1]纪树荣. 运动疗法技术学[M]. 北京:华夏出版社,2004.

[2]C Kisner,L Colby. *Therapeutic Exercise*(*fifth edition*)[M]. F. A. Davis Company,Philadelphia,PA:2007.

[3]P Comfort,E Abrahamson. *Sports Rehabilitation and Injury Prevention*[M]. John Wiley & Sons,Ltd,Chichester,West Sussex,UK:2010.

[4]W Prentice. *Rehabilitation Techniques for Sports Medicine and Athletic Training*(*fifth edition*)[M]. McGraw - Hill,New York,NY:2011.

[5]G Cook. *Movement Functional Movement Systems*:*Screening*,*Assessment and Corrective Strategies*[M]. On Target Publications,Aptos,CA:2010.

第九章　协调功能的康复训练

本章教学提示

协调功能的康复训练是运动康复治疗的基础训练，是针对神经病损患者、术后及运动员的强化训练而实施的训练。本章介绍了协调功能康复训练的基础、协调功能的评估、临床病人及运动员的协调功能训练，使学生通过具体操作方式的学习和实践，理解和掌握协调功能训练的的应用思路和操作。

第一节 概 述

面授内容

一、协调功能的概念

协调功能是人体的自我调节，完成平滑、准确且有控制的随意运动的一种能力。所完成运动的质量应包括按照一定的方向和节奏、采用适当的力量和速度、达到准确的目标等方面。协调性是正常运动活动的最重要组成部分，也是体现运动控制的有力指标。即使是很简单的动作也需要许多肌肉的参与，在动作的不同阶段担任主动肌、协同肌、拮抗肌或固定肌。在准确完成动作的过程中，协调功能主要协调各组肌群的收缩与放松，多组肌群共同参与，并相互配合，从而和谐地完成动作。动作过程是否准确流畅取决于这些肌肉在速度、幅度和力量等方面的密切协调，同时体现神经系统在不同的时间内对各组肌肉运动单位的动员数目和冲动频率控制作用。

协调时姿势控制，如站、走、跑、跳及日常动作的基本条件，是完成精细运动和技能的必要条件。中枢神经系统在对多种感觉信息进行分析整合后下达运动指令，运动系统以不同的协同运动模式控制姿势变化，将身体重心调整回原范围内或重新建立新的平衡。多组肌群共同协调完成一个运动被称为协同运动。自动姿势性协同运动是下肢和躯干肌以固定的组合方式，并按一定的时间先后顺序和强度进行收缩，用以保护站立平衡的运动模式，它是人体为回应外力或站立支持面的变化而产生的 3 种对策或姿势性协同运动模式，即踝关节模式、髋关节模式和跨步动作模式。

二、维持协调功能的因素

（一）反射（Reflex）

一般将受到刺激后所表现出来的某种形式比较简单固定的、无意识的运动称为反射运动。反射运动从某种意义上讲是一种简单运动，经过综合、统一，并受上位中枢指令性的调节才逐渐形成复杂运动。反射是一种单纯的运动，但是反射始终进行着一些重要的协调或统一工作，如回返性抑制回路和高尔基腱感受器参与的抑制。

（二）上位中枢的调节

无论哪种运动都有调节机构在起作用，没有调节的运动是不存在的，甚至是最简单的反射运动也存在反射中枢进行着调节和统一。只有通过上位中枢的调节和统一，才能进行高级和复杂的运动。皮层的躯体运动调节功能是通过椎体系统和椎体外系统完成。所谓椎体系统，就是指大脑皮质中央前回运动区域的椎体细胞，及其轴突构成的皮质脊髓束，中间不更换神经元直达脊髓前角运动神经元的系统，支配随意运动。椎体外系统是直接或间接影响脊髓、脑干的运动神经元、包括椎体系统以外的所有下行传导通路系统，也就是包含了大脑基底核、红核、前庭核、网状结构、小脑及联络它们的大脑皮质等多突触的下行途径。因此，并非本来就有一个椎体外系统存在，椎体外系统是将许多传导路径集中在一起的概念。椎体系和椎体外系虽然途径不同，但功能上是相互渗透的。下面介绍椎体外系统的红核、前庭核、网状结构等位于脑干的调节系统和位于大脑半球内部的大脑基底核。（图 9－1）

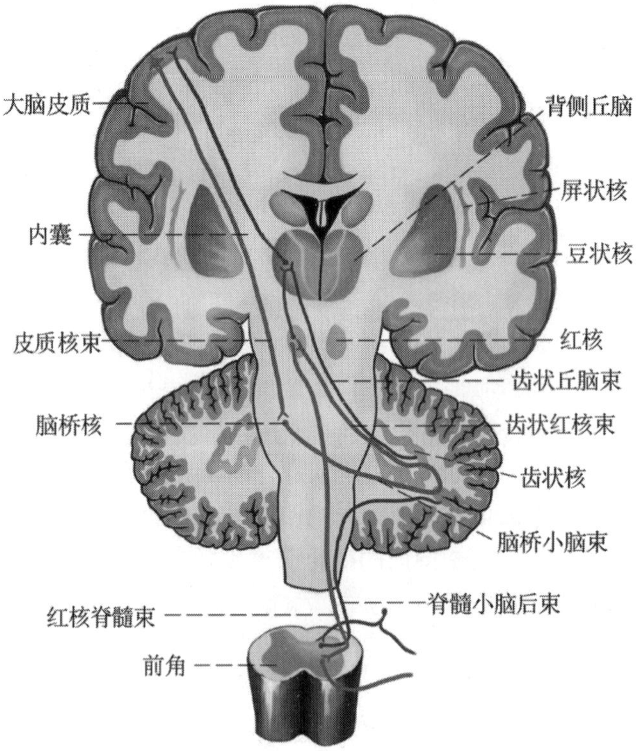

图 9－1　锥体外系

1. 红核（Locus Ruber）

位于中脑上丘高度的被盖中央部，黑质的背内侧，上端延伸至间脑尾部。红核主要接受来自对侧的小脑齿状核及中央核经小脑上脚传入的纤维，其传出纤维下行组成红核脊髓束，终止于脊髓颈段的前角运动细胞，以调节屈肌的张力和协调运动。

2. 前庭核（Vestibular Nucleus）

位于前庭区的深面，主要接受前庭神经传入的初级平衡觉纤维，还接受来自小脑的传入纤维；发出的纤维组成前庭脊髓束和内侧纵束，调节伸肌张力及参与完成视、听觉反射。

3. 网状结构（Reticular Structure）

脑干被盖的广大区域内，有神经纤维纵横交织成网状，其间散在有大小不等的神经细胞团块的结构，即脑干网状结构。其功能之一即为调节肌张力。

4. 大脑基底节（Basal Ganglia）

大脑基底节是位于大脑半球深部的灰白质集团，包括纹状体、屏状核、杏仁体。这些核群参与的纤维结合情况极其复杂，许多细节目前还不清楚。如果用电刺激大脑基底节，由于肌紧张和刺激大脑皮质所产生的运动受到抑制，可见大脑基底节对抑制性运动的调节起着很重要的作用。基底节的功能相当于“运动程序发生器”，与可随意控制速度的平稳运动的产生有关。基底节对肢体、躯干和头部的运动有重要作用，基底节可增强运动皮质的激活，而当情况要求运动反应推迟发生时，又可抑制运动皮质的激活。它使皮质发动的运动形式与各种感觉信息相协调而产生正确的眼球和体轴朝向反应。基底节还可通过黑质－顶盖－脊髓通路，在个体进行活动时调节体轴和肢体近端肌肉的收缩活动。

（三）小脑对运动的调节

小脑可对肌紧张进行抑制性调节，可控制随意运动，抑制和停止必要的运动及控制精细的运动。小脑和基底节都相当于随意运动的函数发生器；小脑半球的开式回路与快速随意运动的程序编码有关；小脑还具有类似稳定器的作用，使得通过快速随意运动而达到的位置能够保持稳定。一方面，小脑对大脑皮质编制程序和发动的运动进行调整；另一方面，对不能通过反馈进行及时调整的快速运动进行预编程序。

（四）大脑皮质

人体所有的动作都是通过肌肉收缩而发生的，但是在进行随意运动时，往往只是意识到行动的目的，面对实现这个行动过程中各个肌肉的收缩并不自觉。越是完善的动作，其执行过程越不为意识所察觉。大脑运动皮质作为进行随意运动的基本结构，通过椎体束直接作用于脊髓的运动神经元，后者引起肌肉的收缩，但大脑并非运动的原动者，而只是在大脑皮质广泛区域及小脑、基底节等部位进行与运动有关的复杂神经整合过程的最后换元站。随意动作的发生是在大脑皮质按一定时空构型进行处理的结果。经过皮质广泛区域内大量神经元的活动后才产生有关动作的指令，最后集中至运动区皮质。运动皮质选择性地调节那些需要本体感觉信息参加的动作。运动皮质最主要的传入为本体感觉传入，其次为前庭传入。

（五）感觉传入

所有运动都是在一定姿位上发生的，为了进行正确的运动，个体必须掌握头、躯干和各个肢体原来姿位的情况，这主要通过外周传入的感觉信息。本体感觉和视觉对运动的调节具有重要作用。触觉对粗大的运动没有太大的影响，但手指末端的触觉对手的精细运动却有着不可忽视的作用。前庭觉对运动控制也有重要影响。

三、神经系统的训练效果

（一） 动作的学习和提高

动作有随意动作、冲动动作和反射动作。学习新的运动技术，并能巧妙地运用，就是通过学习使技术得以提高。初学动作阶段因选择性较差，常常全部神经进入活动状态，而引起一些不必要的动作。随着学习的深入，由于大脑皮质运动区有抑制活动的参与，积极抑制了动作中不必要的肌肉多余动作产生。更进一步学习能顺利完成一连串想做的动作。由于神经元有可塑性，使动作处于定型状态。幼儿奔跑动作的步幅、步频和速度，随年龄而增长的过程，2 岁幼儿已经能够完成跑这种动作的形式，每秒钟的步频约为 4 次，且不再随年龄的增长而发生变化，即使是优秀运动员也大约只有 5 次/秒；但是随着学习，步幅增大、速度提高，逐渐能完成以快速为目的的动作。这种情况的产生除了是因为随着发育机体能产生更多能量做功，另外也是掌握了协调的跑步方法的结果。

（二） 反应时间

以灵敏性为指标的反应时间是指感觉神经和运动神经通过大脑皮质为媒介进行反应的时间。反应时间是否能通过训练而缩短是体育运动中一个非常重要的问题。由于运动项目不同而出现的反应时间及反射时间的差异，是由先天素质决定还是受训练的影响尚不明确。但是明显的是，经常参加锻炼者的反应时间要短于非锻炼者。

四、协调功能障碍

（一） 协调功能障碍的表现

运动神经系统由末梢神经、脊髓、脑干、大脑基底核、大脑边缘系统和大脑皮质等各个阶层和将其上下联接起来的命令系统所构成，若是其中的任何一个环节发生障碍，都会带来运动异常。

1. 运动瘫痪

运动瘫痪是在随意运动下行通路的某处发生障碍引起的。这种情况往往是障碍部位和瘫痪部位、瘫痪特征之间存在着某种关系。末端神经（下运动神经元）障碍会引起其支配区域内的肌肉群瘫痪，这种瘫痪表现为肌张力下降，叫做迟缓性瘫痪。如是轻度瘫痪并持续一段时间后，会引起肌肉萎缩。皮质脊髓束和皮质延髓束（上运动神经元，锥体束）引起的障碍现象稍微复杂一些。当锥体束受到障碍时，锥体束以外的纤维也会发生障碍。

2. 肌张力异常

肌张力异常是指肌肉持续地、轻度地收缩的状态，是由支配肌肉的末梢神经和中枢及肌肉本身的特征（收缩性、弹性、伸展性）等综合起来而产生的。维持肌张力，并起着基本作用的是牵张反射。肌张力异常增加时，会出现痉挛或挛缩和肌强直。

3. 过度运动症

多神经元调节系统（锥体外系）对伸肌或屈肌起着抑制或促进作用，从整体上整合、统一运动的协调进行。如果其中抑制系统发生障碍，就会引起异常过多的运动。过度运动症在大脑基底核和小脑障碍时可以看到，至于那种过度运动症因哪个部位的异常造成的，其详细情况还不十分明了。

4. 协调运动障碍

小脑在保持体位、调节和姿势运动有关的肌肉紧张和随意运动的协调上起着重要的作用。小脑的正中部发生障碍时，体位的保持和姿势运动就会失调，走路时像醉酒、易摔倒；小脑半球部发生障碍时，就会破坏随意运动中的协调性，运动笨拙，不能进行调节，在运动中出现震颤，除此之外，拿桌子上的东西时与目测距离的误差较大，肌张力降低。

（二） 协调功能障碍的分类

协调功能的障碍称为共济失调（Ataxia）。共济失调有 3 种，即小脑性共济失调、基底节共济失调、脊髓后索共济失调。共济失调产生的原因常见于小脑半球或其与对侧额叶皮质间联系的损伤（病变偶然在额叶内），在其他部位的病变中也可能产生共济失调。

1. 小脑性共济失调（Cerebellar Ataxia）

小脑性共济失调表现随意运动的速度、节律、幅度和力量的不规则，即协调运动障碍，还可伴有肌张力减低、眼球运动障碍及言语障碍。

（1）姿势和步态改变

蚓部病变引起躯干共济失调，站立不稳，步态蹒跚，行走时两脚远离分开，摇晃不定，严重者甚至难以坐稳，上蚓部受损向前倾倒，下蚓部受损向后倾倒，上肢共济失调不明显。小脑半球病变的患者行走时向患侧偏斜或倾倒。

（2）随意运动协调障碍（Incoordination）：小脑半球损害导致同侧肢体的共济失调，表现有：辨距不良（Dysmetria）：缺乏对距离的判断力；意向性震颤（Intentional Tremor）：随意运动时发生震颤，上肢较严重，动作愈接近目标时震颤愈明显，眼球向病灶侧注视可见粗大的眼震；轮替运动障碍：上肢和手共济失调最严重，不能完成快速交替动作、协调精细动作，表现协同不能（Asynergy）；大写症：字迹愈写愈大。

（3）言语障碍：由于发音器官（唇、舌、喉等）发音肌共济失调，使说话缓慢，含糊不清，声音呈断续、顿挫或爆发式，表现吟诗样或暴发性语言。

（4）眼运动障碍：眼球运动肌共济失调出现粗大的共济失调性眼震，尤其与前庭联系受累时出现双眼来回摆动，偶可见下跳性（Down - Beat）眼震、反弹性眼震等。

（5）肌张力减低：可见钟摆样腱反射，见于急性小脑病变。患者前臂抵抗阻力收缩时，如突然撤去外力不能立即停止收缩，可能打击自己的胸前（回弹现象）。

2. 大脑性共济失调

额桥束和颞枕桥束是大脑额、颞、枕叶与小脑半球的联系纤维，病损可引起共济失调，症状轻，较少伴发眼震。

（1）额叶性共济失调：额叶性共济失调见于额叶或额桥小脑束病变。表现类似小脑性共济失调，如体位平衡障碍、步态不稳、向后或向一侧倾倒，对侧肢体共济失调，出现肌张力增高、腱反射亢进和病理征状，伴额叶症状，如精神症状、强握反射等。

（2）顶叶性共济失调：对侧肢体出现不同程度共济失调，闭眼时明显，深感觉障碍不明显或呈一过性。两侧旁中央小叶后部受损出现双下肢感觉性共济失调和尿便障碍。

（3）颞叶性共济失调：颞叶性共济失调较轻，表现一过性平衡障碍。早期不易发现。

3. 感觉性共济失调

感觉性共济失调为脊髓后索损害。脊髓后索病变时，本体感觉和触觉信息的传入异常，患者闭眼时，关节位置觉异常。具体表现有：

（1）闭眼或处于黑暗环境中时，由于视觉反馈的减弱，增加了平衡的紊乱，患者站立时身体摇晃不稳，易于跌倒。

（2）共济失调步态：行走时两腿分开，左右摇晃。不能走直线，方向不固定，上下身动作不协调，又称“醉汉步态”。深感觉障碍时可有抬腿过高和落地过重，但睁眼时明显改善。

（3）辨距不良：不能准确摆放四肢位置或不能触及某一特定物体，患者闭眼时不能辨别检查者在其皮肤上写的字。

4. 前庭性共济失调

前庭病变使空间定向功能障碍，以平衡障碍为主。主要表现有：

（1）站立不稳，行走时向病侧倾倒，不能沿直线行走，改变头位症状加重。四肢共济运动正常，常伴严重眩晕、呕吐和眼震等。

（2）前庭功能检查：内耳变温（冷热水）试验或旋转试验，反应减退或消失。病变愈接近内耳迷路，共济失调愈明显。

自学内容

康复训练前、中、后均要对患者进行协调障碍评定，以进行康复计划的制定、训练的进阶、康复效果的评价。协调功能障碍的分级是：①正常完成；②轻度残损：能完成活动，但较正常速度及技巧稍有差异；③中度残损：能完成活动，但动作缓慢、笨拙、不稳非常明显；④重度残损：仅能启动活动，不能完成；⑤不能活动。

一、协调功能评定的程序

依次检查以下内容：①运动是否直接、精确、容易返向做；②完成动作的时间是否正常；③增加速度是否影响运动质量；④进行活动时有无身体无关的运动；⑤不看时是否影响活动质量；⑥是否有身体的近侧、远侧或一侧更多地参与活动；⑦病人是否很快感到疲劳。

二、协调功能评定方法

协调的评定可分为有大肌群参与的粗大运动的活动（如站立和行走）和利用小肌群的精细运动的活动（如用手操作物体），着重评定 5 个方面的运动能力：①交替和交互运动：检测两组相反肌群的相对运动的能力；②协调运动：包括由肌群的共同运动来获得运动的控制；③精细运动：评定检测和判断随意运动的距离和速度的能力；④固定和维持肢体：检测维持单个肢体或肢体某部位的能力；⑤维持平衡和姿势：评定保持平衡和身体直立姿势的能力。

在进行特殊检测之前，为了更详细地判断缺陷的部位，应先观察病人的功能性活动，如床上活动、日常生活活动、从坐到站到走，并从以下几个方面进行观察：①每一项活动技能的水平，包括需要多大的帮助或是否需要辅助器；②不稳定的发生，附加运动等；③受累肢体的数目；④不协调的分布，如远端或近端肌肉；⑤增加或减少不协调缺陷的情况和体位；⑥完成一项活动所需的时间；⑦安全性水平。

上述资料的获得有助于选择所需的最适宜的试验；另外，还应检查肌力、关节活动度和感觉障碍，因为这些方面也可能影响运动的协调；然而，即使在肌力、关节活动度和感觉都正常时，也可能出现不协调的情况。当评定老年患者时，应允许有年龄的差异，如老年人反应比较迟钝，平衡和协调能力差。

具体评定分为为非平衡协调评定和平衡协调评定 2 部分。

（一）非平衡协调评定

非平衡协调评定是评估身体不在直立位时静止和运动的成分，这类试验包括对粗大和精细运动的检查，所有检查应先在睁眼条件下后在闭眼条件下测试。异常的反应包括在测试中逐渐偏离位置和闭眼时对测试的反应较差。

1. 指鼻试验：嘱患者一侧上肢外展，用伸直的食指指尖指鼻尖，然后再试另一侧上肢。以不同的方向、速度、睁眼、闭眼重复进行，并进行两侧比较。

2. 指指试验：病人和检查者相对而坐。检查者的食指举在病人的面前，同时让病人用其食指去指检查者的食指。检查者还可以变化其手指的位置来评定病人对改变方向、距离和速度而做出反应的能力。

3. 对指试验：让病人用拇指尖连续触及该手的其他指尖，可逐渐加快速度，以评定病人对速度变换的反应能力。

4. 交替指鼻和手指：让病人用食指交替指鼻尖和检查者的指尖。检查者可以变化位置来检测其对变换距离和方向的应变能力。

5. 手指指手指试验：两肩外展90°，两肘伸展。让病人将两食指在中线相触。

6. 握拳试验：从完全屈曲到完全伸直的握拳和开拳之间的变换，可逐渐加快速度。

7. 轮替试验：嘱患者快速、反复地做：①前臂的旋前和旋后，肘屈曲90°，并紧紧固定于身体，让病人手掌朝下和朝上交替翻转，可逐渐加快速度；②伸指和握拳等来回反复动作。

8. 反跳试验：病人于屈肘位，检查者给予足够的徒手阻力产生肱二头肌的等长收缩，突然去掉阻力，正常时，相反的肌群（肱三头肌）将收缩和阻止肢体的运动，而小脑病变时缺少这种拮抗作用，屈曲的手臂可碰击到自己的身体。

9. 用手拍打试验：屈肘，前臂旋前，让病人用手拍膝。

10. 拍地试验：让病人用一足掌在地板上拍打，膝不能抬起，其足跟维持接触在地板上。

11. 指和过指试验：检查者和病人相对而坐，均屈曲肩关节90°，伴肘伸展，食指相触。让病人继续屈曲至手指指向天花板，然后再回到水平位，使食指再次相触，正常反应是能准确回转到起始位，异常反应是“过指”或运动在目标以上。

12. 足跟指膝、足跟至足趾交替试验：病人于仰卧位，让病人用对侧足跟交替触膝和大拇指。

13. 足趾触检查者的手指试验：病人于仰卧位，让病人用大拇指触检查者的手指，检查者可变换手指的位置以评定病人变换方向和判断距离的能力。

14. 跟膝胫试验：仰卧位，一侧足跟沿对侧下肢胫骨上下滑动。

15. 画圆试验：让病人上肢或下肢在空中画一个想象的圆，难度更大的测试是使用八形图。

（二） 平衡协调测试

评估身体在直立位的姿势、平衡及静和动的成分。

1. 在一个正常、舒适的姿势下站立。
2. 两足并拢站（窄的支撑面）。
3. 一足在另一足前面站立，即一足的拇指触另一足的足跟。
4. 单足站立。
5. 上臂的位置在以上各种姿势下变换，如上臂于体侧，举过头，置于腰部等。
6. 突然地打破平衡（在保护病人的情况下）。
7. 站立位，躯干在前屈和还原到零位之间变换。
8. 站立位，躯干两侧侧屈。
9. 行走，将一侧足跟直接置于对侧足趾前。
10. 沿地板上所画的直线行走或行走时将足置于地板的标记上。

11. 侧向走和退步走。

12. 原地踏步。

13. 变换步行活动的速度（增加速度将夸大协调缺陷）。

14. 步行时突然停下和突然起步。

15. 沿圆圈和变换方向步行。

16. 用足趾和足跟步行。

17. Romberg 征（闭目难立征）：正常站立姿势，双脚并拢，双手向前平伸，先观察睁眼下平衡，然后闭眼。闭眼下平衡丧失，表明本体感觉缺失，Romberg 征阳性。

这些试验主要观察动作的完成是否直接、精确，时间是否正常，在动作的完成过程中有无辨距不良、震颤或僵硬，增加速度或闭眼时有无异常。评定时还需要注意共济失调是一侧性或双侧性，什么部位（头、躯干、上肢、下肢）最明显，睁眼、闭眼有无差别。

第二节　协调功能训练及应用

面授内容

一、协调训练的方法

协调训练是让患者在意识控制下，训练其在神经系统中形成预编程序，自动的、多块肌肉协调运动的记忆印迹，使患者能够随意再现多块肌肉协调、主动运动形式的能力，而且比单块肌肉随意控制所产生的动作更迅速、更精确、更有力。协调性训练的基础是利用残存部分的感觉系统及利用视觉、听觉和触觉来管理随意运动，其本质在于集中注意力进行反复正确的练习。主要方法是在不同体位下分别进行肢体、躯干、手、足协调性的活动训练，反复强化练习。学习控制和协调能力最主要的是重复，如果一种动作重复得足够多，这种过程将被学会，并储存，并且在不断重复的过程中完成这种动作所花费的精力会越来越少。

（一）单一肌肉训练

在临床对患者做单一肌肉控制训练时要按一定的原则和要求进行。

1. 单一肌肉控制训练是一个需要精力高度集中及密切合作的再学习过程，训练应在安静的环境中进行，要求患者把注意力集中到所训练的部位及肌肉上，要求患者情绪要稳定、注意力完全集中、密切合作。当患者感到疲劳或不能集中注意力进行训练时，应暂时停止。

2. 训练时，患者保持一个松弛、舒服、安全的体位。根据不同治疗要求采取不同的体位，较常用的基本姿势是头部抬高的仰卧位，以便患者看见整个训练过程。

3. 患者应具有完好的本体感受器或距离感受器功能，以便对整个训练过程中肌肉的活动进行监控，训练的重点是本体感觉。如果有本体感觉受损，训练的每个动作均要让患者观察到，以便利用视觉反馈进行监控。

4. 患者在关节活动范围内应无疼痛感。

5. 为帮助患者尽快地达到目标，可用肌电生物反馈法来加强原动肌的动作或抑制不需要的其他肌肉的动作。当患者意识不能启动原动肌或难以收缩单块肌肉时，应用简单的或专门的促进方法，一旦原动肌能主动收缩，在协调训练之前就应停止使用这种方法。

6. 训练中负荷应小，要求患者不要过度用力。只有在小负荷的情况下，才能使活动局限于单块肌肉，使用最小的力使原动肌收缩的同时，应给予最大的助力而不是阻力。过度用力易引起兴奋向其他神经元扩散，从而引起其他肌肉收缩，使运动不协调。

7. 在整个训练过程中，应避免出现代偿性动作。必须完成单块肌肉控制能力训练后，方可进行更复杂的协调运动训练。

8. 训练需要在治疗师的正确指导和监督下进行。训练指示或口令应准确、清晰、也应便于患者理解、执行，随时调整、纠正不正确的训练方法。

9. 治疗师给患者做被动运动时让患者去想象这一运动过程，体会肌肉收缩的感觉。同时，治疗师配合声音刺激，喊："用力，再用力一点！"当训练的肌肉能做有力的动作，并且能控制运动时，治疗师应逐渐减少协助，直至患者能够进行正确的抗重力收缩。对有肌张力亢进者，应先进行缓慢的全关节被动伸展，在达到完全伸展后应稍停顿片刻，以减轻亢进的肌张力，或先进行肌肉放松训练。

（二） 多块肌肉协调动作的训练

协调训练是一种复杂、综合的系统训练过程，因此，要求按一定的训练原则进行。

1. 应从最初的卧位渐进过渡到坐位、站位训练；前一动作训练熟练后，再进行下一个动作的训练。

2. 从简单、单一的动作逐渐过渡到有多块肌肉协调运动的复杂动作训练；从一侧的单一训练到两侧复杂动作的训练，最后进行难度最大的两侧同时运动的协调动作训练。

3. 从最初广泛的快速动作开始，随着训练熟练程度的提高，再转移到范围小的慢速的动作的训练。

4. 最初睁眼做动作，以利用视觉反馈进行调整，等动作熟练后再交替睁眼和闭眼，最后闭眼做动作。

5. 对复杂的动作应逐项分解，单独逐项训练，待能准确、熟练地执行一个复杂动作的各分解动作后，方可将各分解动作合并在一起训练，直到能准确完成整个复杂的动作。训练中对所做的动作要求要准确，重复训练才可能获得运动协调能力。

6. 可以根据不同情况采用被动运动训练法、神经生理学疗法、改善协调性的作业疗法、改善平衡功能的平衡训练法、肌电生物反馈疗法、Frenkel（分别在仰卧位、坐位、站立位和步行时进行训练）等。

二、中枢神经系统病损患者的协调训练

（一） 上肢交替运动

1. 上肢交替上举活动：如右臂、左臂交替上举，要求高过头，并尽量伸直，速度可逐渐加快。

2. 上肢交替屈肘：双臂向前平举（肩屈曲 90°），前臂旋后，左右交替屈肘拍肩、伸肘，速度可逐渐加快。

3. 交替摸肩上举：一侧上肢屈肘，鹰嘴尖朝下，手摸同侧肩，然后上举，左右交替进行。

4. 前臂交替旋前、旋后：上肢前平举，左右前臂交替旋前旋后，快速进行。

5. 掌心掌背拍手：双手在胸前掌心互击，然后两手手背互击，交替进行。

6. 两臂伸直外展，前臂旋后，交替拍同侧肩膀。

7. 太极拳云手。

8. 手指指腹轮替相触：两手在胸前，左手 5 个手指指腹相继与右手相应的手指接触，快速轮替进行。

9. 双手同时用 5 个手指轮替敲击桌面，让其发出有节奏的声音。

10. 用左手握拳敲击右手手掌，然后用右手握拳敲击左手手掌。

11. 双手握拳，轮替用小指、环指、中指、食指指甲部弹击桌面，让其发出类似奔马的声音。

（二） 下肢的交替运动

1. 双足交替拍打地面：患者坐位，左右交替伸膝、屈膝，坐位抬腿踏步。

2. 交替外展、内收：患者高椅坐位，双小腿外展，然后内收；左足在内收位时放在右足前，再外展，内收，内收位时右足在左足前，交替进行。

3. 坐位两腿伸直，外展，内收时左腿于右腿上，交替进行。

（三） 手眼协调性练习

1. 插木棒、拔木棒：从大到小、依次将木棒插入孔中，然后再将木棒拔出，反复多次练习。

2. 抓物训练：如将小球放在桌子上，让患者抓起，然后放在指定的位置；或者将花生、黄豆等排放在桌子上，让患者抓起放入小碗中。

3. 画画或写字：无论画画或写字，开始时可以让患者在已有的画上或字上描写，然

后在白纸上画或写。

4. 下跳棋、拼图或堆积木等：这些作业训练均有助于提高手眼协调能力。

（四） 定位、 方向性活动

1. 指鼻练习：左、右侧交替以食指指鼻；或一侧以食指指鼻，反复练习一定时间，再换另一侧练习。

2. 对指练习：双手相应的手指互相触碰，由拇指到小指交替进行；或左手的拇指分别与其余 4 个手指进行对指，练习一定时间，再换右手，或双手同时练习；以上练习要逐渐加快速度。

3. 指敲桌面：双手同时以 5 个手指交替敲击桌面；或一侧练习一定时间，再换另一侧练习。

4. 利用手臂稳定度测量仪进行手臂稳定训练。

5. 上肢协调性器械训练。

6. 走迷宫。

7. 木钉板训练。

8. 触摸治疗师伸出的手指（不断变换位置）。

9. 接住抛过来的软球。

10. 在纸上画圆圈。

（五） 全身协调性运动

1. 原地摆臂踏步运动。

2. 弓步转身运动。

3. 跳跃击掌：两脚与肩同宽站立位，双手平举，跳跃后并足落地，双手上举至头顶两掌心相击，交替进行。

4. 跳绳。

5. 功率自行车练习、划船、打球、障碍步行、太极拳等活动。

（六） 水中运动

在水中应注意做平衡性协调性训练，让患者站在池中的平行木杠内，水深以患者能站稳为宜，然后有医务工作人员从不同方向向患者身体推水作浪，或用水流冲击，干扰患者平衡，要求患者通过自己的努力，对抗水流冲击而保持平衡，然后嘱患者进行协调性练习，如：①划水动作，上肢做蛙泳式分水或自由泳式的动作；②上肢扶池边做下肢击水动作；③上下肢协调性划水练习；④最后在水中做步行练习，只要平衡能力强，水中步行较地面上容易。在进入水中后，先在平行杠内双手抓杠练习步行。由于身体重量被浮力抵消，此练习在手的支撑下即使肌力较弱的瘫痪患者也易于完成。这同样适用于下肢肌肉、关节病变或骨折恢复期的患者。

（七） 弗伦克尔训练 （Frenkel）

弗伦克尔设计了针对本体感觉消失所致的步态失调的训练治疗方案。主要采取卧位、坐位、立位和步行 4 种姿势，其要点是在训练时使患者集中注意力，学会用视觉代替消失的本体感觉。

进行训练的顺序：系统有序地进行；从容易的动作开始；运动的范围和速度：从广范围、快速度到狭范围、慢速度；先睁眼后闭眼；从残疾轻侧开始。

注意事项：运动要在正常可动范围内；防止跌倒；负重时尽量使用关节紧缚带。

（八） 本体感觉促进技术 （PNF）

PNF 是指通过提供阻力、手法挤压、模式运动等基本要素，多途径地实现加强对本体感受器的刺激，促进弱势肌群的收缩，达到增强肌力，改善关节活动度，发展协调，增加关节稳定性等作用的一种康复治疗方法。最初，PNF 用于帮助中枢神经系统疾病或受伤所引起的痉挛或瘫痪的病人康复，之后被逐渐应用于骨骼肌肉系统损伤的康复治疗中。

（九） 有氧体育项目的应用

太极拳、八段锦、五禽戏、有氧体操、瑜伽、普拉提等都可以应用到协调功能的康复中，可根据患者个人情况，改编其中的动作，让患者练习，锻炼其协调性，同时也增加了康复的趣味性。

三、运动员协调性训练

运动员损伤后的协调性康复是重返赛场的必要条件。运动中的协调性指身体作用肌群之时机正确，动作方向及速度恰当，平衡稳定且有韵律性。

（一） 影响运动员协调功能的因素

1. 遗传因素

协调性是将身体各个部分的动作通过大脑的神经支配，在神经系统的控制下，使各部分肌肉动作协调、连贯地结合在一起，因此，神经系统的功能水平决定了运动员能否协调地完成各种复杂的动作，而神经系统的功能水平主要取决于先天遗传因素，不易受后天因素的影响，这也是运动员协调能力的个体差异性大的主要原因。

2. 运动技能的储存数量

运动员运动技能的储存数量越多、质量越高，就越能顺利地建立新的条件反射，掌握新的、更高水平的技术动作，从而达到更好的协调能力。运动技能的形成、发展都是运动条件反射暂时神经联系建立、分化、巩固的过程，这种运动条件反射暂时神经联系建立得越广泛，分化越清楚、越巩固，运动技能也就越完善，在运动中就会越流畅，越有利于身体协调能力的提高。

3. 基础素质的发展水平

运动员协调能力的改善，与运动员的力量素质、速度、柔韧性、灵敏性等有密不可分的关系，因为协调能力就是将发展了的运动素质通过合理的技术充分发挥出来，并转化为运动成绩的提高。基础素质的好坏对运动员完成各个技术动作都有直接的影响，对动作的速度、力度、节奏及肌肉间合理的把握都有直接的作用，对提高协调能力也有很大的作用。所以基础素质的发展水平是提高运动员身体协调能力的一个重要前提条件。

4. 运动员的心理素质和理解能力

心理素质是运动员在发展运动素质中不可忽视的因素。在运动员发展运动素质和身体能力、学习新的技能方面，其良好的情绪、求知欲、注意力、良好的思维等有非常重要的作用。平衡的心态、积极的思维是运动员发掘潜能、融会技术动作结构、协调各运动器官动作、学习和掌握运动技术、形成技能的重要条件。

（二） 运动员协调功能的训练途径

针对影响运动员协调功能的因素，其相应的训练途径如下。

1. 针对性地训练运动员专项协调能力

如体操运动员需训练其整个身体在空中运动的协调性，而球类项目需要运动员具备根据场上变化做出适应的协调性。

2. 增加运动员运动技能的储备

运动员运动技能储备越多，越有利于协调功能的发展，并为形成更复杂的协调功能提供条件。在实际训练中更要结合运动员个体情况选择训练手段，并特别注意提高运动员的空间感觉。

3. 协调训练与素质训练结合

素质训练与协调训练既相辅相成又相互促进，应多采用既可训练基础素质又可发展协调训练的方法。

4. 在技、战术训练中培养运动员协调能力

田径运动员注重培养空间感觉、时间感觉、肌肉用力的感觉，体操运动员则需重点培养平衡感、节奏感等。

（三） 运动员协调能力训练目的

1. 克服肌肉不合理的紧张

肌肉不合理的紧张，即协调性紧张是肌肉收缩后不能很快过渡到放松状态引起的。要克服不合理的肌肉紧张，培养肌肉的收缩放松调节能力，需要系统地采用相应的放松训练及心理训练。

2. 提高静态平衡和动态平衡能力

平衡能力取决于姿态静力性反射及随意调节能力的提高和内感觉校正能力的增强，内感觉校正能力的增强是提高协调性的重要因素。反之，动作协调性包括运动员身体处于某种体位或动作中的平衡能力，即静态和动态平衡能力。在各种静态和动态平衡能力练习中

加入完成相应的动作，都会提高协调性水平。

3. 提高空间感觉和动作的空间准确性

空间感觉对运动员调节动作幅度和速度、调整身体姿势等有重要影响。空间感觉须在专项技术训练中深入强化，才能产生适应专项动作的特点，如“距离感觉”“栏距感觉”“横杆感觉”等。可让运动员多做空间、时间和用力上不相同的动作练习，各种改变方向的跑、躲闪、转体的练习，调整身体方位的练习，镜面游戏练习，追逐性的游戏，以及对各种信号做出应答的练习等。

（四） 运动员协调功能训练的项目

运动员协调功能训练可分为一般协调功能训练和专项协调功能训练，一般协调功能训练又是专项协调功能训练的基础。

1. 一般协调功能训练

一般协调训练主要是针对运动员的身体素质的基础训练，增强运动员的一般协调性的能力，一般协调训练要与提高其他运动素质的训练紧密结合，在训练中采纳一些既有利于运动素质的发展，又有利于协调能力提高的方法，具体如下。

（1）与速度训练结合

在发展速度的练习中，常穿插一些其他的各种形式运动。如在训练场地等距离放置若干跳绳，让运动员做花样跳绳的动作，然后迅速跑至下一跳绳，做相反的跳绳动作；跑动中加入转髋跑和侧身跑、同侧跑动（顺拐跑）等；绳梯训练。

（2）与力量训练结合

在发展基本力量的练习中，结合一些中、小力量的快速挺举及跳跃练习、徒手技术模仿练习等，如弓步换腿跳，运动员身体先成弓步站立，然后双脚用力蹬地向空中腾起，在空中进行剪绞换腿，落地后仍能保持弓步姿势，双手自然摆动，增强运动员下肢力量、踝关节稳定性和协调性；起跳转体，运动员双脚用力蹬地跳起，在腾空的过程中身体先后向左、向右转体180°，然后做顺时针或者逆时针的转体360°，交替练习；在运动员利用杠铃力量练习时，安排最大负荷训练，然后继续使用中、上等强度的负荷量进行训练，直到各肌肉完全疲劳，这样当他们恢复后就会觉得肌肉更加协调与轻松。

（3）与平衡训练结合

大量的动态平衡训练方法包含了许多协调性的内容，在平衡训练的基础上加入完成动作的任务目的，是较为常见的多块肌肉协调动作的训练。例如，对跨栏运动员，可在栏架两侧各站一名运动员，单脚站立，另一条腿跨过栏架触地后立即返回，连续快速摆动20次，换另一条腿；在单脚站立下，按照一定要求或顺序用手触摸标志桶。为了增加动作难度，更好地发展多块肌肉的协调性，可以增加维持平衡的难度，如使用平衡垫或BOSU球。此外，在不稳定支撑条件下完成上肢的功能练习，也是常见的协调功能训练方式。（图9－2～图9－5）

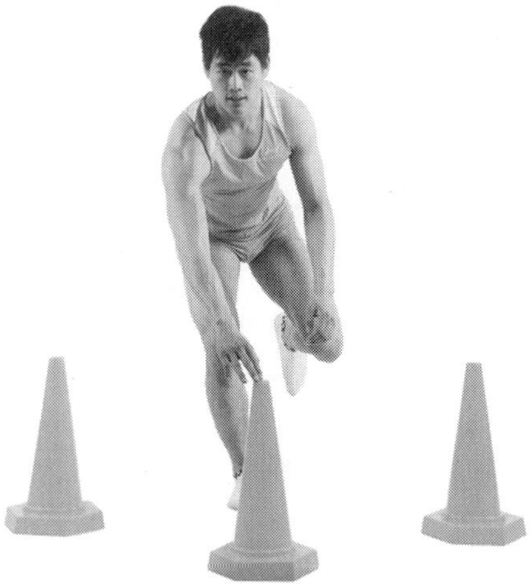

图 9－2　单脚站立，手触摸标志桶

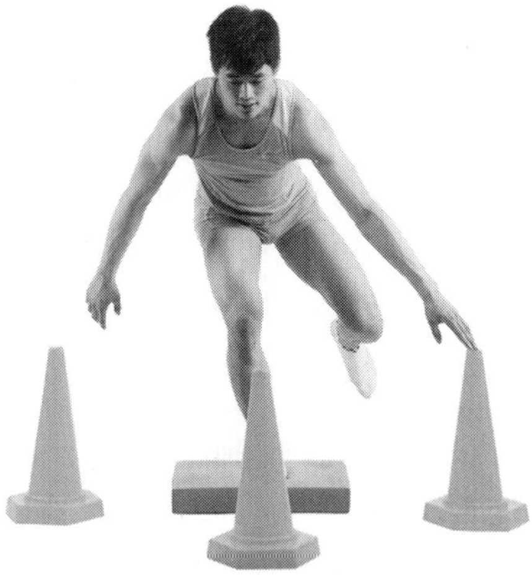

图 9－3　平衡垫单脚站立，手触摸标志桶

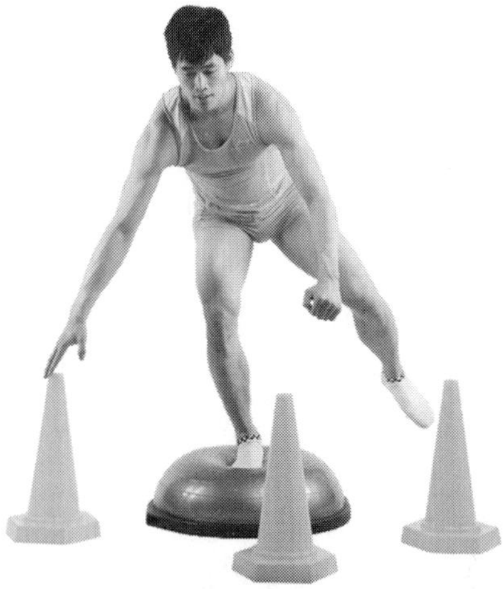

图 9－4　BOSU 球单脚站立，手触摸标志桶

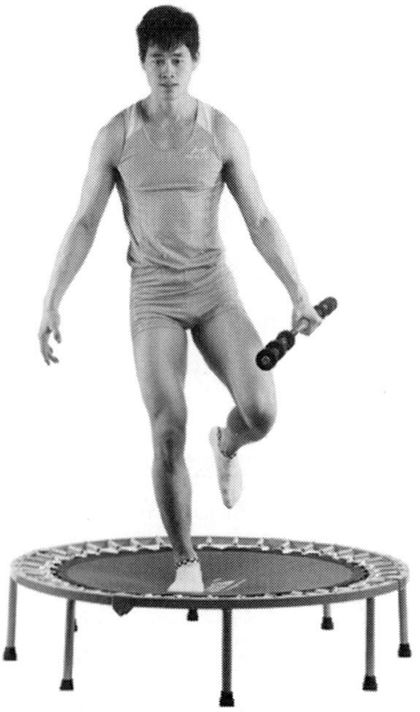

图 9－5　迷你蹦床单脚站立，手持平衡杆上举

（4）基本素质训练和各种球类活动相结合，或安排一些跨越障碍跑的练习。

如用小体操垫设置障碍，运动员利用前滑步及左右滑步躲闪过小体操垫向前快速绕行前进。

2. 专项协调功能训练

专项训练要与专项特点紧密结合，在专项训练中适当加以调整，完成协调能力的提高，具体方法有：

（1）改变动作速度或节奏：如在练习投掷铅球时，可以先通过减慢投掷速度，将完整的掷铅球动作分解成各个小的动作，逐步完成，最后将动作加快整合。

（2）改变动作方向：如在进行爆发性强的短距离跑训练时，要求运动员跑到标志物后立即背向或背向俯卧转身跑；篮球运动员运球绕圈跑时听哨声变向跑。

（3）改变动作力量：在投掷铅球练习中，运动员可以使用不同规格的铅球进行练习。

（4）改变完成动作的要求：在跨栏训练时降低栏高，运动员能快速、有节奏完成动作，使动作协调，形成很好的神经与肌肉的协调；在跳高训练中降低高度，运动员能够体会整个身体运动过程，形成良好的运动感觉，协调地完成动作；拳击训练中要求运动员跳起连续快速出拳。

（5）改变动作结构：如跳远练习时要求运动员双脚起跳，空中成弓步，落地时双脚并拢。

（6）增加难度：通过球类器械做出各种高难度的动作，如在跑动中完成抛接球。

（7）采用不习惯的动作组合，使已经掌握的动作更加复杂化：如增加掷铅球、铁饼的旋转圈数，改变往常已经习惯的圈数来适应不习惯的动作；平时习惯用右手打球的运动员，尝试用左手传球、运球；跨栏跑中有计划的改变栏间距。

（8）改变战术条件：在一次训练课中，利用不同的战术进行交叉训练；与不同的对手和同伴一起参加比赛。

（9）改变练习的空间范围：如在缩小的圈子内投铁饼或链球；在小场地进行球类练习，如半场的篮球比赛，小场地的足球抢球游戏；在缩小的拳击台上进行比赛。

（10）改变指令：如快速跑时听信号急停、后退跑时听信号后转身加速跑练习，运球时听哨声做变换动作。

（11）模仿动物行走：如运动员双膝双手着地，左膝向前的同时右手向前一步，右膝向前的同时左手向前一步。

（12）以游戏的方法实现复杂技术动作训练：如半蹲位互推、站立起跳互推、运球追逐跑等。

（13）利用专项中环节技术或细节技术中的技能模仿练习发展技术所需的协调性。

（14）有计划、针对性地改变外部负重。

（15）训练环境的多样化：如在不同类型的室内场地中进行训练课，在不同的自然环境下进行练习。

运动员协调训练应在整个训练过程的前半部分进行，在运动员处于兴奋状态时来安排练习，并应注意尽可能消除运动员在做复杂练习时的紧张和恐惧心理。要注意循序渐进，掌握适合的负荷量，在训练中运用多种练习方法。

自学内容

一、训练要点

（一）一定要完成具体的练习任务

例如，如果行走是主要目标，那么患者无论采用什么方法或使用什么辅助器械，行走是必须练习的。不必担心最初做出的动作是否正确或协调，如果行走目标难以完成，则应降低标准，确保能够完成，直到这一练习充分掌握时，再完成更高水平的目标。

（二）单个动作练习

将任务分成多个部分，在连贯完成之前先进行单个动作的练习。例如，在行走之前，患者先练习行走的各个分解动作，诸如脚的位置、腿的摆动、脚触地、平衡及重心转移练习，直到每个动作完成得满意时再进行行走训练。训练任务越复杂，就应划分得越细，当单个动作练习得满意时再完成整体连贯动作。

（三）相关动作练习

在完成用以提高控制和协调能力的具体任务之前，先进行一些相关的动作练习。例如，行走之前，患者先进行脚、踝、髋运动协调性的练习，进行多个肌群拮抗或促进模式的练习，直到满意时再进行行走练习。需要注意的是，整体与部分的总和不完全相同，机能恢复不可能完全依赖部分的简单累加。

二、适应证与禁忌证

（一）适应证

大脑性、小脑性、前庭迷路性、深感觉性协调运动障碍及帕金森病和不自主运动等疾病；上运动神经元疾病及损伤（如脑血管意外、脑外伤、脊髓损伤及脊髓炎等）引起的偏瘫。截瘫或四肢瘫痪；下运动神经元疾病及损伤（多发性神经炎，脊髓灰质炎等）引起运动及协调运动障碍；运动系统伤病患者。

（二）禁忌证

疾病的急性期或亚急性期；有急性炎症存在，发热在38℃以上，白细胞计数明显增高者；有心功能不全或失代偿者；全身状况较差、功能失代偿者；外伤后有明显的急性期症状、骨折愈合尚不充分或手术未拆线者；有剧烈伤痛的患者。

三、注意事项

1. 训练前，要求患者学会放松，减少紧张或恐惧心理。如有肌肉痉挛，要先设法缓解。

2. 密切监控以防意外。一定要让患者有安全感，避免因害怕、紧张而诱发患者全身痉挛或其他问题。

3. 对下肢运动失调的患者应特别注意防止跌倒。

4. 操作时切忌过分用力，以免引起兴奋的扩散，因为兴奋扩散往往会加重不协调。

5. 严格掌握运动量，疲劳不但影响训练的进度，还可能加重运动不协调。

四、影响协调训练效果的因素

控制和协调能力的适当发展，需要存在特定的组织机构，即包括运动、感觉控制与存储中枢，联系中枢和终末效应器官的完整的神经通路。

（一）感觉反馈

感觉印象的建立是控制与协调的最初目标，因此感觉反馈尤其关键。在训练过程中应特别强调位置觉和触压觉，如果不具备正常的感觉，那么必须利用未受损的感觉进行代偿；当患者不能进行主动运动时，被动运动可提供本体感觉的传入；视觉和听觉的暗示可使肌肉兴奋，肌电反馈也有一定帮助；如果患者缺乏足够的力量、耐力和关节活动度，需要通过其他康复训练方法和手段改善，也可在协调功能训练中施加相应的帮助。

（二）心理年龄、集中力、注意力、洞察力及调动性等

这些复杂因素也会影响协调功能训练的效果，所以有必要通过减轻干扰、增强运动的趣味性、降低复杂程度来减轻上述因素的不良影响。同时，避免过劳和不适，创造一种安全和放松的环境也是非常重要的。要形成准确的感觉印象，运动练习必须明确，应避免替代或超负荷练习，尽量减少自发练习，给予充分的支持，采用一定的姿势和器械，减少不理想的练习。

总之，对协调功能训练的基本练习方法可以概括为明确要完成的运动或任务，不断重复这种行为，同时纠正出现的错误，直到形成恰当的感觉印象和运动模式。

思考题

1. 协调功能的定义是什么？
2. 影响运动员协调功能的因素有哪些？
3. 如何设计多块肌肉的协调动作训练？
4. 协调训练的要点是什么？
5. 请设计一个足球运动员协调功能训练的方案。

参考文献

[1]纪树荣．运动疗法技术学[M]．北京：华夏出版社，2004.

[2]李晓捷．人体发育学（第二版）[M]．北京：人民卫生出版社，2014.

[3] C Kisner, L Colby. Therapeutic Exercise (fifth edition) [M] . F. A. Davis Company, Philadelphia, PA:2007.

[4]W Prentice. Rehabilitation Techniques for Sports Medicine and Athletic Training (fifth edition) [M]. McGraw – Hill, New York, NY:2011.

[5]P Comfort, E Abrahamson. Sports Rehabilitation and Injury Prevention[M]. John Wiley & Sons, Ltd, Chichester, West Sussex, UK:2010.

[6]张英波．现代体能训练方法[M]．北京：北京师范大学出版社，2006.

[7]田麦久．运动训练学[M]．北京：人民体育出版社，2000.

[8]G Cook. Movement Functional Movement Systems: Screening, Assessment and Corrective Strategies [M]. On Target Publications, Aptos, CA:2010.

第十章　神经肌肉促通技术

本章教学提示

神经肌肉促进技术是将神经生理学和神经发育学的基本知识运用至运动疗法的基本操作中以治疗神经、肌肉，特别是中枢神经系统损伤引起的运动功能障碍的一类治疗方法。本章分别介绍了本体感觉神经肌肉易化技术、Bobath 技术和 Brunnstrom 技术 3 种神经肌肉促通技术的概念、原理、操作手法、注意事项及临床应用等，目标是引导学生理解和掌握神经肌肉促通技术的应用思路及操作方法。

第一节　本体感觉神经肌肉易化技术

面授内容

一、定　义

本体感觉神经肌肉易化技术（Proprioceptive Neuromuscular Facilitation，PNF）是一种治疗理念，是利用牵张、关节压缩和牵引、施加阻力等本体刺激和应用螺旋、对角线型运动模式（Spiral and Diagonal Pattern）来促进运动功能恢复的一种治疗方法。螺旋、对角线型的运动模式是 PNF 技术的基本特征。

二、PNF 技术基本原理

PNF 技术是以神经生理学和人体发育学原理为基础，根据人类正常状态下日常生活的功能活动中常见的动作模式创立的。

（一）神经生理学原理

1. 后续效应（After Discharge）

一个刺激的效应在此刺激停止后仍然继续存在。

2. 时间总和（Temporal Summation）

发生在短时间内连续的弱（阈下）刺激的组合（总和）所引起的兴奋。

3. 空间总和（Spatial Summation）

同时作用于身体的不同部位的弱（阈下）刺激的组合（总和）所引起的兴奋。

4. 扩散（Irradiation）

这是一种反应的传播和强度的增加。此反应可以是兴奋性的，也可以是抑制性的。

5. 连续诱导（Successive Induction）

拮抗肌的刺激（收缩）之后，会引起主动肌的兴奋性增加；主动肌强烈的兴奋之后，可引起拮抗肌的兴奋。

6. 交互支配（交互抑制）（Reciprocal Innervation，Reciprocal Inhibition）

主动肌与拮抗肌之间的相互作用。主动肌收缩的同时，伴随着对拮抗肌的抑制。

（二）人体发育学原理

1. 充分调动人体运动发育内在潜能。所有个体都有尚未开发的潜能，这是 PNF 技术的基本原则，患者的能力和潜能成为减轻残障的方法。

2. 遵循运动功能发育顺序。正常运动发育按照从头到脚，由近到远的顺序发展。肢体运动及稳定性的发育也是按照从近端至远端的方向进行，而运动的协调性发育是由远端至近端的方向进行。

3. 利用反射调整各种活动。早期运动由反射活动控制，成熟运动通过姿势反射增强。

4. 人类各种功能性运动都是由屈肌和伸肌相互作用完成的，先由屈曲性动作逐渐发展到伸展性动作。早期的动作是在屈肌和伸肌优势交替转换中向前发展的。

5. 正常运动具有规律性的程序（如由坐到站），但各部分之间可以相互交叉重叠。在治疗中要注意 2 个方向的动作，逆向运动有助于重建拮抗肌之间的平衡与相互作用。因此，在治疗中必须进行方向节律性逆转，这样可使主动肌与拮抗肌重新建立平衡。

6. 正常的运动和姿势都是依靠肌群间的相互平衡与协调收缩完成。这一原则强调了 PNF 技术的主要目标，即发展拮抗肌的平衡，治疗的关键是预防和矫正拮抗肌之间的不平衡状态。

7. 运动行为的发育表现为运动和姿势总体模式的规律性程序，包含在综合性活动中。总体活动模式的发展包括：双侧对称性模式→双侧非对称性模式→双侧交互性模式→单侧模式→对侧模式→斜线反转模式。

8. 动作的发育具有一定的规则和顺序，但并非按部就班，其间可有跳跃和重叠。在治疗中，并非要等患者的坐位平衡很好才能够进行站立训练。一般来讲，患者稳定并且能够成功地移动的姿势就是治疗师开始治疗的准备姿势。

9. 在本体感觉刺激的同时可增加其他感觉的刺激，包括视觉、听觉和触觉的刺激。在治疗中，PNF 强调不断重复地刺激肌肉，同时加强感官刺激信号，直至条件反射发生。

10. 强调多次、反复的学习和练习，巩固治疗效果，发展肌力和耐力。

11. 借助促进技术加强有目的性的活动。PNF 技术强调与功能活动相关的动作和模式的训练。例如，对平衡失调的患者，通过挤压肩关节和骨盆，提高稳定，以便能完成站立洗漱的动作。

三、基本操作方法及技术

（一）基本技术

1. 手法接触（Manual Contact）

PNF 技术主要通过本体感受刺激达到促进神经肌肉的作用，其中治疗师手的握法是促进的关键，治疗师采用蚓状抓握的手部姿势，即可以提供三维空间的阻力，又不会因为压力过大而引起疼痛。通过治疗师的接触刺激皮肤感觉，让患者理解运动的方向。（图 10－1、图 10－2）

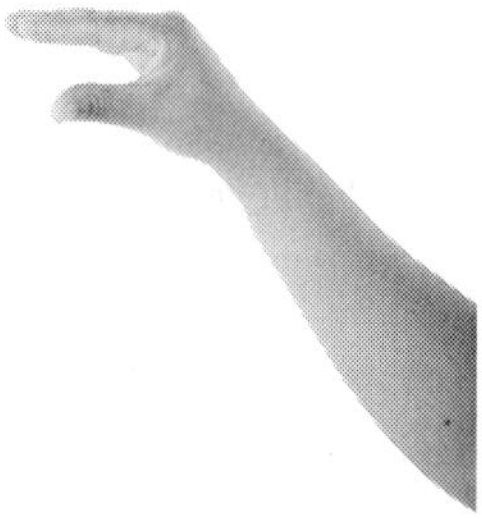

图 10－1　蚓状抓握

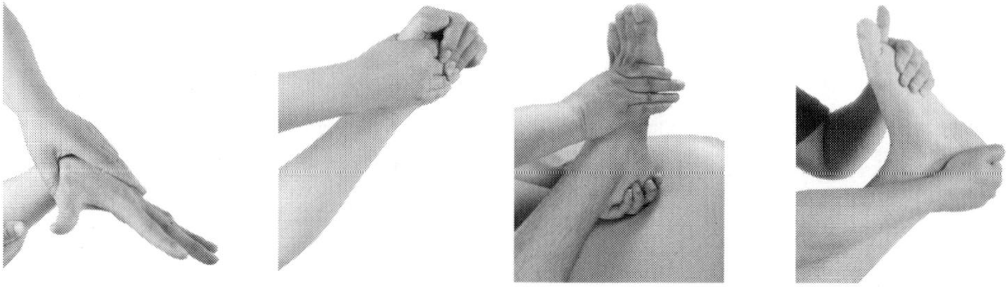

图 10－2　手法接触

2. 牵拉（Stretch）

牵拉刺激可引起肌肉产生牵张反射。

3. 牵引（Traction）

即对关节进行牵拉，可增加关节间的间隙，使关节面分离激活关节感受器，刺激关节周围的屈肌肌肉收缩。

4. 挤压（Approximation）

对关节进行挤压，使关节间隙变窄，可激活关节周围伸肌肌肉利于关节伸展，促进关节稳定性与姿势的反应。

5. 最佳阻力（Resistance）

以不能阻碍完成整个关节运动范围的动作为宜。

6. 口令交流（Verbal Commands and Communication）

要求口令简短、清晰、精确。

7. 时序（Timing）

正常的运动顺序是从远端到近端发生的。

8. 强化（Reinforcement）

刺激身体的各个部位均可引出有目的性的协调的运动。

9. 视觉刺激（Vision）

患者的眼睛注视肢体运动方向。（图 10－3）

10. 体位与身体力学（Body Position and Body Mechanics）

治疗师采用的基本体位是弓步，在这种体位下，保持身体与对角线运动方平行一致，不会干扰患者追踪运动的视线。

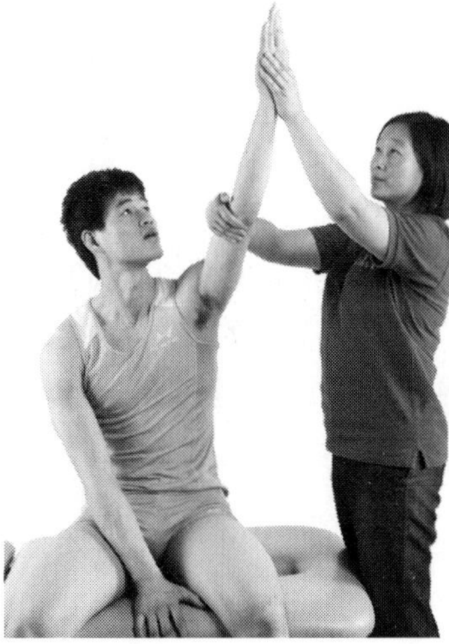

图 10－3　视觉刺激

（二）特殊技巧

1. 节律性启动（Rhythm Initiation）

适应证：起始困难，运动过慢或过快，不协调或运动缺乏节律性，全身性紧张。

方法：治疗师在关节活动范围内做被动运动，节律适当。嘱患者向要求的方向做主动运动，返回时由治疗师被动完成。

2. 等张组合（Combination of Isotonics）

适应证：离心收缩运动的控制降低，缺乏协调或向需要的方向运动的能力不足，主动关节活动度降低，在关节活动度中缺乏主动运动。

方法：治疗师在整个关节活动度内使患者进行主动抗阻运动（向心性收缩）。在关节活动度末端，治疗师使患者停留在此位置（稳定性收缩）。当达到稳定位置后，治疗师让患者缓慢地向起始位置运动（离心性收缩）。

3. 拮抗肌反转（Reversals of Antagonists）

拮抗肌反转技术分为动态反转、稳定性反转、节律性反转、反复牵拉（反复收缩）。

（1）动态反转（Dynamic Reversals）

适应证：主动关节活动范围下降，主动肌无力，运动方向改变能力降低，锻炼的肌肉开始疲劳。

方法：治疗师在患者活动的一个方向上施加阻力，通常是更强或更好的方向。达到理想的活动度末端时，治疗师换手把阻力加在运动部分的远端，并发出准备改变方向的指令。

（2）稳定反转（Stabilisation Reversals）

适应证：稳定性降低，肌无力，患者不能做等长肌肉收缩。

方法：治疗师给患者施加阻力，在最强的方向开始，同时让患者抗阻，当患者达到最大抵抗力之后，治疗师用一只手在另一方向上施加阻力。

（3）节律性稳定（Rythmic Stabilization）

适应证：关节活动度受限，疼痛，关节不稳，拮抗肌群无力，平衡能力降低。

方法：主动肌群进行抗阻等长收缩，当患者充分反应时，治疗师用一只手在远端对拮抗肌的运动施加阻力；当阻力改变时，治疗师和患者都不放松，患者进行拮抗肌的等长收缩。

（4）反复牵伸（Repeated Stretch）

① 起始范围的反复牵伸

适应证：肌无力，由于肌无力或强直而不能起始运动，疲劳，运动知觉降低。

禁忌证：关节不稳，疼痛，骨折或骨质疏松致骨骼不稳，肌肉或肌腱损伤。

方法：通过拉长肌肉及拍打，产生牵张反射。

② 全范围的反复牵伸：增加主动关节活动度，增加肌力，防止或减轻疲劳，在需要的方向上指导运动。（图 10－4）

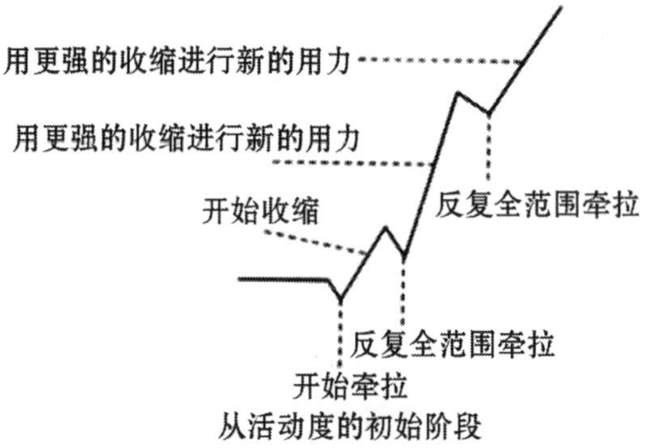

图 10－4　通过全范围的反复牵拉

4. 收缩—放松（Contract—Relax）

适应证：被动关节活动度降低。

方法：患者的拮抗肌强力收缩 5～8 秒，放松；治疗师被动地将患者关节或身体某部分置于新的受限位置，拮抗肌再次抗阻收缩 5～8 秒，重复 3～5 次，直至被动活动范围不再增加。

5. 保持—放松（Hold—Relax）

适应证：被动关节活动度下降，疼痛，患者等张收缩太强，治疗师无法控制。

禁忌证：患者不能做等长收缩。

方法：（1）增加关节活动范围：治疗师或患者将关节或身体某部分置于被动关节活动度或无痛关节活动度的末端；患者受限的肌肉或拮抗肌进行等长收缩，保持 5～8 秒。缓慢增加阻力，然后放松；把关节或身体某部位主动或被动放置于新的受限位置，在新的受限范围，重复上述步骤 3～5 次。

（2）减轻疼痛：患者处于舒适的体位，治疗师在能引起疼痛的节段，使患者肌肉进行等长抗阻收缩。

6. 重复（Replication）

一种促进功能活动的运动学习的技术，教患者一个运动或活动的结果对功能性工作和自理活动是非常重要的。当主动肌收缩时，评价其保持收缩的能力。

四、适应证与禁忌证

适应证：中风后偏瘫、脑瘫、脑外伤、脊髓损伤、帕金森、脊髓灰质炎后的运动功能障碍等神经疾患，骨关节疾病、软组织损伤及骨折、手外伤后等。

禁忌证：伤口和手术刚缝合部位，皮肤感觉缺乏部位，听力障碍的患者，对口令不能准确反映的婴幼儿患者，无意识的患者，骨质疏松患者，血压非常不稳定的患者，关节不稳定，本体感觉障碍的部位；合并骨折的部位，骨折位愈合或有开放性损伤部位的患者不能应用牵伸手法；持续抗阻的重复收缩不能用于脑血管病急症期。

五、注意事项

1. PNF 技术是一整套技术的总和，治疗师需专门学习，熟练掌握后方可应用。

2. 在应用 PNF 时，初始肢体位置的放置非常重要，关系到训练效果。因此 PNF 技术强调训练体位和起始肢体位置，一般采用卧位训练，有时也采用坐位训练。

3. PNF 技术强调肢体功能活动模式中最大限度地刺激本体感觉的同时，积极运用视、听、触觉多种感觉同时作用于患者，最大程度地促进肌肉随意活动与控制，恢复肌力及关节活动度。

4. PNF 整个操作过程始终要求患者默契配合，不断反馈活动信息，调整肌肉活动。

5. 治疗师应尽可能接近患者，让自己的背部尽可能直立，不致产生过度疲劳或扭伤腰背。治疗师应学会利用自己的身体促进运动模式，利用体重增加阻力和进行牵伸或挤压。

自学内容

一、上肢 PNF 技术

上肢动作有两种基本的 PNF 模式：对角 1（D1）模式和对角 2（D2）模式。每一种模式分为屈曲和伸展两种。上肢抬高超过头部动作被称为屈曲模式；反之，则为伸展模式。每一模式根据运动的方向和结束的位置进行命名。（图 10－5）

D1 屈：屈曲—内收—外旋

D1 伸：伸展—外展—内旋

D2 屈：屈曲—外展—外旋

D2 伸：伸展—内收—内旋

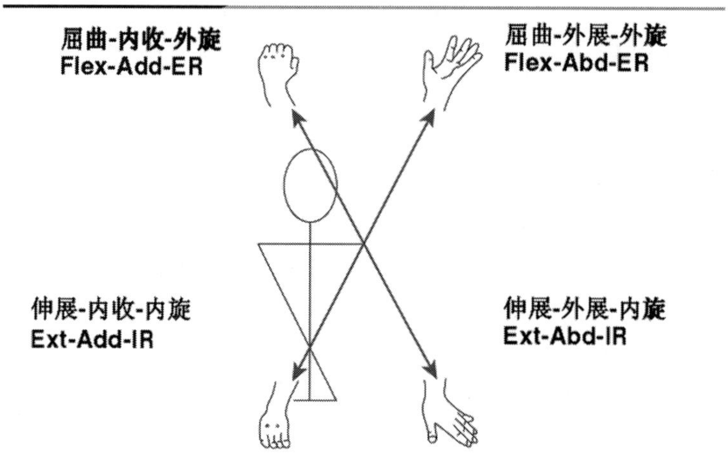

图 10－5　上肢 PNF 模式

（一） D1 屈：屈曲—内收—外旋 （表 10－1）

表 10－1　PNF 上肢 D1 屈曲模式

关节	运动	主要肌肉
肩胛	向前上提	前锯肌（上段），斜方肌
肩关节	屈曲，内收，外旋	胸大肌（锁骨部），三角肌前束，肱二头肌，喙肱肌
肘关节	伸展（姿势不变）	肱三头肌，肘肌
前臂	旋后	肱桡肌，旋后肌
腕关节	屈曲，桡偏	桡侧腕屈肌
手指	屈曲，桡偏	指深屈肌，指浅屈肌，蚓状肌，骨间肌
大拇指	屈曲，内收	拇长屈肌，拇短屈肌，拇内收肌

具体操作如下（图 10－6）：

1. 类似“上拉安全带”的动作。患者以手臂伸展、外展和内旋，腕关节屈曲尺偏，拇指外展为起始姿势。治疗师在患者肘关节旁跨步站立，右手抓握患者的手掌，手指在尺侧第 5 掌骨处，大拇指放在桡侧第 2 掌骨处提供牵引力和施加阻力，左手从患者前臂的下面抓握前臂远端，手指在桡侧，拇指在尺侧。

2. 治疗师右手快速下压腕关节启动此动作，发出口令："握紧我的手，拉到对侧的耳朵上。"患者肩关节缓慢屈曲、内收伴外旋，肩胛向前上提，前臂旋后，肘关节屈曲，腕关节和手指屈曲；治疗师随着患者的运动转身，斜对患者头部。在运动过程中要求患者注视自己的手。

3. 结束姿势：患者腕关节屈曲尺偏，前臂旋前，肱骨过身体中线，在面部正上方，手掌朝向患者的右耳。

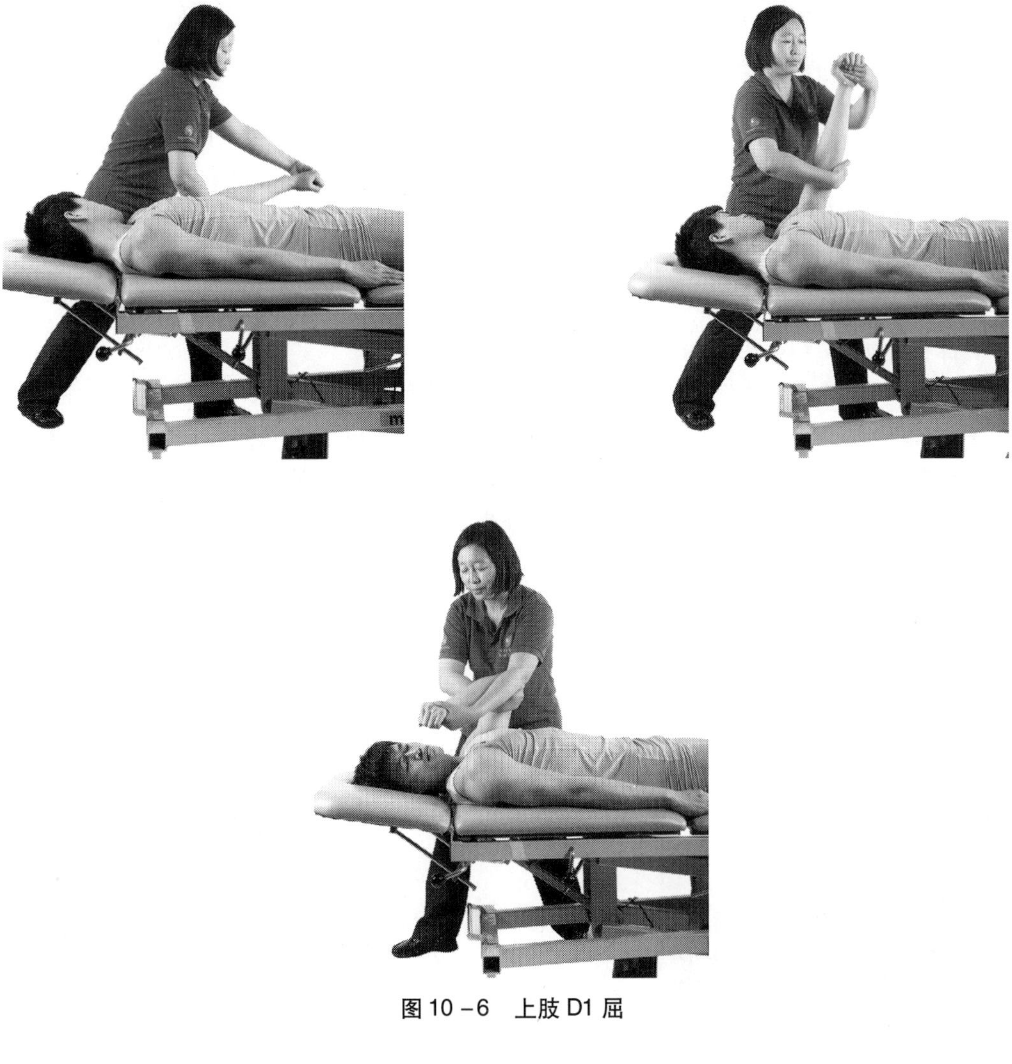

图 10－6　上肢 D1 屈

（二） D1 伸：伸展—外展—内旋

表 10 -2 PNF 上肢 D1 伸展模式

关节	运动	主要肌肉
肩胛	向后下压	菱形肌
肩关节	伸展，外展，内旋	背阔肌，三角肌中束、后束，肱三头肌，大圆肌，肩胛下肌
肘关节	伸展（姿势不变）	肱三头肌，肘肌
前臂	旋前	肱桡肌，旋前圆肌，旋前方肌
腕关节	伸展，尺偏	桡侧腕屈肌
手指	伸展，尺偏	指长伸肌，蚓状肌，骨间肌
大拇指	伸展，外展	拇短展肌

具体操作如下（图 10 -7）：

1. 类似“下插安全带”的动作。D1 屈模式的结束姿势即是 D1 伸模式的起始姿势。

2. 治疗师右手快速伸展腕关节启动此动作，并发出口令：“伸手，把手推到身体旁边。”患者手向尺侧带动肩关节运动至伸展伴外展和内旋，肩胛向后下压；治疗师在运动中提供牵引力和施加阻力。在运动过程中要求患者注视自己的手。

3. 结束姿势：即 D1 屈模式的起始姿势。

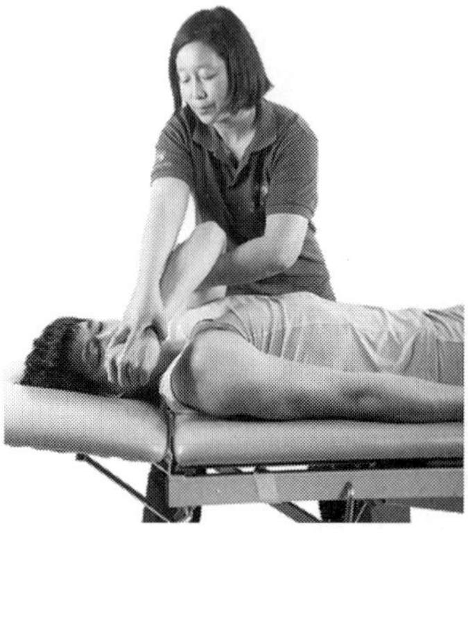

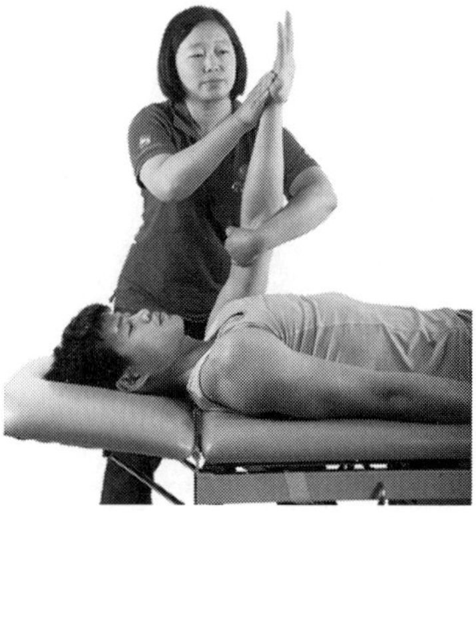

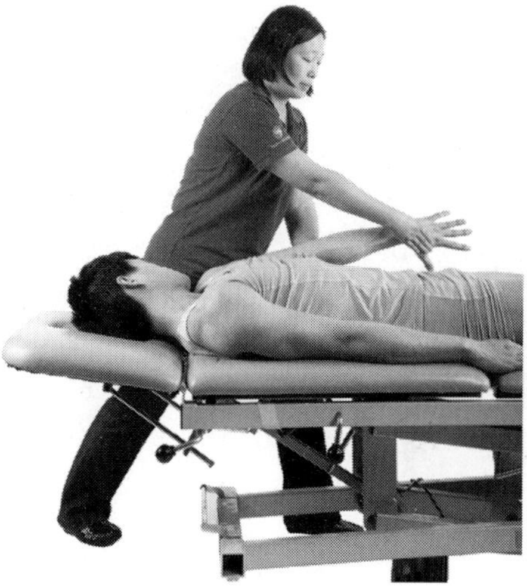

图 10－7　上肢 D1 伸

（三） D2 屈：屈曲—外展—外旋（表 10－3）

表 10－3　PNF 上肢 D2 屈曲模式

关节	运动	主要肌肉
肩胛	向后上提	斜方肌，肩胛提肌，前锯肌
肩关节	屈曲，外展，外旋	三角肌前束，肱二头肌长头，喙肱肌，冈上肌，冈下肌，小圆肌
肘关节	伸展（姿势不变）	肱三头肌，肘肌
前臂	旋后	肱二头肌，肱桡肌，旋后肌
腕关节	伸展，桡偏	桡侧腕长伸肌，桡侧腕短伸肌
手指	伸展，桡偏	指长伸肌，骨间肌
大拇指	伸展，外展	拇长伸肌，拇短伸肌，拇长展肌

具体操作如下（图 10－8）：

1. 类似“拔剑”动作。患者肩关节伸展，内收并内旋，上臂通过身体中线至右侧，肘关节伸展，前臂旋前，腕关节和手指屈曲，掌面朝向右侧髂骨；治疗师右手大拇指在患者左手第 5 掌骨处施加压力，左手从患者左侧前臂的下面握住前臂下端，蚓状抓握。

2. 治疗师右手快速下压腕关节启动此动作，并发出口令：“手腕伸展，把手抬高。”患者腕关节、手指和拇指伸展，带动肩关节屈曲，外展和外旋，肩胛向后上提；治疗师在运动中提供牵引力和施加阻力。在运动过程中要求患者注视自己的手。

3. 结束姿势：肩关节完全屈曲、外展和外旋，手掌与冠状面呈 45°角，肩胛向后上提。腕关节完全伸展，并桡侧偏，手指伸展。

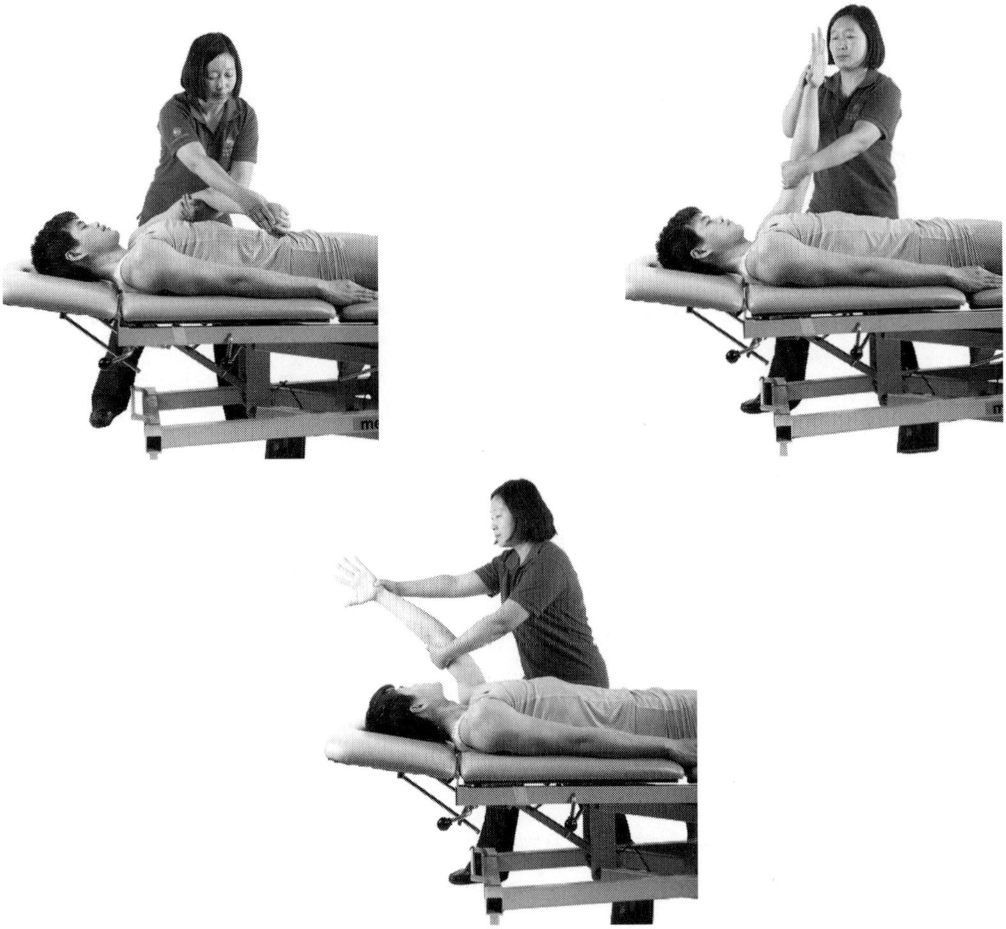

图 10－8　上肢 D2 屈

（四） D2 伸： 伸展—内收—内旋 （表 10－4）

表 10－4　PNF 上肢 D2 伸展模式

关节	运动	主要肌肉
肩胛	向前下压	前锯肌下段，胸小肌，菱形肌
肩关节	伸展，内收，内旋	胸大肌，大圆肌，肩胛下肌
肘关节	伸展（姿势不变）	肱三头肌，肘肌
前臂	旋前	肱桡肌，旋前圆肌，旋前方肌
腕关节	屈曲，尺偏	尺侧腕屈肌
手指	屈曲，尺偏	指深屈肌，指浅屈骨，蚓状肌，骨间肌
拇指	屈曲，内收对掌	拇长屈肌，拇短屈肌，拇内收肌，拇对掌肌

具体操作如下（图 10－9）：

1. 类似“插剑”的动作。D2 屈模式的结束姿势即是 D2 伸模式的起始姿势。

2. 治疗师右手快速伸展腕关节启动此动作，并发出口令：“握紧我的手，向下拉到对侧的裤口袋。”患者手向尺侧带动肩关节运动至伸展伴外展和内旋，肩胛向后下压；治疗师在运动中提供牵引力和施加阻力。在运动过程中要求患者注视自己的手。

3. 结束姿势：即 D2 屈模式的起始姿势。

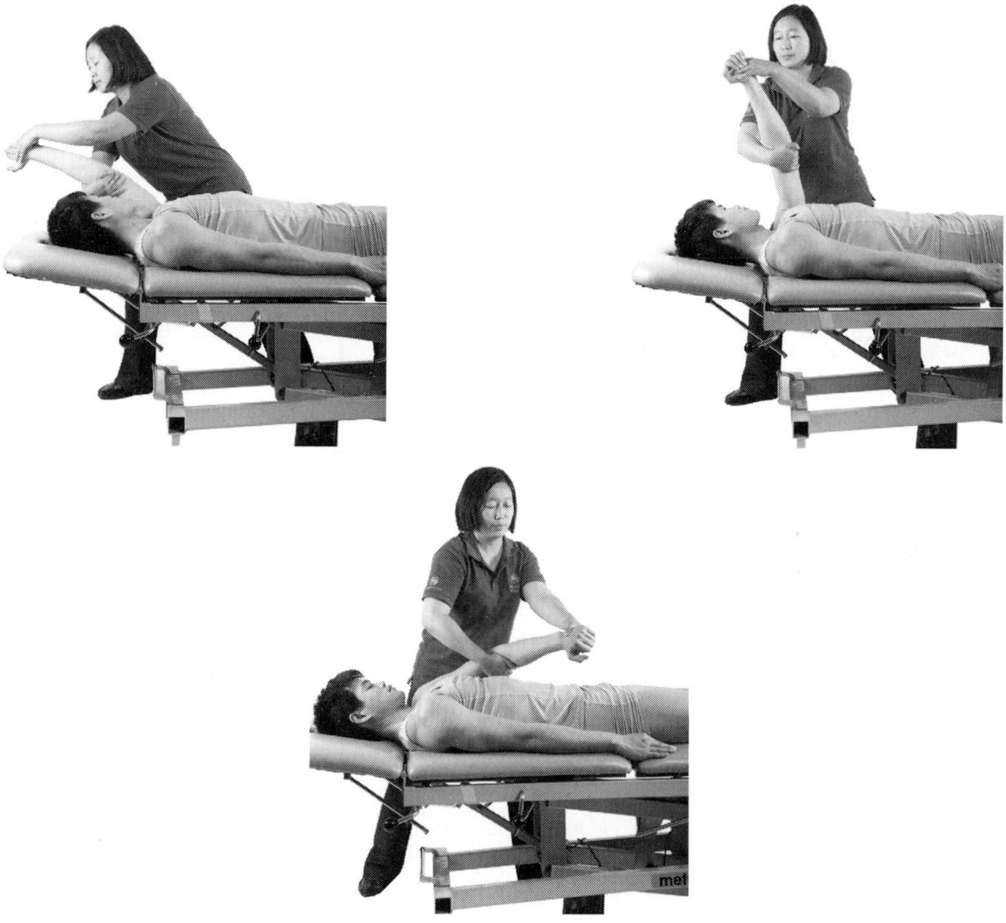

图 10－9　上肢 D2 伸

二、下肢 PNF 技术

下肢也有 2 个对角线模式，向前超过身体冠状面被称为屈曲模式；反之，则为伸展模式。每一模式根据运动的方向和结束的位置进行命名。（图 10－10）

D1 屈：屈曲—内收—外旋

D1 伸：伸展—外展—内旋
D2 屈：屈曲—外展—内旋
D2 伸：伸展—内收—外旋

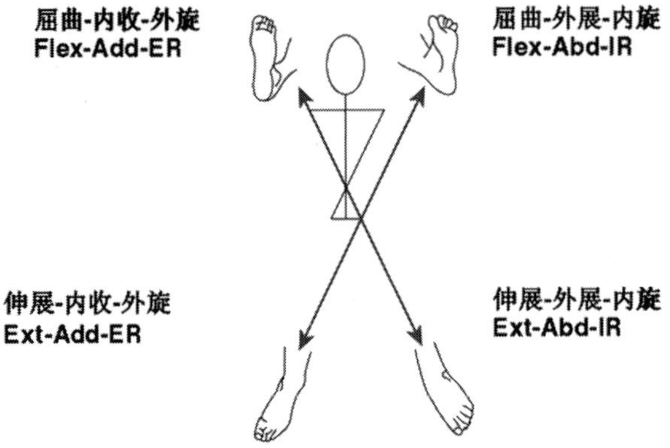

图 10－10　下肢 PNF 模式

（一） D1 屈：屈曲—内收—外旋（表 10－5）

表 10－5　PNF 下肢 D1 屈曲模式

关节	运动	主要肌肉
髋关节	屈曲，内收，外旋	腰大肌，髂肌，内收肌，缝匠肌，耻骨肌，股四头肌
膝关节	伸展（位置不变）	股四头肌
踝关节	背屈，外翻	胫前肌
脚趾	伸展，外侧偏	拇伸肌，趾伸肌

具体操作如下（图 10－11）：

1. 类似“踢足球”动作。患者足跖屈伴外翻，脚趾屈曲，膝关节完全伸展；治疗师左手在跖趾关节近端抓握患者足外侧面，手指在外侧缘，拇指在内侧缘施加压力，右手置于大腿前内侧面近膝关节处，也可置于足跟处。治疗师在患者旁跨步站立，面向患者的右肩。

2. 治疗师左手快速屈曲踝关节启动此动作，并发出口令：“脚向上抬，腿向上抬，向内。”患者脚趾伸展，踝关节背屈和外翻，足内翻促进髋关节外旋；治疗师在大拇趾处引导髋关节活动至屈曲伴内收和外旋。在运动过程中治疗师左手对足内翻施加阻力，并通过背屈的足进行牵引。

3. 结束姿势：足背屈伴内翻，膝关节完全伸展，髋关节完全屈曲伴充分的内收和外旋，使膝、足跟、右肩的外侧缘在一条直线上。

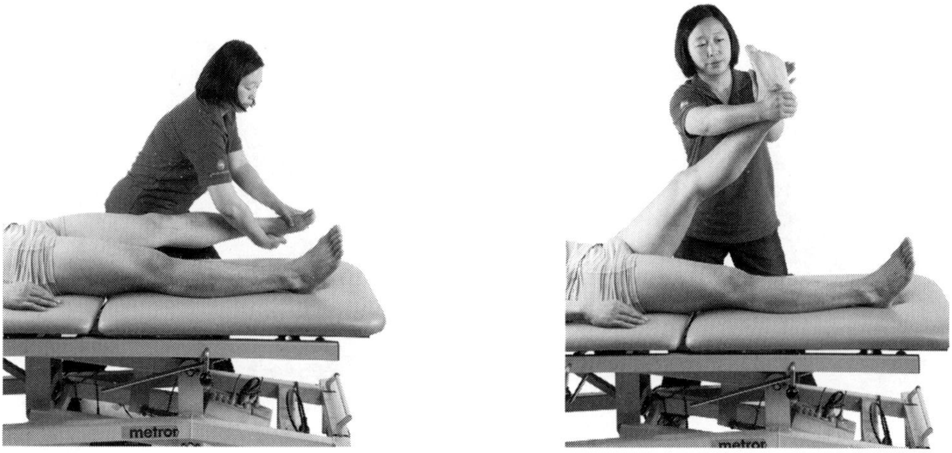

图 10－11 下肢 D1 屈

（二） D1 伸： 伸展—外展—内旋 （表 10－6）

表 10－6 PNF 下肢 D1 伸展模式

关节	运动	主要肌肉
髋关节	屈曲，外展，内旋	臀大肌上部，臀中肌，腘绳肌
膝关节	伸展（位置不变）	股四头肌
踝关节	跖屈，外翻	腓肠肌，比目鱼肌，腓骨长肌，腓骨短肌
脚趾	屈曲，外侧偏	拇屈肌，趾屈肌

具体操作如下（图 10－12）：

1. 类似“足尖离地”的动作。D1 屈模式的结束姿势即是 D1 伸模式的起始姿势。治疗师的右手抓握患者的足底，拇指在脚趾底部以促进足趾屈曲，注意不要固定足趾。

2. 治疗师右手快速伸展腕关节启动此动作，并发出口令：“脚趾向力，向下踩，向外踩。”患者脚趾屈曲，踝关节跖屈和外翻，足外翻促进髋关节内旋；治疗师左手对足外翻施加阻力，并对足底挤压。

3. 结束姿势：即 D1 屈模式的起始姿势。

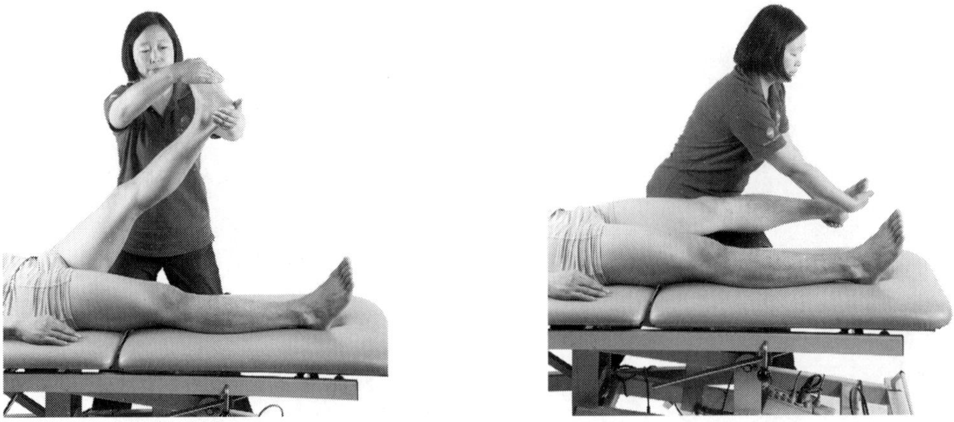

图 10－12　下肢 D1 伸

（三） D2 屈：屈曲—外展—内旋 （表 10－7）

表 10－7　PNF 下肢 D2 屈曲模式

关节	运动	主要肌肉
髋关节	屈曲，外展，内旋	阔筋膜张肌，股直肌，臀中肌前束，臀大肌
膝关节	伸展（位置不变）	股四头肌
踝关节	背屈，外翻	胫前肌，第三腓骨肌
脚趾	伸展，外侧偏	拇伸肌，趾伸肌

具体操作如下（图 10－13）：

1. 类似“滑雪橇”动作。患者足跖屈伴内翻，脚趾屈曲，膝关节完全伸展，髋关节伸展伴充分的外旋，大腿内收跨过身体中线到右侧；治疗师在患者左髋关节旁跨步站立，右手抓握患者的足背，手指在内侧缘，拇指在外侧缘，抓握在跖趾关节近端，避免阻碍脚趾的运动，也不要用力握或捏足部，左手置于大腿的前外侧面近膝关节处。手指在上面，拇指在外侧面或置于足跟处。

2. 治疗师左手快速屈曲踝关节启动此动作，并发出口令：“脚向上抬，腿向上抬，向外。”使患者脚趾伸展，踝关节缓慢背屈和外翻，足外翻促进髋关节内旋，并在第 5 跖骨处引导髋关节活动至屈曲伴外展和内旋；治疗师右手对足外翻施加阻力，并通过背屈的足进行牵引。

3. 结束姿势：足背屈伴外翻，膝关节伸展，髋关节完全屈曲伴充分的外展和内旋，使膝、足跟、左肩的外侧缘在一条直线上。

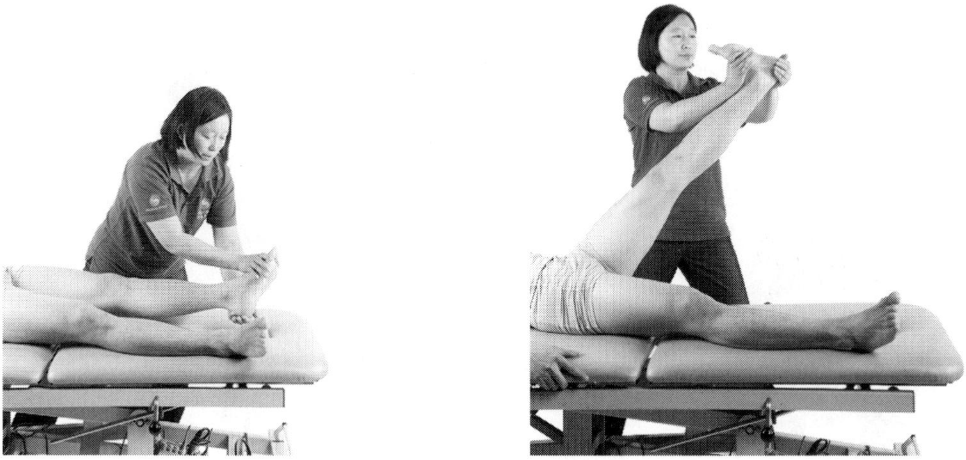

图 10－13　下肢 D2 屈

（四）D2 伸：伸展—内收—外旋（表 10－8）

表 10－8　PNF 下肢 D2 伸展模式

关节	运动	主要肌肉
髋关节	屈曲，内收，外旋	大收肌，臀大肌，腘绳肌，外旋肌
膝关节	伸展（位置不变）	股四头肌
踝关节	跖屈，内翻	腓肠肌，比目鱼肌，胫骨后肌
脚趾	屈曲，内侧偏	拇屈肌，趾屈肌

具体操作如下（图 10－14）：

1. 类似“芭蕾五位脚”的动作。D2 屈模式的结束姿势即是 D2 伸模式的起始姿势。治疗师左手抓握患者的足底，拇指在脚趾底部以促进足趾屈曲，不要固定足趾，其余手指在足的内侧缘，用掌根沿外侧缘施加压力，也不要用力握或捏足部；右手置于大腿后面近膝关节处，从外侧面到内侧面握住后面。

2. 治疗师右左手快速伸展踝关节启动此动作，并发出口令：“脚趾用力，向下踩，向内踩。”患者脚趾屈曲，踝关节跖屈和内翻，同时足内翻促进髋关节外旋；治疗师左手对足内翻施加阻力，并对足底挤压。在第 5 跖骨处引导髋关节活动至伸展伴内收和外旋。

3. 结束姿势：即 D2 屈模式的起始姿势。

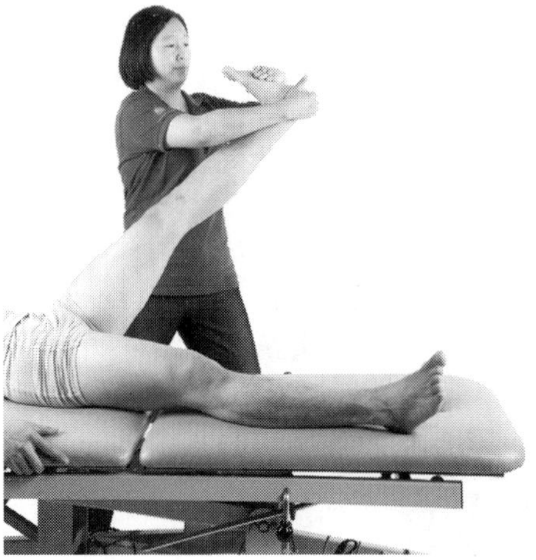

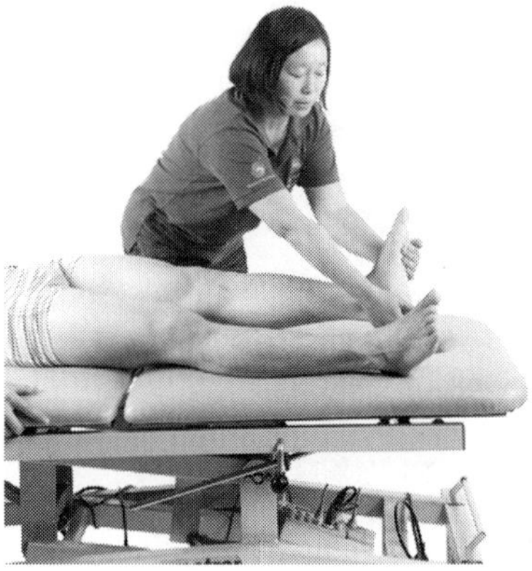

图 10-14　下肢 D2 伸

三、躯干 PNF 技术

（一）对角运动

躯干的 PNF 技术包括肩胛带和骨盆带。有 2 种对角运动：向前上提—向后下压，向后上提—向前下压。对角运动沿着患者躯干的曲线而形成一条弧线。

当患者左（右）侧卧位时，患者头部位于 12 点，脚部位于 6 点，3（9）点在前面，9（3）点在后面。在做右（左）肩胛或右（左）骨盆活动时，向前上提向 1（11）点方向运动，向后下压向 7（5）点方向运动，向后上提向 11（1）点方向运动，向前下压向 5（7）点方向运动。（图 10-15）

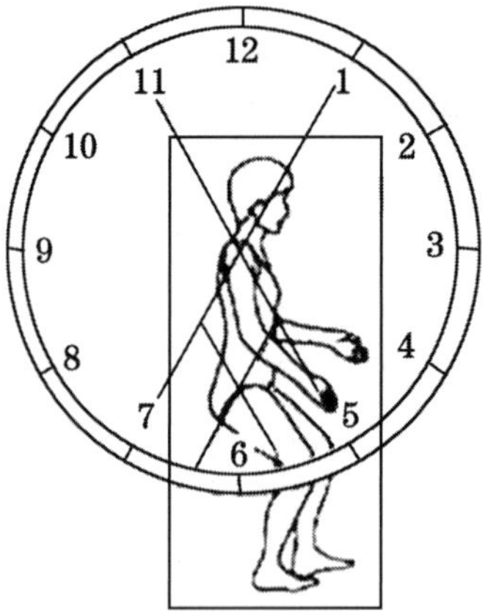

图 10-15　躯干对角运动

（二） 肩胛的对角运动 （表10－9）

表10－9　肩胛的对角运动

运动	主要参与肌肉
向前上提	肩胛提肌，菱形肌，前锯肌
向后下压	前锯肌（下部），菱形肌，背阔肌
向后上提	斜方肌，肩胛提肌
向前下压	菱形肌，前锯肌，胸小肌，胸大肌

1. 向前上提

（1）患者右侧卧位，治疗师站于患者身后，面向患者肩部。治疗师双手重叠放在盂肱关节前，蚓状抓握肩峰。

（2）用身体的力量将肩胛向后下，即向下部胸椎方向牵拉，确定盂肱结节位于腋中线后侧，给予口头指令："向鼻子方向耸肩。"患者肩胛朝向鼻子方向运动，肩胛向前上移动，肩峰向患者鼻子靠近，肩胛后缩和下拉的肌肉被拉紧。阻力线随患者身体曲线呈一条弧线。(图10－16)

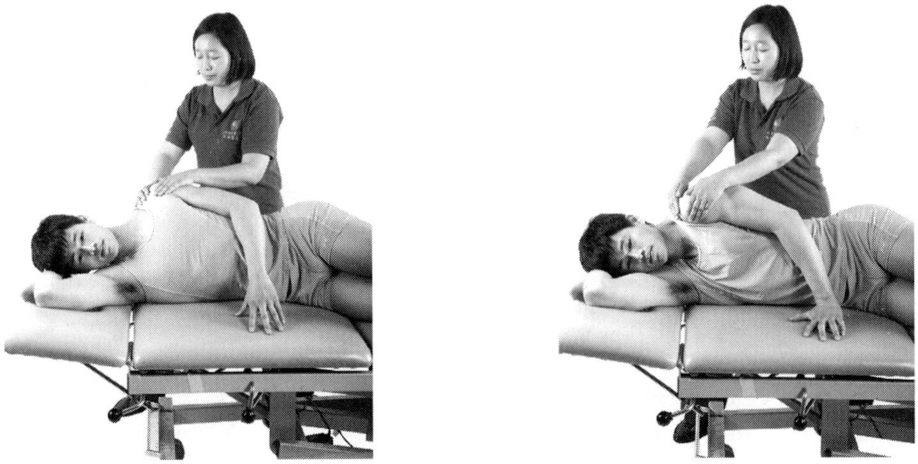

图10－16　肩胛向前上提

2. 向后下压

（1）患者左侧卧位，治疗师站于患者身后，面向患者肩部。治疗师双手重叠，掌根部放在肩胛骨内侧缘，手指放在肩胛骨上，并指向肩峰。

（2）将肩胛向前上推，直到看到或感到低于肩胛脊柱面的后部肌肉紧张为止。动作启动后治疗师给予口令："将您的肩胛向下顶向我。"患者肩胛向下向后，即向下部胸椎移动。阻力线随患者身体曲线呈一条弧线。(图10－17)

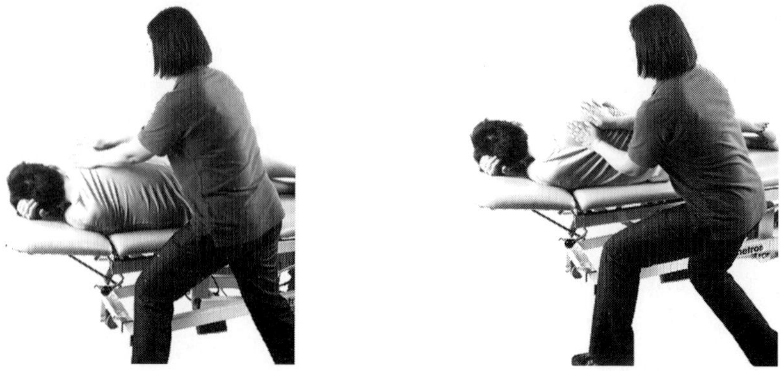

图 10－17　肩胛向后下压

3. 向后上提

（1）患者右侧卧位，治疗师站于患者头部后面，面向患者腹部。治疗师双手重叠放在斜方肌上面，保持在肩胛骨脊柱缘的上方，手指与脊柱与第一肋连接处。

（2）将整个肩胛向前下方，即朝向对侧髂骨方向推，直至感觉上部斜方肌被牵拉紧张为止。动作启动后发出口令："向后耸肩。"患者肩胛向上（头侧）和后侧（内收）耸起，朝向患者头顶中央，盂肱结节向后运动，并向上旋。治疗师阻力线随患者身体曲线呈一条弧线。

（3）结束姿势：肩胛抬高并内收，盂肱结节位于腋中线后方。（图 10－18）

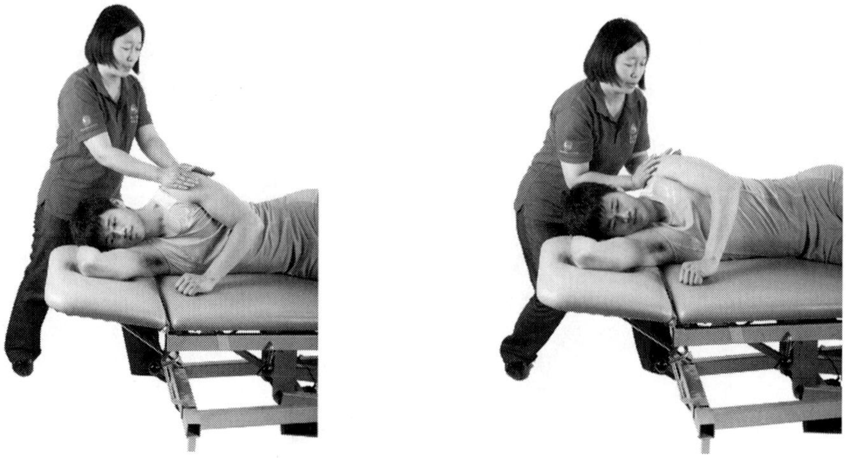

图 10－18　肩胛向后上提

4. 向前下压

（1）患者右侧卧位，治疗师站于患者头部后面，面向患者腹部。治疗师一手放在肩后，用手指把住肩胛外侧缘，另一只手在肩前握住胸大肌腋缘和喙突，手指指向对侧髂骨。

（2）将肩胛向后上拉，即向头后中线方向牵拉。盂肱结节位于腋中线后，看到或感到同侧肋弓到对侧骨盆的腹壁肌肉紧张为止。动作启动后发出口令："将您的肩胛向肚脐方向拉。"患者肩胛向前下，即向对侧髂前上棘方向运动。阻力线随患者身体曲线呈一条弧线。（图 10－19）

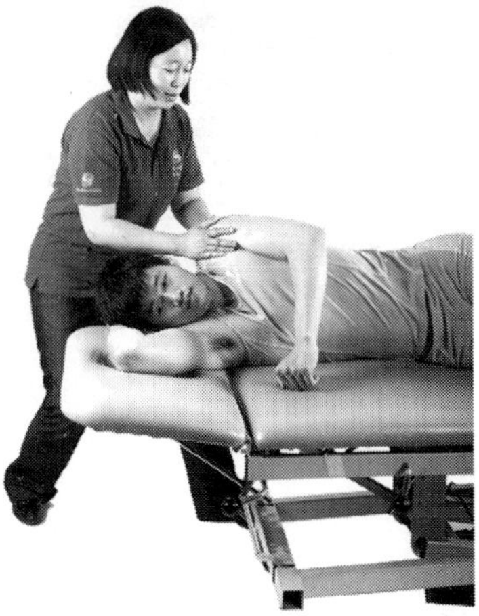

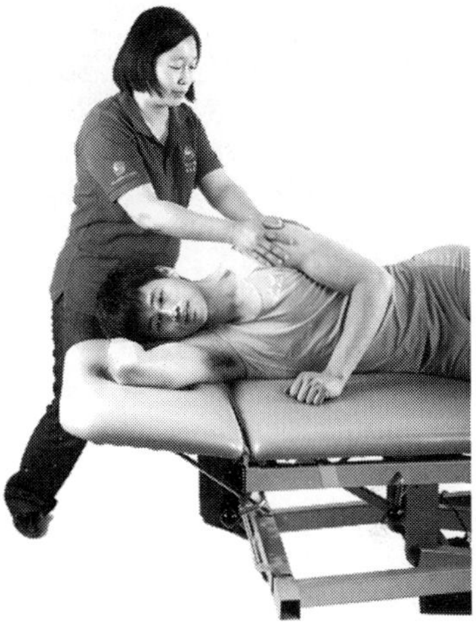

图 10－19　肩胛向前下压

（三）骨盆的对角运动（表 10－10）

表 10－10　骨盆的对角运动

运动	主要参与肌肉
向前上提	腹外斜肌，腹内斜肌
向后下压	对侧的腹内斜肌，腹外斜肌
向后上提	腰方肌，背阔肌，髂肋肌腰部，胸长肌
向前下压	对侧的腰方肌，背阔肌，髂肋肌腰部，胸长肌

1. 向前上提

（1）患者右侧卧位，治疗师站于患者身后，面向患者右肩。治疗师双手重叠，手指绕在髂嵴的前半部。将骨盆的髂嵴向后下方拉，看到和感到从髂嵴到对侧肋弓的组织拉紧。

（2）动作启动后治疗师发出口令："向上提骨盆。"患者骨盆向前上移动而不伴有向前或向后倾斜，使躯干在左侧前方缩短，引起侧屈动作。阻力线随患者身体曲线呈一条弧线：开始时牵拉骨盆向后朝向治疗师，向下朝向治疗床；当骨盆运动到中间位置时，阻力方向几乎直接向后；在运动终末时阻力朝向天花板。（图 10－20）

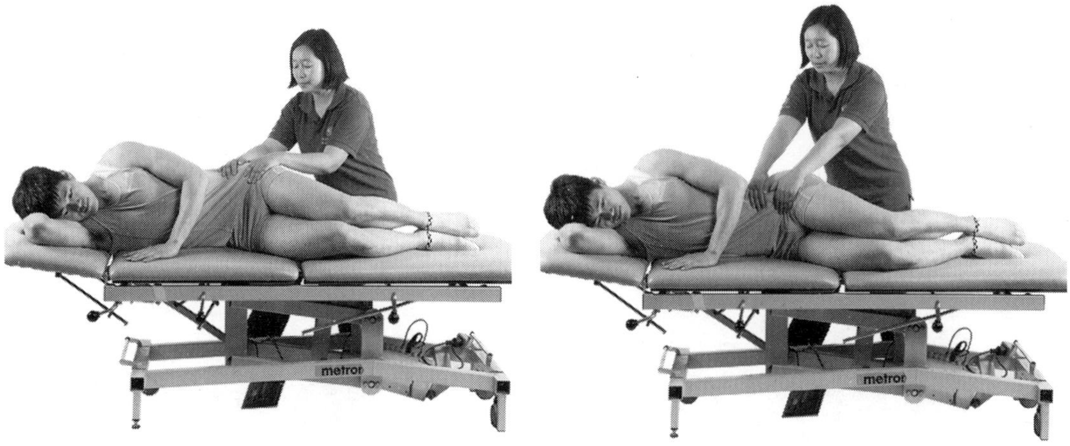

图 10－20　骨盆向前上提

2. 向后下压

（1）患者左侧卧位，治疗师站于患者身后，面向患者左肩。治疗师双手重叠，掌根放在坐骨结节，手指指向对角线方向，向前上推坐骨结节，使髂嵴向对侧肋弓靠近。

（2）动作启动后治疗师发出口令："向下坐在我的手上。"患者骨盆向后下运动而不伴有向前或向后倾斜，左侧躯干伸长而不改变腰椎曲度。阻力方向从坐骨结节向上沿对角线方向，向前及头侧。（图 10－21）

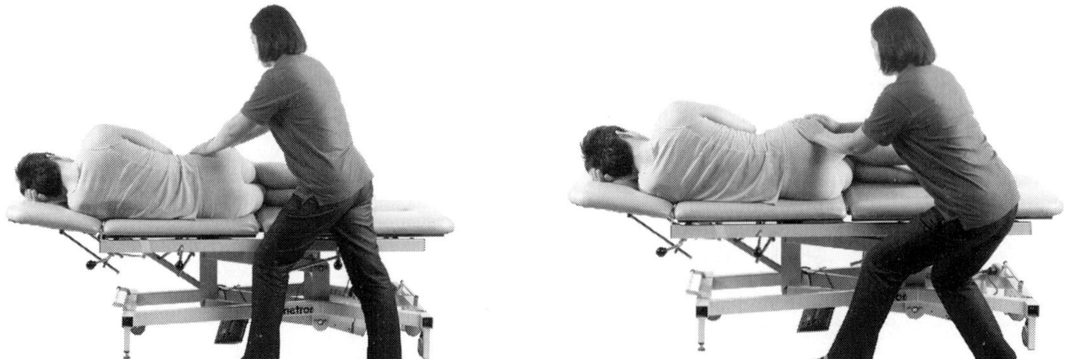

图 10－21　骨盆向后下压

3. 向后上提

（1）患者右侧卧位，屈髋约 25°左右，适当屈膝。治疗师站于患者身后，面向股骨长轴方向，双手重叠，掌根放在髂嵴的中线或中线稍后方，轻柔地将骨盆向下、向前推，直到看到和感到身体侧后方组织被拉紧。

（2）动作启动后治疗师发出口令："将您的骨盆向上、向后上提，慢慢用力。"患者骨盆向上、向后而不伴有向前或向后倾斜，身体向左侧屈。开始时，阻力使髂嵴后部略抬

起绕向治疗床前方；运动终末时阻力环绕身体呈一弧线，并将髂嵴朝向上提举。（图 10－22）

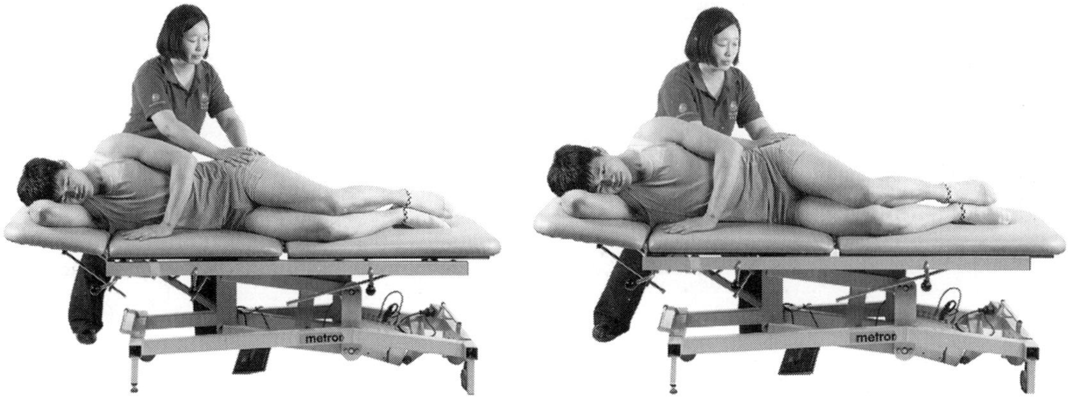

图 10－22　骨盆向后上提

4. 向前下压

（1）患者右侧卧位，屈髋约 25°左右，适当屈膝。治疗师站于患者身后，面向股骨长轴方向。治疗师一手放在髂前下棘下方，另一手扶着患者膝关节。患者轻度屈髋，使股骨在阻力线上。治疗师轻柔地将骨盆向上、向后朝向胸椎下段移动（向后上提）。

（2）动作启动后治疗师发出口令："用您的膝盖顶我的手。"患者骨盆向前向下运动而不伴有向前或向后倾斜，同时躯干伸长而不改变腰椎曲度。开始时治疗师牵拉骨盆向后朝向患者的胸椎下段；当骨盆运动到中间位置时，阻力方向几乎直接向后；在运动终末时阻力向后朝向治疗师，向上朝向天花板。（图 10－23）

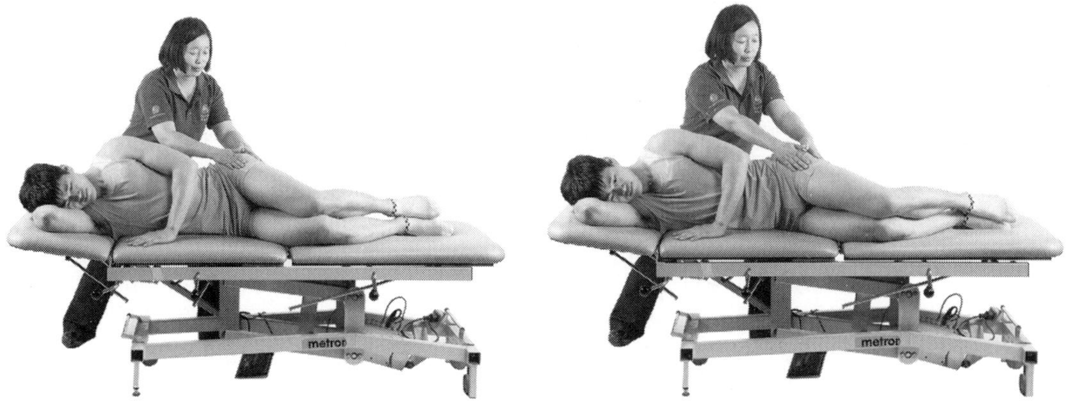

图 10－23　骨盆向前下压

第二节　Bobath 技术

面授内容

一、Bobath 技术的基础

（一） Bobath 技术的概念

Bobath 技术是由英国的物理治疗师 Berta Bobath 和她丈夫神经学家 Karel Bobath 共同创建，是针对有中枢神经系统损伤，如脑瘫、脑卒中等疾患导致张力、姿势、运动异常的一种评估和治疗方法。

（二） Bobath 技术的理论依据

Bobath 认为运动功能的整合中枢包括脊髓、脑干、中脑、皮质 4 个水平，下位中枢受控于上位中枢。脑损伤引起的症状，除运动发育迟缓外，必然出现上位中枢解除的释放症状，即种种原始反应亢进的异常姿势和运动。Bobath 从神经发育学的角度分析脑瘫，提出以下观点：①未熟性：由于脑组织在生长发育中受损，导致运动功能的发育迟缓或停止；②异常性：脑损伤后，高级中枢对下级中枢的调节作用减弱，出现异常姿势和运动模式。

Bobath 技术的基本原理是利用反射性抑制肢位（Reflex Inhibiting Posture，RIP）抑制异常姿势和运动，促进正确的运动感觉和运动模式。

二、Bobath 技术的原则

1. 运动的感觉可以通过后天不断的学习而获得，强调患者学习运动的感觉。

2. 强调患者学习基本姿势和基本运动模式的重要性。

3. Bobath 技术主张按照正常个体发育的顺序，按照运动的发育顺序制定训练计划，通过利用正常的运动反应达到恢复的目的。

4. 整体性原则。强调在治疗中把病人作为一个整体来治疗，不仅治疗瘫痪肢体，更重要的是鼓励病人积极参与治疗，去体会和掌握肢体运动时的感觉，而不是运动时的动作本身。

5. 先学习并掌握基本的姿势与运动模式，然后逐渐变为日常生活中复杂的功能性、技巧性动作。

三、Bobath 技术的基本技术

（一） 反射抑制性模式

1. 躯干抗痉挛模式

患者健侧卧位，治疗师站立于患者身后，一只手扶住其肩膀，另一只手扶住其髋部，双手做相反方向的牵拉，在最大的牵拉范围停留数秒。

2. 上下肢抗痉挛模式

患侧上肢处于外展、外旋，伸肘，前臂旋后，伸腕或拇指外展的位置；患侧下肢轻度屈髋、屈膝，内收、内旋下肢，踝背屈。

3. 肩的抗痉挛模式

侧卧位肩前伸。

4. 手的抗痉挛模式

又称 Bobath 握手法。让患者双手掌心相对，十指交叉的握手。患指在掌指关节处伸展，促进伸腕、伸指。

（二） 影响张力性姿势

1. 利用非对称性紧张性颈反射：颈转向或倾斜向一侧时引起的变化，表现为面向侧的上下肢伸肌优势，对侧肢体的屈肌优势，形成拉弓箭样姿势。

2. 利用对称性紧张性颈反射：颈前屈时上肢屈肌优势，下肢伸肌优势；颈后伸时上肢伸肌优势，下肢屈肌优势。

3. 利用紧张性迷路反射：仰卧位：上下肢伸肌优势，头后仰；俯卧位：上下肢屈肌优势。

4. 利用阳性支持反射。

5. 利用交互抑制性伸肌反射。

（三） 关键点的控制

关键点是指人体的某些特殊的部位，这些部位对身体的其他部分，如四肢的肌张力有重要的影响。治疗师通过控制关键点的方式来抑制异常姿势反射和肌张力，促发或促进正常的肌张力、姿势反射和平衡反应。

1. 头部关键点的控制

（1）前屈：全身屈曲模式占优势，抑制全身伸展模式，完成促进屈曲姿势。

（2）后伸：颈部伸展，全身伸展占优势，抑制全身屈曲模式，完成伸展姿势，促进伸展运动。

（3）旋转：可以抑制全身性伸展和屈曲模式，同时也可诱导体轴回旋和四肢的外展、外旋模式和内收、内旋模式。

2. 躯干（脊柱）关键点的控制

（1）胸骨柄中下段主要控制躯干的张力。

（2）躯干前屈：全身屈曲模式占优势，抑制全身伸展模式，完成促进屈曲姿势。

（3）躯干伸展，全身伸肌占优势，成为抑制全身性屈曲模式的方法。

（4）躯干旋转，可以破坏全身性伸展和屈曲模式。

3. 肩胛及上肢关键点的控制

（1）肩胛带向前伸：可以抑制头背屈肌全身的伸展模式，促进全身屈曲模式。

（2）肩胛带处于回缩位，全身伸展模式占优势，促进全身伸展模式。

4. 下肢及骨盆关键点的控制

（1）坐位骨盆带后倾时，上半身屈曲模式占优势，下肢伸展模式占优势。

（2）坐位骨盆带前倾时，上半身伸展模式占优势，下肢屈曲模式占优势。

（3）屈曲下肢，促进髋关节外展外旋，踝关节背屈。

（4）下肢伸展外旋、促进下肢外展，外旋，开大股角，纠正下肢交叉及剪刀步态。

5. 远端关键点的控制

（1）控制拇指可缓解手部的痉挛。

（2）踝关节处于背屈、外展位时能缓解下肢伸肌痉挛。

（四）促进正常姿势反射

1. 促进翻正反应：属于静止姿势反应，指身体偏离正常姿势时，机体会自发地恢复正常姿势的动作反应，是构成日常生活精细动作的基础。

2. 上肢保护性伸展反应。

3. 促进平衡反应：属于动态姿势反应，是无意识的自动反射。

（五）刺激固有感受器和体表感受器

1. 关节挤压

为刺激关节周围肌的同时收缩，治疗师沿骨的长轴方向对关节进行挤压。在对局部施加压力时，尽量采取抗重力体位，达到对躯干和四肢自动调节运动的目的。

2. 叩击手法

以增加特定肌群的肌张力，通过刺激来调整肌肉的紧张度，也可以抑制过度紧张或改善低张力，从而达到实现调整原动肌、拮抗肌、固定肌等肌群的协调性。

（1）抑制性叩击法：刺激浅表感受器与固有感受器，使颈部、躯干部、四肢的姿势张力增强，通过小范围的反复轻轻叩打，激活痉挛肌的相反肌群，使之产生痉挛拮抗肌的相反抑制。

（2）压迫性叩击：多用在对抗重力，保持姿势，增大姿势张力作用，适用于手足徐动型脑瘫或共济失调型脑瘫，因其不随意运动、活动范围过大、稳定性差而不能维持一定姿势。

（3）交互性叩击：利用相反神经支配刺激建立平衡反射的手法，适用于手足徐动型脑瘫平衡功能障碍的患者。

（4）轻抹叩击：轻抹叩击法沿着想要诱导出运动的方向，在一定肌肉相对应的皮肤上给予轻抹（扫）刺激，使这个特定肌群收缩产生运动，使主动肌与拮抗肌发生协同作用。

自学内容

一、小儿脑性瘫痪的治疗

针对脑瘫患者，Bobath 技术主张按照幼儿正常发育顺序，利用感觉反馈输入机制（如自发性姿势反射和平衡反应）调节运动功能，诱发正常的运动反射输出，通过中枢神经系统对运动输出重组而改善运动功能。

（一）痉挛型

此型儿童肌张力过高，严重限制患儿的主动活动，特别是重度痉挛的儿童，其身体近端的张力往往大于远端的肌张力，应以减轻躯干、骨盆及肩胛带的张力为主要目标进行治疗，然后再进行恢复功能的其他练习。

治疗原则：运用与痉挛模式相反的运动模式进行治疗，并利用关键点的控制促进动作过程的掌握。

治疗性活动：

1. 通过姿势或体位抑制痉挛。
2. 在功能活动中控制痉挛。
3. 体验运动的正常感觉。

治疗和日常生活中采用反射性抑制肢位对抗痉挛模式，在坐位、站位或其他活动中，适时地提供瘫痪侧手臂及下肢负重的机会。

（二）手足徐动型

若要改善其头部和躯干的控制力，促进手功能的恢复，就要帮助患儿从地板上站起来，再调整姿势，让身体负重。

治疗原则：做小范围有控制的活动，提供固定的机会；鼓励中线活动，包括手和头的控制；提供负重（坐、站的机会）。

治疗性活动：

1. 通过使四肢或躯干（在直立情况下）负重。
2. 给予合适的支持。
3. 鼓励中线位活动。

促使患儿伸手，并抓住物体是治疗该型儿童的另一个基本要素。

（三） 共济失调型

肌张力低下和协调性差是此型患儿的基本表现，如用勺子吃饭时握不住勺子。

治疗原则：通过负重及给关节施压控制姿势张力；鼓励患儿保持姿势及从一种姿势变换成另一种姿势，尽量促使患儿以身体为轴心旋转；促进平衡和自我保护反应能力。

治疗性活动：

1. 促进上肢负重。
2. 在功能活动中练习平衡反应。

为了防止患儿经常摔倒，让他体验在重力环境下恢复平衡的感觉，可以把患儿放成一种容易摔倒的姿势，用这种姿势促使其逐渐适应这种不平衡的感觉。

（四） 软瘫型

如果患儿张力持续过低，容易出现学习障碍，很难用手拿住东西。治疗的主要目标是尽可能活动。

治疗原则：促进持续性共同收缩；促进患儿对抗重力的能力；用多种姿势让四肢负重；利用发声和笑声促进张力增高；保持姿势，给患儿时间；让患儿也有运动感觉体验。

治疗性活动：关节施压及适度的刺激，促使肌张力增强，目标是使患儿挺直头和躯干；让患儿的身体和地面垂直，上下跳跃，然后站立，两手从患儿的肩颈处开始，轻轻往下拍打。

（五） 混合型

混合型是指患儿同时伴有几种类型的临床表现。

治疗原则：发现问题及时治疗，尤其是要注意患儿是如何代偿运动功能不足的。

二、脑卒中偏瘫的治疗

针对脑卒中患者，Bobath 的目标是采用抑制技术减少上运动神经元损伤的症状，采用促进技术增加患侧肢体或躯干及健、患两侧间正常的协调运动模式，促进患侧躯干和肢体进行功能活动，减少代偿及适应性辅助具或设备的使用。

（一） 弛缓期

偏瘫患者的弛缓期一般可持续几天、几个星期或更长的时间，主要表现为肌肉松弛、肌张力低下、不能进行自主性的运动。

治疗原则：此期以加强高级姿势反应和患侧肢体的负重训练来刺激运动功能的恢复；应及早进行良肢位的摆放，有助于预防或减轻痉挛，抑制日后痉挛模式的出现，维持关节活动度，并防止关节挛缩。

1. 体位摆放

（1）仰卧位：患侧肩关节前伸，上肢伸直、外旋、稍抬高，并将患侧上肢放在体旁的枕头上，掌心向上，手指分开；骨盆前挺，大腿稍内收并内旋，膝关节稍弯曲，下面垫支持枕。

（2）健侧卧位：患侧上肢前伸，肘关节伸展，腕、指关节伸直放在胸前软枕上；患侧下肢半屈曲向前置于枕头上；健侧肢体自然放置；为防止躯干稳定性差而出现向后倾倒，可在患者身后放置软枕，维持侧卧位。

（3）患侧卧位：患侧上肢前伸，前臂后旋，肩拉出，防止后缩和受压；患侧下肢稍屈曲。

（4）床上坐位：选择最佳体位，即髋关节屈曲近于直角，脊柱伸展，用枕头支撑背部帮助患者达到直立坐位，头部无需支撑以便患者学会主动控制头部的活动；上肢交叉放在面前的桌子上，防止躯干前屈。

2. 翻　身

（1）翻身前的准备动作：Bobath 握手，肘关节伸展，双手上举，尽可能地高于头部 。

（2）双手上举，健侧带动患侧左右用力摆动，带动躯干、骨盆向一侧转动。

3. 卧坐转移

（1）侧卧位坐起：治疗师一只手放在颈部周围，另一只手放在膝下。

（2）仰卧位坐起：治疗师扶住患肩，让患者健侧下肢插入患侧下肢下方，并移至床边，用健侧肘支撑上身坐起。

4. 坐位平衡训练

（1）身体重心前后移动训练。

（2）患侧上肢负重训练。

（二） 痉挛期

此阶段，偏瘫患者出现典型的上肢屈肌痉挛及下肢伸肌痉挛的模式。

治疗原则：主要应用反射抑制性模式来抗痉挛以缓解肢体的肌张力。

1. 坐位和准备坐起的训练

（1）骨盆控制和躯干旋转训练：三把椅子并排放置，患者坐在中间，Bobath 握拳向前下方伸展，躯干向前屈曲，患侧下肢充分负重，治疗师帮助患者抬起臀部，旋转躯干，缓慢将臀部移到一侧的椅子上。

（2）髋内收、骨盆前倾训练：患者坐位，治疗师一手控制患侧膝部于内收、内旋位，另一手控制踝关节于背屈、外翻位，帮助患者将患侧下肢交叉放到健侧下肢上，再缓慢回复。此动作的训练对步行时的膝屈曲动作完成有意义。

（3）提腿训练：患者取坐位，治疗师托住患侧足部保持背屈、外翻位，让患者向上提腿，再慢慢放下，并练习在各个角度上的控制，加强患侧下肢屈髋、屈膝的能力。

（4）屈膝训练：患者坐位，将膝部被动屈曲大于90°，让患者在小范围内做膝关节伸展、屈曲动作；训练时，保持整个脚掌着地，足跟不离地。

2. 站起和坐下训练

（1）站起训练：患者坐位，Bobath握拳向前方伸展，躯干屈曲，当患者的鼻尖超过足尖时，让患者伸髋、伸膝，然后慢慢站起；座位高度可由高向低逐渐增加难度。

（2）坐下训练：与站起训练动作顺序相反；治疗师可在患侧臀部施加一些辅助力量，防止患者突然跌落到椅子上。当臀部接近椅子时再让患者抬起臀部，反复数次，再坐下。

3. 站立和行走训练

（1）患侧下肢负重训练：患者双足站立→身体重心逐渐移向患侧→有帮助的部分患腿站立→患侧下肢单独站立训练→患侧下肢负重站立，健肢向前、后迈小步，也向外侧迈小步，重心稳定地保持在偏瘫侧。

（2）患侧下肢迈步训练

① 膝关节屈曲训练：俯卧位，患肢膝关节屈曲90°，缓慢有控制的伸展下肢。

② 髋、膝屈曲动作训练：患者站立位，骨盆自然放松，轻度屈曲膝关节，避免骨盆上提，然后将患侧下肢向前方迈出。

③ 髋内收、膝屈曲动作训练：患者健侧站位，患肢位于健肢后方，将患膝靠近健膝，练习髋内收、膝屈曲动作。

4. 上肢运动控制训练

（1）上肢的控制训练：将患侧上肢被动移到空间的某一位置，保持腕关节背伸，手指伸展，拇指外展；治疗师逐渐将手放开，让患者控制肢体，并练习上肢在各个方向及角度上的控制，能随时保持上肢处于外旋及伸肘位。

（2）上肢定位放置训练：当患者上肢具备一定的控住能力时，可指示患者将控住的肢体由此位置向上或向下运动，然后再返回原位。

5. 手膝跪位和双膝脆位的训练

（1）手膝跪位训练：患者手膝跪位，患侧上肢处于抗痉挛体位，并进行充分负重，手指伸展、拇指外展支撑在床面上，治疗师给予支撑保护，让患者向前后左右重心转移，移动躯干保持平衡；难度逐渐加大，可3点支撑等。

（2）双膝跪位训练：患者双膝跪位，治疗师位于患侧，保持患侧上肢抗痉挛体位，引导患者身体重心移动，保持患侧充分负重，注意保持髋部伸展，防止患侧骨盆出现后撤动作。

（3）单膝跪位训练：患膝屈曲跪于凳子上，充分伸展髋部使其负重，让患者健侧下肢向前后迈出。

6. 肘部控制训练

（1）患者坐位，Bobath 握手，抬高超过头顶，屈肘用手触摸头顶、对侧肩、耳等部位，再缓慢伸肘，防止肩胛部出现后撤动作。

（2）患者坐位，Bobath 握手，上肢前伸，肘部轻度屈曲。让患者屈肘，用双手触摸口、鼻，然后再返回原位。

（3）患者仰卧位或侧卧位，患侧做屈肘动作，用手掌接触自己的前额部位。

（4）练习四：患者坐位，上肢前伸，前臂旋后，让患者将上肢尺侧接触同侧头、肩部，进行肘关节屈伸控制练习。

（三）相对恢复期

治疗目标：改善步态及训练患侧手功能，进行各种有意义的日常生活活动训练，逐步向正常运动过渡。

1. 踝关节控制能力的训练

（1）患者仰卧位，患侧下肢屈曲，足支撑在床面，将足趾稍抬起，再放松。

（2）患者坐位，患侧下肢交叉到健侧下肢上（翘二郎腿），练习穿脱鞋袜的动作。

（3）患者站立位，治疗师突然向后推动患者的身体而引发踝、足趾的控制模式。

2. 步行能力基础训练

（1）准备迈步的训练：大跨步站立，患者患足足跟离地但足趾着地，再恢复足跟着地；训练时，治疗师一只手控制患者骨盆部位使之放松，另一只手帮助膝关节屈曲，足跟抬起。

（2）迈小步训练：健足站立，治疗师一手控制患侧骨盆，另一手帮助患者足部保持外翻、背屈位，让患者屈髋屈膝向前、向后迈小步；注意保持躯干、骨盆放松，轻度屈髋屈膝，防止骨盆上提动作而形成的划圈步态。

（3）滑板训练：为改善患侧下肢站立的平衡能力，可让健足踏在滑板上进行各方向的滑动，使患足充分负重；然后两腿交换练习，可训练患侧下肢的控制能力及灵活性。

3. 改善步态训练

（1）试探式迈步：健侧下肢站立，让患侧下肢向前迈步，轻度屈髋屈膝，踝关节背屈，当足跟将要着地时立即抬起，反复数次，加强患侧下肢移动及足跟着地时的控制能力。

（2）患侧下肢负重训练：患者站立位，重心移向患侧，健侧下肢外展离地，使患腿充分负重；可变换健侧下肢的姿势来加强患侧独立负重能力，由膝关节伸展下的外展位变为膝关节屈曲的外展位，或变换为膝关节屈曲时的外展外旋位。

（3）交叉步态训练为步行中旋转骨盆做准备，改善对髋部的控制，防止出现划圈步态。患者立位，双下肢轻度外旋，健腿稍在前。治疗师立于患侧后方，一手控制患侧骨盆，让患腿从健腿前方向对侧交叉迈出。随着患者稳定性的增强，再进行患腿训练。

（4）前后迈步训练：健侧腿站立，患腿向前迈步，然后屈膝再向后迈步；患者向后迈步时，治疗师要注意防止患者出现骨盆上提动作。

4. 行走训练

（1）前方引导训练：患者与治疗师面对面站立，患侧手搭在治疗师肩上，治疗师一手放在患侧肩胛骨部位使之充分前伸，另一手放在骨盆处，辅助患者行走时带动髋部向前。

（2）侧方引导训练：治疗师位于患者患侧，控制患侧上肢处于抗痉挛体位，帮助患者移动重心，向前迈步；健肢迈出前，让患者将患侧骨盆及身体重心充分移到患肢，使患肢充分负重；在患腿迈出之前，稍作停顿，让患肢有足够的时间去放松膝关节和下降骨盆。

（3）后方引导训练：患者上肢尽量后伸，治疗师将其双手控制在抗痉挛体位。此训练优点，可使骨盆向前，髋部伸展，防止膝关节过伸展。

（4）肩胛带旋转训练：患者立位，双手分别做触碰对侧大腿的摆动；治疗师位于患者身后，双手控制患者双肩，迈右腿时，左手触右腿，迈左腿时，右手触左腿。此训练可促使躯干旋转，对正常步态的诱发有明显效果。

（5）骨盆旋转训练：骨盆旋转可抑制下肢的痉挛；治疗师位于患者身后，双手置于骨盆两侧，用拇指或掌根处抵住臀部，使髋关节伸展。患者步行时，帮助骨盆旋转。在训练中，出现一侧躯干僵硬，应停止迈步，在原地进行数次骨盆旋转动作之后，再进行步行训练。

（6）扶持步行训练：足下垂及内翻，经各种牵拉、负重训练仍得不到矫正，需使用矫形器、绷带等辅助器具加以矫正，将踝关节固定在背屈、外翻位，也可在平行杠内训练，或借用助行器，增强步行的稳定性。

5. 上肢运动控制训练

（1）联合反应的抑制：患侧上肢放在桌面，用健侧手摩擦患侧上肢皮肤，或健侧手臂上抬高举过头，然后屈肘触摸头顶、头后枕部等，再返回前方；或用工具夹食物、写字和绘画等。在进行以上训练时，需抑制患侧上肢异常肌张力变化，防止患侧上肢出现错误动作。

（2）患侧上肢负重及躯干旋转训练：加强患侧上肢负重能力的同时，增强患者的躯干控制能力，维持坐位平衡；患者坐位，患侧上肢在身体侧方保持抗痉挛负重位，旋转躯干，健手越过中线，将患侧的物体拿起，放到健侧。

（3）伸肘练习：加强肘关节的控制能力，缓解上肢的屈曲痉挛；患者坐位，Bobath 握手来回拉动桌上放置的滚枕或实心球；注意保持躯干前屈，上肢向前伸展，避免出现肩胛带的后撤动作。

第三节　Brunnstrom 技术

面授内容

一、概　述

瑞典治疗师 Signe Brunnstrom 经过多年的临床观察，认识到中枢神经损伤以后，大脑皮层失去了对正常运动的控制能力，大部分在脑发育未成熟时才出现的原始反射重新出现，成为病理反射，依据此创立了 Brunnstrom 技术。Brunnstrom 技术由评价技术和治疗技术两部分组成，其中评价的项目同样也是康复治疗的手段。

二、基本理论

Brunnstrom 技术将脑卒中等中枢神经损伤以后的运动功能恢复分成Ⅵ个阶段：第Ⅰ阶段：弛缓期；第Ⅱ阶段：联合反应期；第Ⅲ阶段：共同运动期；第Ⅳ阶段：分离运动初期；第Ⅴ阶段：分离运动发展期；第Ⅵ阶段：协调性运动期。

Brunnstrom 技术的基本点：①早期充分利用一切方法引出肢体的运动反应，并利用各种运动模式（正常、异常）引导、分离出正常的运动成分，最终脱离异常运动模式，逐渐向正常、功能性模式过度；②脑卒中恢复的任一时期，均使用可利用的运动模式来诱发运动反应，以便让患者观察到瘫痪肢体仍然有希望运动，刺激患者主动参与的欲望；③整个恢复过程逐渐恢复正常、复杂的运动模式，达到中枢神经系统重新整合；④肢体的共同运动和其他的异常运动模式是脑损伤患者在恢复正常自主运动之前的一个必要过程。

Brunnstrom 认为，中枢神经损伤之后运动功能的恢复过程是运动模式的变化，异常的运动模式是恢复的必然阶段，如能适当地利用这些反射的特点则可以促进损伤后的康复，脑损伤患者的运动模式包括联合反应、共同运动和姿势反射。

（一）联合反应

联合反应是指若用力使身体的一部分肌肉收缩时，可以诱发其他部位的肌肉收缩，是脊髓水平的异常运动反应模式，出现在恢复的早期。表现是患肢无随意运动，由于健肢的运动引起患肢肌肉的收缩。在上肢呈现对称性，在下肢内收、外展为对称性，而屈伸运动为相反的表现。

1. 对侧性联合反应（表10－11）

表10－11　对侧性联合反应

种类	健侧肢体用力 ……▶	患侧肢体用力
上肢对称性反应	屈曲 伸展	屈曲 伸展
下肢对称性反应	内收 内旋	内收 内旋
下肢不对称性反应	屈曲 伸展	伸展 屈曲

2. 同侧性联合反应（表10－12）

表10－12　同侧性联合反应

患侧上肢屈曲	患侧下肢屈曲
患侧上肢伸展	患侧上肢伸展

联合反应是病理的、刻板的、不随意运动的，而联合运动可见于正常人。联合运动是伴随随意运动的正常的、无意识的姿势调整，以加强身体其他部位的运动精确性，通常在一个活动需要很大力量或注意力时出现。联合反应一旦诱发，患者很难主动抑制，只有在刺激停止后才能逐渐恢复。因此一般患者不宜使用联合反应，且应及时予以制止。对高龄患者或长期处于弛缓期的患者可以考虑使用，但应在诱发随意运动后尽早予以制止，不得强化。

（二）共同运动

共同运动是中枢神经损伤常见的一种肢体异常活动表现。当患者活动患肢某个关节时，不能做单关节运动，相连关节甚至整个肢体都可出现一种不可控制的运动，并形成特有的活动模式。

1. 上肢屈曲共同运动

屈肘时最为常见，屈肌共同运动在病后最先出现。

（1）肩胛骨内收（回缩）、上提。

（2）肩关节后伸、外展、外旋。

（3）肘关节屈曲。

（4）前臂旋后（前）。

（5）腕和手指屈曲。

2. 上肢伸展共同运动

胸大肌是上肢伸肌共同运动的最强要素。

（1）肩胛骨前伸。

（2）肩关节内收、内旋。

（3）肘关节伸。

（4）前臂旋前。

（5）腕和手常为伸腕、屈指。

3. 下肢伸展共同运动

膝关节是下肢伸肌共同运动的最强要素。

（1）髋关节内收、内旋。

（2）膝关节伸。

（3）踝跖屈、内翻。

（4）脚趾跖曲。

4. 下肢屈曲共同运动

髋关节屈曲是下肢屈肌共同运动的最强要素。

（1）髋关节屈曲、外展、外旋。

（2）膝关节屈曲。

（3）踝跖屈、内翻。

（4）脚趾背伸。

（三）姿势反射

中枢性瘫痪时四肢的伸肌和屈肌随体位的变化而引起的四肢肌张力变低或变高，为脑干、脊髓所控制的原始的姿势反射。

1. 非对称性紧张性颈反射

颈转向或倾斜向一侧时引起的变化，表现为出现面向侧的上下肢伸肌优势，对侧肢体的屈肌优势，形成拉弓箭样姿势。

2. 对称性紧张性颈反射

颈前屈：上肢屈肌优势，下肢伸肌优势。

颈后伸：上肢伸肌优势，下肢屈肌优势。

3. 紧张性迷路反射

仰卧位：上下肢伸肌优势，头后仰。

俯卧位：上下肢屈肌优势。

4. 紧张性腰反射

躯体上部相对于骨盆的位置关系发生改变所引起的。表现为当上半身向右扭转时，右侧上肢屈肌优势，下肢伸肌优势；左侧上肢伸肌优势，下肢屈肌优势。

5. 抓握反射

接触到手掌面中的许多部位可诱发抓握反射，由屈肌和内收肌群的部分收缩构成抓握部分，由已收缩肌肉的肌腱被牵张而出现握住部分，并在肌腱牵张期持续下去。

三、评定方法

Brunnstrom 将脑损伤后运动功能恢复分为Ⅵ期：

Ⅰ级　迟缓，无任何运动；

Ⅱ级　出现联合反应，出现痉挛；

Ⅲ级　痉挛加剧，可随意引起共同运动；

Ⅳ级　痉挛开始减弱，出现一些分离运动；

Ⅴ级　痉挛减弱，分离运动发展；

Ⅵ级　痉挛基本消失，协调运动大致正常。

表 10－13　Brunnstrom 偏瘫上肢功能评价表

阶段	评价标准
Ⅰ	无随意运动，偏瘫肢体挥鞭征＋（弛缓期）
Ⅱ	出现联合反应，联带运动初期阶段（痉挛期），无关节运动
Ⅲ	联带运动达到高峰，能进行屈曲、伸展共同运动。
Ⅳ	出现部分分离运动 手背到腰后旋转 肘关节伸展，肩关节屈曲 90° 肘关节屈曲 90°，前臂旋前、旋后
Ⅴ	出现分离运动 肘关节伸展，肩关节外展 90°（前臂旋前） 肘关节伸展，肩关节上举 180° 肘关节伸展，肩关节屈曲 90°，前臂旋前、旋后
Ⅵ	接近正常，欠灵巧，快速动作不灵活

表 10-14 Brunnstrom 偏瘫下肢功能评价表

阶段	评价标准
Ⅰ	无随意运动（弛缓期）
Ⅱ	出现联合反应，联带运动初期阶段（痉挛期），无关节运动
Ⅲ	联带运动达到高峰，坐、站位时有髋、膝、踝的屈曲
Ⅳ	出现部分分离运动：坐位，膝关节屈曲大于 90° 坐位，足跟着地，踝关节能背伸
Ⅴ	出现分离运动：立位，髋关节在伸展位时能屈膝 立位，膝伸展位，脚稍向前踏出，踝关节能背伸
Ⅵ	接近正常：立位，髋关节能外展，并超过骨盆上提范围 立位，小腿能内旋、外旋、伴有足内翻及外翻。

表 10-15 Brunnstrom 偏瘫手功能评价表

阶段	评价标准
Ⅰ	稍出现手指的联合屈曲（痉挛期）
Ⅱ	能充分联合屈曲，钩状抓握，不能联合伸展
Ⅲ	联带运动达到高峰，坐、站位时有髋膝踝的屈曲
Ⅳ	出现部分分离运动：全部手指稍能伸，总的伸展不能达到全关节活动范围 拇指能侧方捏握
Ⅴ	出现分离运动 总的伸展可达到全范围，能抓住圆柱状物体、球形物体、完成第 3 指对指 指伸展位外展 手掌抓握
Ⅵ	接近正常：指屈曲位外展，系纽扣，稍欠灵巧，大体上正常。

四、治疗原则

1. 根据发育顺序有规律进行，即反射、随意运动、功能活动。
2. 无随意运动时，应促进运动出现。
3. 有随意运动时，需使肢体定位并保持，即做等长收缩，然后做离心性收缩，最后做向心性收缩。
4. 有随意控制，尽快停止各种刺激，首先停止反射刺激，最后停止触觉刺激。
5. 加强主动练习。出现正确动作，反复练习。

五、适应证和禁忌证

Brunnstrom 技术主要适用于中枢神经系统损伤后运动功能障碍的康复治疗，如脑卒中、脑外伤、脑部肿瘤术后、小儿脑瘫等，不适用于外周神经损伤后、肌肉骨骼疾病等其他的康复。

自学内容

一、上　肢

（一） Brunnstrom　Ⅰ－Ⅲ阶段的训练方法

此阶段上肢训练包括屈肌共同运动的引出、伸肌共同运动的引出、双侧抗阻划船样动作训练，同时第Ⅲ阶段运用抑制性手法降低屈肌肌张力。

1. 屈肌共同运动的引出

患者肘关节屈曲伴肩关节外展，如同手抓同侧腋窝的动作；患者健侧上肢做屈肘抗阻动作等。

2. 伸肌共同运动的引出

患者坐位平举健侧上肢进行内收动作，对健侧上肢内侧施加阻力，可引起患侧胸大肌的反应等。

3. 屈肌共同运动与伸肌共同运动的引出

患者迅速牵拉患侧肌肉，并抚摸其皮肤。

4. 利用挤压进一步促进伸肘运动

患者上臂在辅助下前平举，进行内旋，健侧抗阻；让患者两手的背腕部挤压治疗师的腰等。

5. 半随意的伸肘

患者肩前屈，半随意的伸肘。

6. 双侧抗阻的划船样动作训练

治疗师与患者面对面坐，相互交叉前臂再握手。

7. 在患者能全范围伸肘时，促进伸肘的方法

患者伸肘时主动或被动地前臂旋前；头转向患侧或躯干转向正常侧等。

（二） Brunnstrom　Ⅳ－Ⅴ阶段的训练方法

此阶段训练的重点在于纠正共同运动和使运动从共同运动模式中脱离出来。

1. 抑制上肢屈肌共同运动。
2. 训练患手手背接触腰后部。
3. 训练肩前屈 90°。
4. 伸肘时前臂旋前、旋后。
5. 伸肘时肩关节外展。
6. 肩外展 90°，肘伸直、翻手。
7. 巩固肩部功能的训练。

（三） Brunnstrom　Ⅵ 阶段的训练方法

此阶段要求患者按照正常的活动方式来完成各种日常生活活动，加强上肢协调性、灵活性及耐力的练习。

二、下　肢

（一） Brunnstrom　Ⅰ－Ⅲ 阶段的训练方法

1. 下肢屈肌、伸肌共同运动的诱导。
2. 患侧下肢外展、内收的诱发：患者仰卧位，下肢均处于外展位，当对健侧下肢内收运动施加阻力时，患侧下肢即内收，或让下肢外展，对健肢施加阻力，患侧下肢外展。
3. 同时第Ⅲ阶段运用抑制性手法降低伸肌肌张力。

（二） Brunnstrom　Ⅳ－Ⅴ 阶段的训练方法

下肢训练主要为进一步促进下肢脱离共同运动模式的训练，训练步行。

（三） Brunnstrom　Ⅵ 阶段的训练方法

此阶段要求患者按照正常的活动方式来完成各种日常生活活动，加强上肢协调性、灵活性及耐力的练习。

三、手

手训练的基本原则：手指的整体屈曲和整体伸展→腕关节和手的分离过渡→单指分离→ADL 精细动作。

（一） Brunnstrom　Ⅰ－Ⅲ 阶段的训练方法

此阶段主要利用健侧活动施加阻力诱发联合反应或共同运动，诱发手指的抓握；同时注意利用伸肌共同运动模式促进伸腕；同时第Ⅲ阶段运用抑制性手法降低屈肌肌张力。

（二） Brunnstrom Ⅳ阶段的训练方法

进一步促进分离运动，促进手指伸、屈、抓握和放松的能力。

1. 固定腕关节以达到良好抓握。
2. 固定腕关节完成肘屈曲位的抓握。

（三） Brunnstrom Ⅴ阶段的训练方法

加强手随意运动、抓握、对指等功能。

1. 握的解放和伸肌反射。
2. 向随意性伸肘转移：手指的半随意伸展和个别的拇指运动。
3. 随意性手指伸展。
4. 功能手的完成：横向抓握的出现。

（四） Brunnstrom Ⅵ阶段的训练方法

与日常生活动作紧密结合，加强手协调性、灵活性、耐力、精细活动等。

思考题

1. PNF 的基本神经学和发育学原理是什么？
2. PNF 有哪些基本操作技术和要求？
3. PNF 的特殊操作手法有哪些？各自的主要治疗作用是什么？
4. 请简述上肢和下肢的螺旋对角运动的基本模式，各自有哪些主要参与肌肉？
5. 以偏瘫患者为例，如何实现技术和程序，模式和模式的组合，以达到治疗目的？
6. Bobath 技术的基本理论和基本原则是什么？
7. Bobath 技术的基本操作手法有哪些？
8. 小儿脑性瘫痪的治疗原则及基本方法？如何设计治疗方案？
9. 以脑卒中偏瘫患者为例，不同治疗分期如何设计治疗方案？
10. 如何理解联合反应、共同运动和分离运动？
11. Brunnstrom 技术将脑卒中运动功能的恢复分为哪几期？
12. 以脑卒中偏瘫患者为例，不同的 Brunnstrom 阶段该如何设计康复方案？

参考文献

[1] Susan S. Adler. 实用 PNF 治疗[M]. 刘钦刚，译. 昆明：云南科学技术出版社，2003.

[2] 罗伯特·E. 麦卡蒂，杰夫·沙兰德. 易化牵伸术：简便易学的 PNF 牵伸及力量训练（第 3 版）[M]. 矫玮，译. 北京：人民体育出版社，2010.